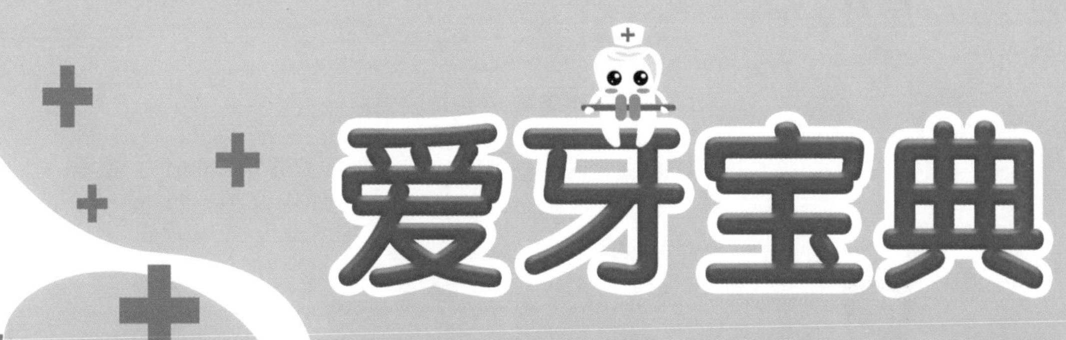

—— 关·注·牙·齿·健·康 ——

主编　王吓勇
顾问　唐尤超　朱亚桥

吉林大学出版社
·长春·

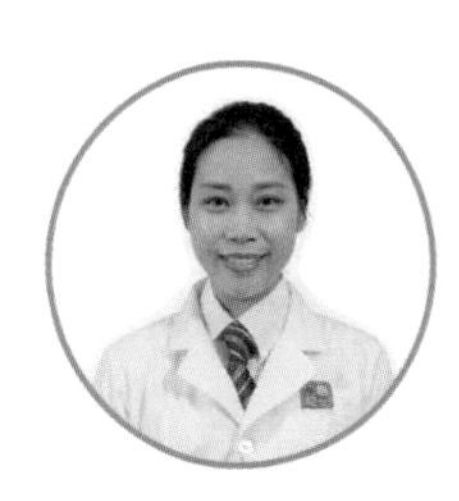

张丽丽

副主任医师，医学硕士
毕业于武汉大学
惠州口腔医院特诊种植科主任

广东省医学美容学会口腔医学会委员
惠州市种植专委会常委
国家执业医师资格考试实践技能广东区口腔类主考官

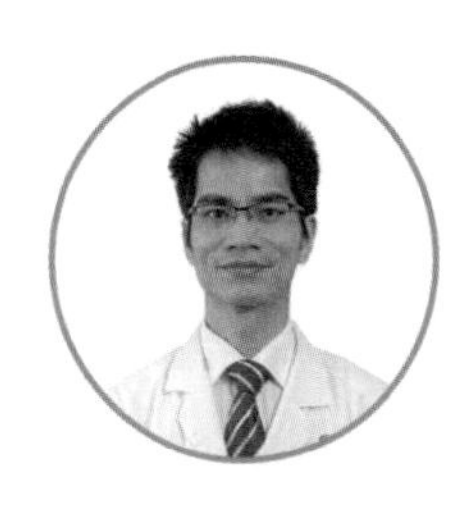

左陈启

副主任医师，医学硕士
毕业于武汉大学
惠州口腔医院修复科主任

国家执业医师资格考试实践技能广东区口腔类主考官

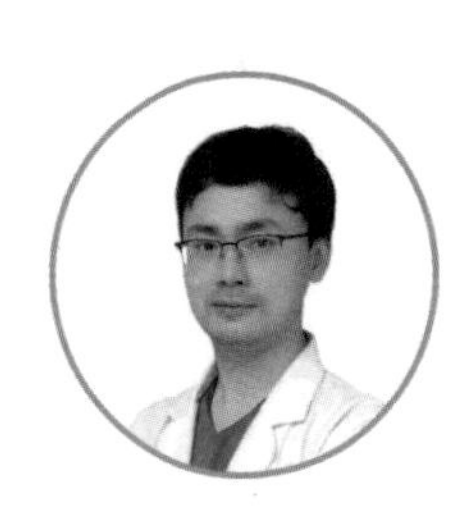

申龙朵

副主任医师，医学硕士
毕业于四川大学
惠州口腔医院医务部、教学中心主任

广东省医学美容学会口腔医学会委员
国家执业医师资格考试实践技能广东区口腔类主考官

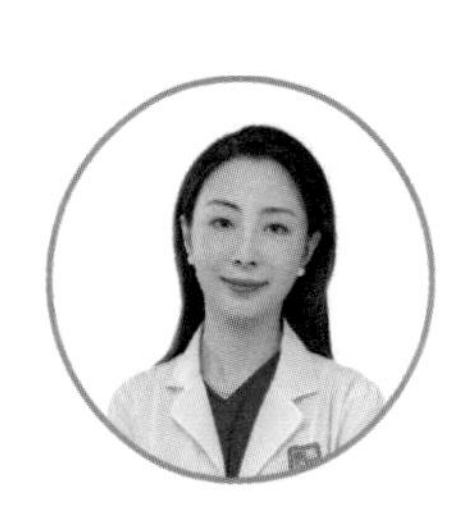

夏欣欣

副主任医师
毕业于贵阳医科大学
惠州口腔医院牙体牙髓科副主任

广东省预防医学会口腔疾病防治专业委员会常务委员
广东省口腔医学会牙体牙髓专业委员会委员
惠州市口腔医学会牙体牙髓专业委员会副主任委员

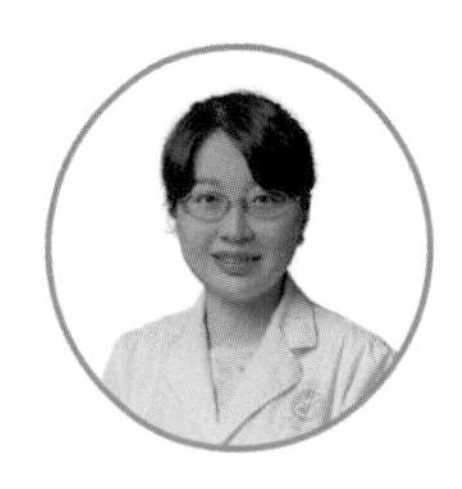

曹　芳

副主任医师，医学硕士
毕业于武汉大学
惠州口腔医院正畸中心副主任

世界口腔正畸联盟会员
广东省口腔医学会正畸专业委员会青年委员

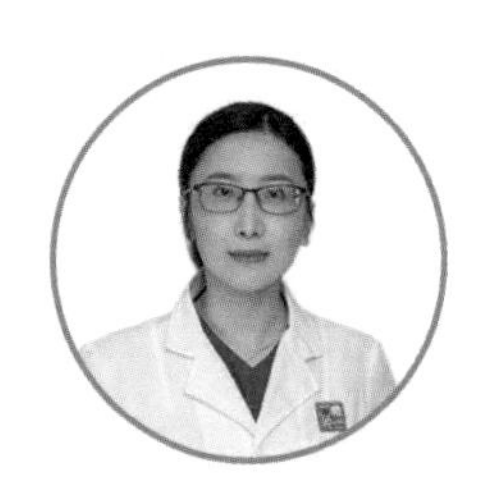

卢树静

副主任医师，医学硕士
毕业于四川大学
惠州口腔医院牙周黏膜科副主任

广东省口腔医学会牙周专业委员会委员
国家执业医师资格考试实践技能广东区口腔类考官

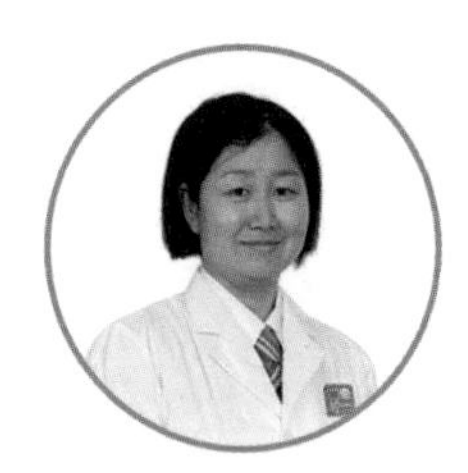

陈喜华

主治医师，医学硕士
毕业于空军军医大学
惠州口腔医院儿童牙科主任

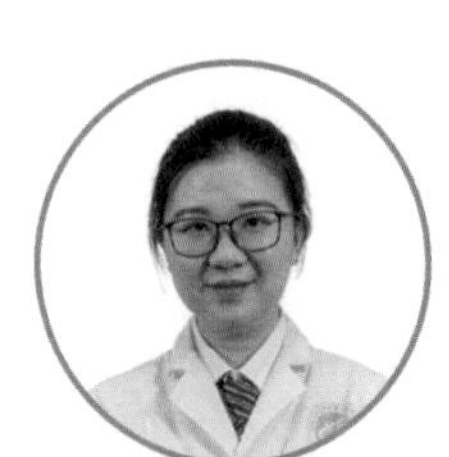

王颖凤

主治医师
毕业于中山大学
惠州口腔医院金山新城门诊部主任

广东省预防医学会口腔疾病防治专业委员会委员
惠州市口腔医学会牙体牙髓专业委员会秘书
国家执业医师资格考试实践技能考试广东区口腔类考官

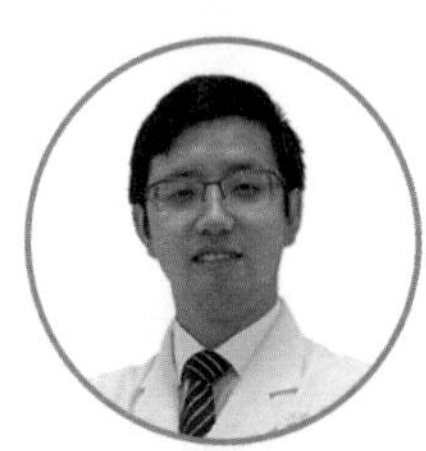

常征

主治医师，医学硕士
毕业于四川大学
惠州口腔医院陈江门诊部主任

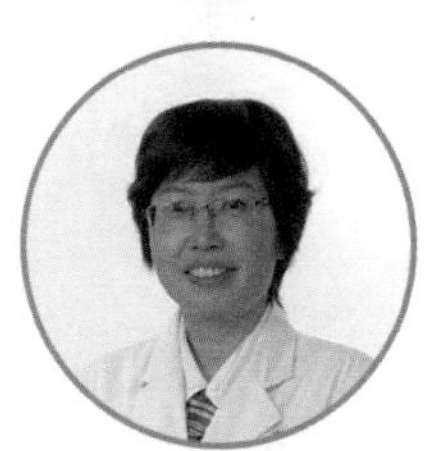

毛良军

主治医师，医学硕士
毕业于西南医科大学

国家执业医师资格考试实践技能广东区口腔类考官
惠州市口腔医学会牙体牙髓专业委员会常务委员

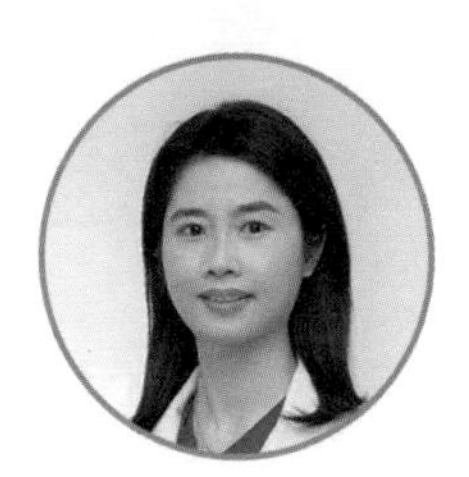

张丽霞

副主任护师
惠州口腔医院院感科主任

广东省口腔医学会口腔护理专业委员会委员
广东省口腔医学会口腔医院感染控制与管理专业委员会委员

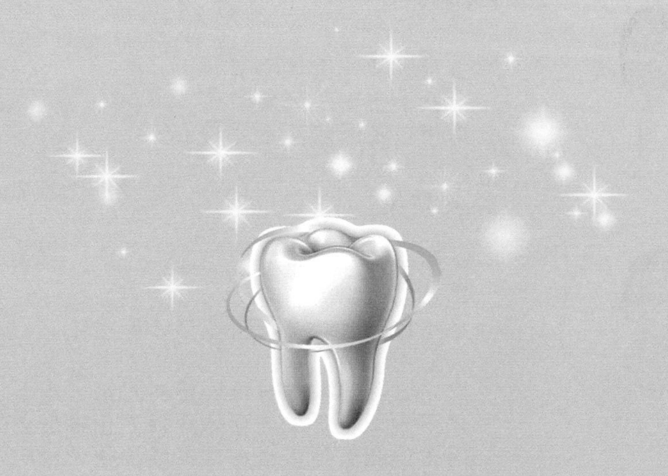

——关·注·牙·齿·健·康——

序 言 一

民以食为天，食以牙为先。拥有一副健康的牙齿关系到人们的生活质量乃至生命质量。有科学的数据显示，我国居民的口腔健康状况并不乐观，口腔保健知识比较缺乏，口腔常见的龋病、牙周病等给人们带来了极大的困扰。

为了使大众能够更好地维护口腔健康、促进全身健康，惠州口腔医院王吓勇教授专家团队深耕于临床一线，根据亲身见闻，从专业的角度进行思考加工，著成《爱牙宝典》，其内容涵盖口腔医学各个方面，该书以通俗易懂的语言和精美的图片介绍了大众关心的口腔健康的相关知识，口腔诊疗技术展示充分考虑大众的体验感，赋予浓厚的生活气息。通过《爱牙宝典》这本书，大众不仅能够学习口腔疾病的预防知识，养成良好的口腔健康习惯，更好地维护口腔健康，还能了解口腔诊疗的基本程序，方便就诊时与医生更好地沟通。

相信《爱牙宝典》正如其名，能够成为大众生活中重要的参考资料，困惑时翻翻寻找答案，闲暇时看看增加知识，在维护口腔健康的道路上不迷路，是为宝典。

台保军

中华口腔医学会口腔预防医学专业委员会名誉主任委员

武汉大学口腔医学院口腔预防首席专家，一级主任医师、教授

2024年1月26日

序 言 二

近年来，越来越多的人发现口腔卫生和全身健康有着密切的关系。如哈佛大学牙科学院已经把口腔卫生当作临床和教育最重要主题。

这本书的著作团队多年来一直在口腔诊疗一线，治疗过不计其数的患者，王吓勇主任医师更是多次在专业领域获奖，他强调口腔卫生对于孩子的生长发育有非常大的影响，口腔健康直接影响着全身健康。王吓勇主任医师对技术精益求精，对社会充满热忱，相信他和惠州口腔医院专家团队创作的这本著作会使各位读者朋友受益良多！

冯岱

松柏投资管理合伙人

哈佛大学牙科学院理事会理事

2024年1月26日

前　言

口腔健康是全身健康的重要组成部分，世界健康组织将其列为人体健康十大标准之一。据第四次全国口腔健康流行病学调查显示，我国90%的人存在口腔问题，早发现、早诊断、早治疗可大大降低治疗成本，提高治疗效果，减少患者痛苦。然而，在我从事口腔诊疗工作的20年间，发现大多数人还比较缺乏口腔保健意识。

经历过突如其来的新冠肺炎疫情，让广大人民群众更加关注自身健康，为满足大家爱牙、护牙的迫切需要，惠州口腔医院医疗诊疗系列丛书之《爱牙宝典》即将问世。

本书由惠州口腔医院临床经验丰富的一线专家团队撰写，每一字每一句都融入了医院医疗专家的激情与心血。全书共10个章节，涵盖口腔健康保健知识，口腔外科、牙体牙髓诊疗介绍，口腔正畸、修复、种植的特点及操作，儿童口腔保健、牙周保健、口腔黏膜病的介绍及注意事项，以及口腔医院院感防护管控措施展示等内容，是一本实用性与指导性兼具的口腔科普知识用书。该书适合广大人民学习、了解口腔保健护理的基础知识，也是口腔医院管理人员的业务管理借鉴之书。

本书有如下几个特点。

（1）可读性。全书文字精练、言简意赅、结构层次清晰、通俗易懂。文风平易近人，述说理论深入浅出，使一本理论色彩较强的书赋予了浓厚的生活气息。

（2）实用性。书中介绍的口腔问题科普解析及日常口腔保健护理知识，均是关心的口腔健康常识，从而使本书具有较强的实用性和现实中的操作性。

（3）指导性。书中较为繁杂的知识点或病症引入了大量的临床案例及病例图示，将繁杂的口腔病症用案例、图示、操作指导等方式展现出来，易读易懂，便于人们理解及自身应用。

医学的发展永无止境。《爱牙宝典》一书不但见证了惠州口腔医院全体医护人员30多年间在口腔专业领域的深耕细作，也传承与发扬了“惠口人”为人民谋口福、为社会献仁爱的精神写照。

在本书的撰写过程中，得到了惠州口腔医院各个科室专家的大力支持和无私分享，全部实景案例图片均取自各科室素材，在此表示由衷感谢。也感谢吉林大学出版社的积极努力，让此书可以顺利出版。

希望这本书能够让大家喜欢，也真诚希望广大读者提出宝贵意见和建议，以便今后进一步修订完善。

万象更新，展望未来！

谨以此书祝愿广大人民群众万事顺意，幸福安康！

王昕勇

2024年1月

目　　录

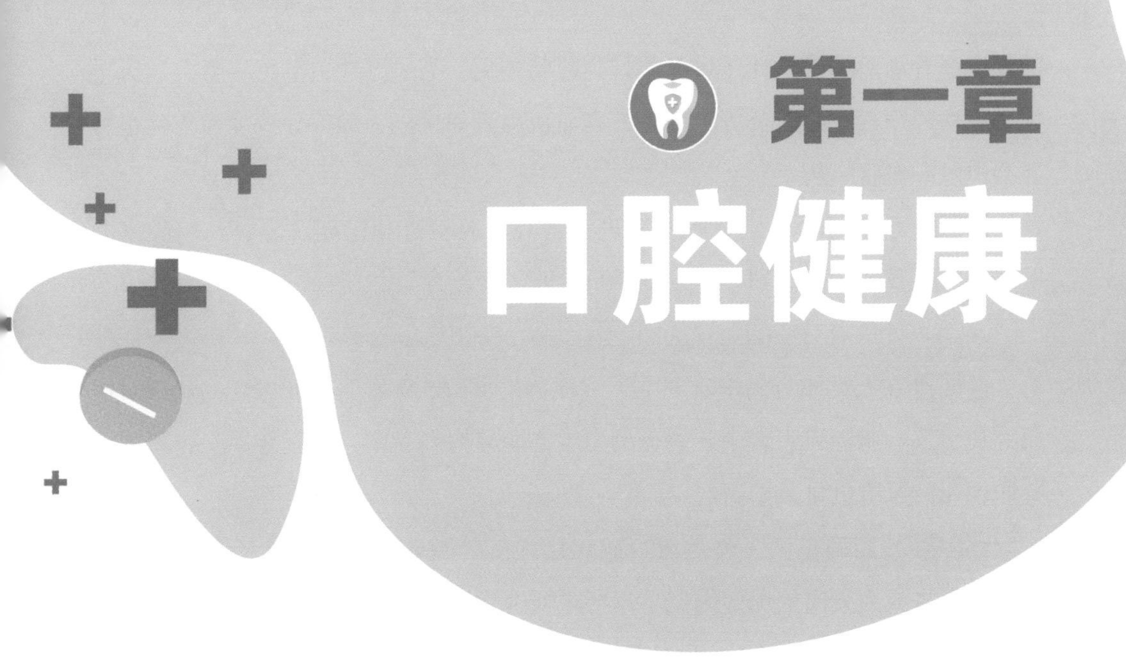

第一章 口腔健康

一、口腔健康与心脑血管系统的关系

（一）龋病对心脑血管的影响

案例：林女士，39岁，右上后牙龋病导致牙冠缺损，仅剩残根，1周前右上后牙根部肿痛，未引起重视，自行服用消炎药，症状有所缓解，后因心悸难受，到心内科就诊，经系列性检查未发现明显异常，后转诊口腔科就诊，对该烂牙进行相关拔除处理，症状缓解。

分析：目前，口腔医学上的龋病，一般不会直接引起心血管疾病。临床上常见的是龋坏导致的残冠、残根长期刺激周围的软组织，引起局部溃疡糜烂，甚至发生癌变。而且残根、残冠亦是一个病灶，是细菌的大本营。口腔内的致龋性细菌及代谢产物，可随血液循环或淋巴循环等进入身体其他部位，部分能够在关节、心内膜等处定植，从而诱发心内膜炎等，甚至能诱发心脑血管疾病，如动脉硬化、心肌梗死等。如果造成牙源性感染时，能诱发暂时性菌血症，使心内膜炎的发生率升高。龋齿病灶还可引起虹膜睫状体炎、类风湿性关节炎、肾炎、风湿性心脏病或病毒性心肌炎等。另外，高血压患者如果因为龋齿导致牙齿拔除也可能会引发心血管疾病。

预防： 建议每半年到口腔机构进行常规口腔检查和定期洗牙，与口腔家庭医生保持联系。从而做到“早发现、早诊断、早治疗”。

（二）牙周炎对心脑血管的影响

案例： 在人类流行病学研究中，一项募集了 805 例心肌梗死患者的病例对照研究显示，心肌梗死患者中牙周炎的发生率明显增高，中、重度牙周炎患者罹患心肌梗死的风险也显著增高。[1]

分析： 牙周病是两大类主要口腔疾病之一，随着我国老龄化社会的到来，牙周健康将成为突出的保健问题。近年来研究表明，牙周病与心脑血管疾病具有相关性，牙周病不仅增加了机体患心脑血管疾病的可能，且对机体外周末梢循环、脑血管、脑血流都有一定的负面影响，从而导致心脑血管疾病的发生。鉴于牙周健康的重要性，中华口腔医学会已将2018—2020年年会的主题定为“健康口腔，牙周护航”。

心脑血管疾病是一组对人类健康与生命构成巨大威胁的疾病，具有极高的致残率和致死率。大量动物学实验和流行病学研究均提示，牙周炎可能会促进心脑血管疾病的发展。上述案例中即使校正了吸烟、高血脂等相关因素后，这些差异仍显著存在。随着牙周炎的加重，患冠心病的风险也愈大，趋势检验结果非常显著，而牙周治疗3个月后，超敏C反应蛋白、肿瘤坏死因子α和白细胞介素6等与冠心病相关的血清炎症指标明显降低，可能有利于降低患冠心病的风险。牙周炎目前已被认为是动脉粥样硬化性心脏病的独立危险因素之一。进一步进行机制研究发现，牙周炎可以直接或间接地促进心脑血管疾病病变的进展。其次，牙周炎引起的全身炎症性反应，能够刺激血管内皮细胞，使其发生活化，最终功能和结构失衡。一些主要牙周致病菌的产物，如牙龈卟啉单胞菌的牙龈素、内毒素，伴放线聚集杆菌的可溶性组分等也可引起内皮细胞向脑血管疾病病变进展。此外，牙龈卟啉单胞菌还具有直接入侵血管上皮细胞的能力。结论显示，实验性牙周炎和局部治疗牙周炎不仅可以影响牙周组织，还可影响血清中的C反应蛋白，进而对心脑血管系统产生影响。[2]

预防：建议每半年到口腔机构进行常规口腔检查和定期洗牙，与口腔家庭医生保持联系。如果发现牙周炎，一定要积极进行牙周治疗和牙周刮治，终身进行牙周维护。

（三）心内科相关的口腔健康教育内容

（1）牙周病与高脂血症的关系：牙周感染的严重程度可以影响全身炎症水平，高脂血症可以影响牙周组织对牙周炎的易感性，高脂血症患者注意血脂水平的同时应积极治疗口腔疾患。

（2）口腔感染与感染性心内膜炎的关系：引起牙周感染以及龋坏感染的细菌及分泌物可以通过血液循环或淋巴道扩散，有可能造成暂时性的菌血症，引起感染性心内膜炎。

（3）口腔疾病可以引发急性心肌梗死的发生：建议心血管病患者要注意改善口腔卫生，最好每 6 个月进行一次牙周洁治。这样就明显减少了口腔中的致病菌，从而防止细菌和毒素侵入血液，减少血液方面的异常，达到预防急性心肌梗死发生的目的。

二、口腔健康与呼吸系统的关系

（一）口腔健康对肺炎的影响

牙菌斑可能是呼吸道病原体的一个潜在来源，尤其是在众多住院患者中，缺乏口腔卫生护理，有足够的证据支持较差的口腔卫生与肺炎风险增加的关系。

例如：在 ICU 中需要长期特殊护理的患者因长期的机械通气而导致肺部感染率增加，还有长期不能自理、口腔卫生较差、牙周状况不理想的老人，吸入性肺炎的发病率也较高。口腔是呼吸道感染的重要途径，口腔中的细菌可以通过呼吸作用吸入肺脏导致肺炎，牙齿的间隙也可以作为呼吸道病原体的定植地。在某些特殊的患者群（特护住院患者或是长期在家需要护理的患者）的口腔中，这些病原体一旦成熟，就可作为日后发生肺炎的隐患，会通过呼吸道传播导致肺部感染。

（二）如何预防口腔疾病对肺部的影响?

单纯刷牙只能清洁占全口腔面积25%左右的牙齿表面，只有刷牙、漱口和牙线/牙间隙刷的联合使用才可以做到有效、全面的口腔护理。将全面口腔护理三部曲“刷牙、漱口、用牙线/牙间隙刷”的行为推广，能有效提高全民口腔健康水平。

（1）早晚刷牙：早晚用含氟牙膏刷牙，每天至少要刷牙两次，晚上睡前刷牙更重要，养成刷后不再进食的好习惯。提倡用巴氏刷牙法刷牙。一般应每3个月左右更换一把牙刷。

（2）饭后勤漱口。

（3）用牙线/牙间隙刷进一步清洁。

（三）呼吸科相关的口腔健康教育内容

1. 慢性阻塞性肺疾病患者的口腔健康护理要点

掌握正确有效的刷牙方法及使用牙线、漱口水等辅助方法维护口腔健康；定期进行口腔健康检查，口腔卫生状况评定；必要的口腔健康维护，如牙周系统治疗等。

2. 牙周疾病对慢性阻塞性肺疾病的影响

牙周炎感染可以通过多种途径影响呼吸系统，引起或加重慢性阻塞性肺疾病。因此，建议慢性阻塞性肺疾病患者定期到口腔科进行检查和维护，以预防和控制慢性阻塞性肺疾病感染。

3. 口腔细菌对呼吸疾病的影响

口腔有大量的细菌生存，其中包括呼吸道感染病原菌，这些细菌可以通过血液到达呼吸系统或被直接吸入呼吸道中，均可导致呼吸系统疾病发生。因此，保持口腔卫生对于预防呼吸道疾病有重大意义。

三、口腔健康与消化系统的关系

俗话说：“人是铁，饭是钢，一顿不吃饿得慌”，这句话通俗地描述了吃的重要性，它不但可以维持机体各器官的正常功能，也可以满足咀嚼的愉悦感。口腔是消化道的开始部位，口腔若出现问题，会直接影响整个消化系统；反之，口腔内的异常表现也反映出消化系统的一些疾患。

消化系统的基本功能是消化和吸收从外界摄取的食物和各种营养物质，为机体提供新陈代谢所需的物质和能量。

口腔作为消化道的起始部位，其健康对于整个消化过程起到至关重要的作用。口腔健康状况不良将直接导致咀嚼功能低下，未经充分嚼细的食物吞咽后会加重胃的负担，扰乱自主神经对消化道功能的调节，造成消化不良，促使慢性胃炎的发生。

另一方面，口腔异常往往是消化系统疾病的“先头兵”。现代医学已经证明，很多全身性疾病，如肝、肺、肾、胃等器官的疾病会引起口腔异味和口腔菌群失调。如果经常出现口臭，就要寻找病因。

口腔酸臭味通常提示有胃病，胃幽门部狭窄或梗阻时，食物在胃内留置时间过长，会产生酸臭腐败的气味，通过口腔散发出来。反流性食管炎等疾病还可导致病理性口臭，黏附在口腔、咽喉部位的呕吐物不停释放“酸气”。通常在积极治疗胃病后，口臭能得到显著改善。

加强口腔健康的意识，定期做口腔检查，及时发现口腔健康中存在的问题及隐患，解除病痛，消除隐患，是维护全身健康不可或缺的环节。

四、口腔健康与内分泌系统的关系

案例： 患糖尿病10余年的张阿姨常常因为舌头牙龈肿痛而饮食困难，实在忍不住才去医院检查，医生发现口腔感染严重，有大面积创伤，告知她这是糖尿病引发的口腔病变，需要进一步到口腔科治疗。

在一项大规模流行病学研究中发现[3]，未患糖尿病人群的牙周炎发病率为10.6%，而在糖尿病人群中，牙周炎发病率为70.6%，重度牙周炎发病率为28.5%。

（一）口腔黏膜病变

糖尿病患者主要表现为“三多一少”，即多饮、多食、多尿以及体重减少。由于唾液分泌减少，经常出现口干舌燥、口渴的感觉。表现为口腔黏膜干燥，失去透明度，有触痛和烧灼痛，味觉障碍。由于口腔黏膜干燥，自洁能力下降，易受到微生物侵入，临床多见感染性口炎、口腔白色念珠菌病、口腔扁平苔藓。口腔扁平苔藓是发生在口腔黏膜的一种慢性炎症性疾病。主要在黏膜上出现白色线状、树枝状、环状或网状条纹。随着病情加重可出现红斑和糜烂。

建议：除了通过饮水来抵抗口干，还可以通过嚼无糖口香糖和健康松脆的食物来促进唾液分泌。遇到口腔炎症及病变时，最好在医生指导下进行规范治疗。平时要注意保持口腔清洁卫生，避免病毒和细菌感染。

（二）蛀牙、龋齿

糖尿病患者的蛀牙发生率明显高于一般人，这是由于高血糖状态使唾液中含糖量较高、唾液量少，糖尿病患者唾液质和量发生改变，自洁能力下降，助长菌斑形成和黏附在牙齿表面上。这种环境非常有助于致龋菌的生长，导致蛀牙。如果治疗不及时，很可能引起牙髓炎或牙根尖周炎，增加治疗的难度。

（三）味觉异常

血糖控制不佳的糖尿病患者更容易出现味觉异常，可能与使用磺脲类降糖药物有关。高血糖纠正以后，味觉迟钝或味觉改变会有所改善。

（四）口腔感染

口腔感染中有一种常发的是鹅口疮。主要症状有口干、口腔烧灼痛以及味觉减退等。研究显示，血糖控制不佳的患者更易发生念珠菌病。糖尿病患者如果出现鹅口疮或任何其他口腔感染，建议咨询口腔医生。

（五）牙龈炎、牙周炎

糖尿病患者牙周组织易发生感染，临床表现为牙龈肿胀充血、水肿、疼痛，牙周部位可发生牙周脓肿、牙周袋形成，并有脓性渗出。牙周炎是糖尿病的常见伴发疾病之一，糖尿病是牙周炎的重要危险因素，糖尿病者与非糖尿病者相比，牙周炎的发生风险增加近3倍，其次，牙周炎亦可增加治疗糖尿病的难度。

（六）口腔伤口难以愈合

糖尿病患者口腔中的单纯疱疹或伤口很难痊愈，这是糖尿病对口腔健康的另一大影响。血糖控制不好，会使伤口很难快速彻底愈合，从而增加感染风险。

（七）颌骨及颌周感染

口腔颌面部有互相连通的筋膜间隙，上至颅底，下达纵隔，内含疏松结缔组织，抗感染能力低，在发生化脓性炎症时可以迅速蔓延。进展的龋齿根尖炎及牙龈炎极易波及颌骨及颌周软组织。糖尿病患者免疫机能下降致炎症扩展更加严重，出现皮肤红肿、局部剧烈疼痛、张口受限、高热、白细胞计数升高，可诱发酮症酸中毒。

预防：

一般治疗：保持口腔环境清洁，去除局部刺激因素，如牙石、不良修复体、口呼吸、食物嵌塞等。保持口腔卫生有助于减少感染。提倡患者养成良好的卫生习惯，定期进行口腔检查。

控制血糖：加强血糖控制，有助于口腔病变的治疗，建议患者进行自我血糖监测。

控制感染：口腔颌面部感染极易扩散，因此，对牙龈炎、颌面部感染等应积极控制，防止炎症进一步蔓延导致病情恶化，可在病原微生物检查的基础上选择合适的抗生素，对症、支持治疗。

五、口腔健康与免疫系统的关系

牙周病和根尖周病都会对机体造成免疫系统的损害，影响的程度取决于感染程度和持续时间。牙周感染或脓肿均可能引发疼痛、不适和抑郁等，影响患者的正常咀嚼和语言等生理功能，降低生活质量。口腔卫生状况还影响社会交往活动和生活满意度，可能导致自尊心和自信心的降低，形成心理压力导致精神压抑，使宿主处于易感状态，从而降低对病原微生物的免疫反应，影响创伤愈合时间和效果。这种状况反过来也进一步降低患者对口腔卫生的重视和护理，形成恶性循环。

糖尿病患者的抗感染能力下降，常伴发牙周炎、拔牙伤口难以愈合甚至感染。而且糖尿病患者的牙周炎患病率高、累及范围广、病情重、难控制。其原因如下。

（1）糖尿病患者本身口腔自洁能力下降，易引起各种病原微生物的滋生和繁殖，更易发生牙周病。

（2）糖代谢水平过高也会促进炎症反应，加重牙周炎症状，严重影响牙周健康。

（3）糖尿病患者伤口愈合障碍，导致口腔病变迁延难愈，更难控制。

牙周病反过来影响糖尿病患者血糖，增加控制难度，加重糖尿病。

（1）牙周疾病产生的炎症介质可抑制糖原合成，使胰岛素敏感性下降，不利于血糖控制。

（2）口腔疾病严重时会加重糖尿病大小血管病变，导致心绞痛、脑卒中、心力衰竭等。

艾滋病患者人体免疫细胞 T 淋巴细胞的损伤和减少，从而引起各种机会性感染，早期会出现口腔病损，发生口腔念珠菌病等疾病。

六、口腔健康与妊娠的关系

（一）妊娠期会有哪些口腔疾病

1. 牙龈炎

妊娠本身不会导致牙龈炎发病，在怀孕期间，孕妇雌激素升高会诱发牙龈炎的发生，称之为妊娠性龈炎。牙龈炎一般会在妊娠开始后的第二个月至第三个月开始加重，并在怀孕第八个月最为严重，之后会逐渐减轻，产后注意控制可以自行恢复。

2. 急性牙髓炎或根尖周炎

孕妇在怀孕期间牙齿受到刺激并不会导致发病。但是怀孕会影响免疫力，孕妇在怀孕前已经坏死的牙髓神经可能突然出现炎症，导致牙尖肿胀和难以忍受的肿胀和疼痛。因此，为了避免急性牙髓炎，建议孕妇在孕前将死髓牙、龋齿和根尖病灶牙进行治疗，避免怀孕期间出现疼痛。

3. 龋病

妊娠本身不会导致龋病，但是怀孕可能会导致龋坏加重。怀孕期间，孕妇的生理和饮食习惯出现了较大变化，容易疲劳，而且经常剧烈呕吐，并在刷牙时加重，这种情况会影响正常的牙齿清洁，频繁呕吐也会导致胃酸侵袭牙齿。也有一些孕妇孕吐，大量吃酸，也会增加龋病的风险。

4. 冠周炎

怀孕也会增加冠周炎的风险。为了防止在孕期冠周炎症的发生，在备孕期间就应该进行口腔检查及时排除因智齿可能引起的口腔问题，避免怀孕期间进行相关治疗。

怀孕期间，牙龈炎、急性牙髓炎或根尖周炎、龋病、冠周炎这四种口腔疾病的发病率会上升。怀孕不会直接导致这四种疾病发病，但是怀孕期间，孕妇的生理状态发生了较大的改变，生活习惯也有较大的调整，增加了口腔疾病的发生风险。因此，建议女性朋友在备孕期间把患牙全部治好。

（二）备孕期间如何维护口腔健康

种种文献资料表明，患重度牙周炎的孕妇，发生早产和低体重儿的危险性是牙周健康孕妇的7.5倍。[4]

由于妊娠期的特殊性，一旦在怀孕期间这些原有疾病加重，很多治疗措施在此期间无法完善，会给孕妇带来很大的痛苦。如牙髓、根尖周组织感染的患者，常规应该选择根管治疗，且需要X射线片辅助；而严重的炎症需要药物抗感染治疗，倘若用药不慎会影响胎儿健康，用药不及时炎症则可能进一步扩散，影响母婴健康，而射线和抗生素药物的应用在孕期都会受到限制。

因此，在计划怀孕阶段，一定要提前半年左右预约牙医，对口腔进行专业全面的检查，及时发现口腔问题，提早处理，加强口腔自我保健意识。如有牙龈炎、牙周病，需要洗牙、进行牙周系统治疗；发现龋齿尽早充填，避免龋坏扩大；拔除残根残冠及可能引起冠周炎风险的智齿，以避免怀孕期间发炎疼痛等。

七、口腔健康对社交的影响

（一）口腔健康对美观的影响

1. 牙列不齐

（1）儿童：先天性和后天性

先天性：乳恒牙牙胚的缺失或数目异常导致牙齿不整齐。

后天性：乳牙的早失和滞留，都可能造成牙齿萌出后排列不齐。

①乳牙早失。乳牙早失后出现空隙，这时恒牙尚未萌出，两旁的牙齿就会向空隙倾斜，致使空隙变小，造成以后长出的恒牙没有足够的位置，于是恒牙从另外一个位置长出来，因而使牙齿排列不整齐。

②乳牙滞留。如果乳牙到了应该替换的时期而未脱落，那就容易导致新萌出的恒牙与乳牙重叠，造成恒牙错位。

（2）口腔不良习惯

①舔舌习惯：儿童常用舌舔松动的乳牙和刚萌出的恒牙，舌尖舔在上、下前牙的舌侧，长此以往使前牙向唇侧倾斜、散开，出现牙间隙扩大，甚至形成双牙弓前突。另外，有的儿童还有吐舌、伸舌习惯，造成前牙开合（上、下牙不接触），并伴有下颌前突畸形。

②吮指习惯：有70%的婴儿从3～4个月开始有吮指习惯，2岁以后自行停止，这属于生理活动。如3岁以后仍未停止，即属于不良习惯，手指长期含在上下前牙之间，造成小开合，而且由于肌肉动力平衡失调，造成两颊收缩而使牙弓狭窄，上牙突出，开唇露齿。

③咬唇习惯：长期咬下唇使得上前牙向唇侧倾斜，并出现牙间隙扩大；长期咬上唇则形成前牙反殆。

④咬物习惯：有些孩子习惯咬铅笔、啃指甲，还有咬衣角、袖口、手帕、被角及吮橡皮奶嘴等不良习惯，均可造成前牙开殆。

⑤下颌前伸习惯：婴儿平躺吃奶或喜欢模仿他人前伸下颌，容易形成下颌前突畸形（俗称“地包天”）。

⑥偏侧咀嚼习惯：由于牙病疼痛，只用一边咀嚼，造成废用侧发育不足，形成面部不对称。

⑦口呼吸习惯：正常情况下，孩子在呼吸时是用鼻子呼吸的，但有的孩子因患鼻炎或扁桃体炎使呼吸道不通畅，只好改用口呼吸，长期口呼吸可使上牙前突，牙弓变窄，腭盖高拱，俗称“龅牙”。

6～7岁的儿童大多能自觉纠正不良习惯，畸形大多能自行消失，如果说服无效，家长则应请口腔正畸科医生做不良习惯破除器；有单侧咀嚼者要及时治疗牙病，促使其使用双侧咀嚼。7岁以上已形成错殆畸形者则应矫治。

2. 牙外伤后牙冠变色

牙齿受伤后没有及时进行处理，时间一长，牙齿就慢慢地变色。这种情况是由于牙外伤对牙髓神经造成损伤，使牙髓发生坏死引起的。一般恒牙会由正常的淡黄色变成灰色，而乳牙则由白色变成黄色，牙齿变色不但影响美观，也埋下了根尖发生病变的隐患。所以牙外伤后应立即到医院检查，并定期到医院监测牙髓活力变化，因为即使是较小的牙损伤，也可能导致牙髓病变。为防止牙髓坏死，应尽早做牙髓治疗。

3. 牙周炎致前牙扇形移位

牙周炎所致前牙扇形移位治疗仍以牙周基础治疗为主，包括龈上洁治及龈下刮治、牙周手术等措施，虽能不同程度控制牙周炎症反应，但无法有效改善患者畸形和咀嚼功能。

牙周夹板治疗是牙周炎所致前牙扇形移位常用治疗手段，能较好纠正患者前牙畸形和功能，但整体效果仍有待提高，且对患者美观度关注度较少。

研究发现，正畸治疗可通过对牙槽骨和牙周膜等组织进行重建，获得长时间稳定效果，且对前牙美观度改善明显。

（二）口腔异味对生活的影响

由于晚上睡觉后口腔内封闭，空气不流通，口腔内又有很多分泌物，经过一夜，容易滋生很多细菌。口腔有异味，加上较厚的舌苔，表明胃肠功能不是很好。

1. 症状

（1）烂苹果味

多见于糖尿病患者或过度减肥的人群。由于脂肪、蛋白质分解产生丙酮类物质，经血液到肺，又通过呼吸而散发出烂苹果味。过度减肥人群由于采取饥饿疗法，大量脂肪酸在肝氧化产生丙酮，也会出现口臭，尿液中也会有类似的气味。

（2）臭鸡蛋味

多见于有胃肠病的患者，胃内产生硫化氢而出现臭鸡蛋味。

（3）臭肉味

多见于口腔患化脓性疾病的人群，如化脓性牙龈炎或化脓性扁桃体炎，一般经抗感染治疗即可恢复。

（4）老鼠粪味或发霉味

多见于肝功能下降或慢性肝炎患者。除口腔外，汗液中也会有同样气味。

（5）鱼腥味

有种疾病称为鱼腥综合征，主要因为体内缺乏分解“三甲胺”的酶类，虽然不能造成什么危害，但口腔气味难闻。这样的患者应经常多吃些水果、绿豆、薏米、乌梅和蜂蜜等食物，可以缓解口腔气味。

（6）氨味

多见于肾功能下降或尿毒症患者。

当然，口腔异味还与饮食、饮酒、吸烟、睡眠、药物等有关，当口腔中出现异味时，应及时就医，找出原因。

2. 常见病因

（1）龋病：在龋齿的窝洞内，存在大量的、种类繁多的细菌，尤其是厌氧菌，细菌繁殖，酵解龋洞内的食物残渣，不仅可以产酸使牙齿脱钙、龋坏，而且可以产生酸类和硫化氢等分解物质，从而产生特殊的酸臭味。

（2）牙龈炎、牙周炎、冠周炎：存在于牙齿表面及牙周袋内牙菌斑、牙石是引起牙周炎的主要原因，龈袋、牙周袋或第三磨牙冠周盲袋内炎性细胞及细菌坏死后形成脓液或脓性分泌物，从而产生特殊的腐败腥臭味

（3）干槽症：常见于智齿拔除术后，拔牙创内腐败坏死性感染，可有口腔异味。

（4）急性坏死性龈口炎：多见于儿童，除有特殊的口腔表现外，往往伴有特殊口臭。这是由奋森螺旋体和厌氧菌梭形杆菌引起，此两种微生物平时可存活于牙间隙、龈沟与牙周袋内，当全身抵抗力降低、口腔卫生差时易细菌繁殖致病。

（5）口腔癌：继发感染时出现口臭。

（6）慢性涎腺炎：慢性阻塞性腮腺炎、慢性复发性腮腺炎等脓液或脓性分泌物流入口腔都可形成口腔异味，尤以晨起更为明显，患者可感觉有“咸味”。

（7）胃肠道疾病，如消化性溃疡、慢性胃炎、功能性消化不良等，都可能

伴有口臭。研究表明，许多胃疾病的幽门螺杆菌感染者，其口臭发生率明显高于未感染者，而根治幽门螺杆菌后，口臭症状明显减轻。原因可能是幽门螺杆菌感染直接产生硫化物引起口臭。

（8）处于青春期的少女也是口臭的易发人群，有些处于青春发育期的女性，卵巢功能不全，性激素水平较低时，口腔组织抵抗力下降，容易感染病菌从而产生口臭。

（9）节食减肥，或因病不能进食，或老年人的唾液腺功能降低、妇女在月经期间出现内分泌紊乱而导致唾液分泌减少，有利于厌氧菌生长，因此发生口臭。

（10）吸烟、饮酒、喝咖啡以及经常吃葱、蒜、韭菜等辛辣刺激食品，或嗜好臭豆腐，臭鸡蛋等具有臭味食物的人，也易发生口臭。

3. 防治方法

（1）中老年人为促进唾液分泌，可咀嚼青橄榄、话梅，经常吃水果，还可用甘草泡茶喝。每天清晨空腹喝一杯温盐开水（血压偏高的人不适宜此法），可调节胃肠功能，也有利于消除口臭。

（2）对于有些因爱吃刺激性食物如葱、蒜等而导致短暂口臭的人，可用红枣、黑枣来消除异味，饭后咀嚼 1 ~ 2 枚即可，此外，嚼点水萝卜也有不错的效果。

4. 危害表现

（1）会导致咽部淋巴结肿大，咽部、鼻部黏膜增生使人体免疫功能降低甚至丧失。

（2）口腔病菌进入体内后，会并发慢性气管炎及支气管炎、肾炎、心脏病等。

（3）口腔内长期炎性分泌物被咽入胃中，可引起消化不良、食管炎、胃炎、肠炎。

（4）口腔毒素吸收可造成头晕、头痛、疲乏、精力减退、消瘦、低热等全身反应。

（5）另外，口腔异味会使人不敢与人近距离交往，从而产生自卑心理，影响正常的人际和感情交流。

5. 消除方法

（1）保持口腔清洁卫生，每天用心刷牙两次。平时也要经常使用牙线清洁口腔。只有牙线才能将残留在牙缝和牙龈中的食物和细菌清除干净。如果不能将它们及时清除，将很有可能导致口腔异味。

（2）及时清洁舌头。残留在舌头上的细菌会破坏口气。

（3）湿润喉咙。

（4）口干很容易引起口腔异味。口水具有天然的杀菌作用，可以帮助清洁食物残渣。

（5）饭后要用清水漱口。用清水漱口可以除去口腔中残留的一些食物残渣，防止口臭产生。

（6）大口咀嚼芹菜或者薄荷不能去除口腔异味，但是，薄荷自身的香味能够暂时掩盖住口臭。

（7）吃一些能够清新口气的食物。

（8）有助于消灭牙菌斑的食物也可以用来消除口腔异味，如果想吃零食，最好的选择是芹菜、胡萝卜、花生或一些低脂肪的奶酪。

6. 诊疗

（1）有龋齿、残冠或残根等，将龋齿、残冠或残根医治。

（2）有牙周疾病的，应医治牙周病。

（3）口腔发作了急性炎症，如急性牙周脓肿，第三磨牙冠周炎等应医治急性炎症，使炎症消退。

（4）消化道疾病和呼吸系统疾病，应医治原发病。

八、口腔医院拍片的放射剂量与全身的健康

随着科技的进步，看病大都免不了影像检查（放射线检查），现今生活质量的提高，越来越多的人开始重视口腔健康。然而对于牙齿，肉眼所能看到的有

限，很多潜在的问题都需要影像检查才能看到，一听到影像检查，很多人都不愿意接受，尤其是儿童拍片家长都担心会影响到孩子的成长。而恐惧源于未知，当你了解了，就会发现它很渺小。

（一）常见的口腔影像检查种类

目前，常用的口腔专科影像检查主要是以下三种：根尖片、全景片以及CBCT。

1. 根尖片

根尖片可以较清晰地观察到局部牙齿及牙周情况（2～3颗牙），帮助医生确定牙齿龋坏的程度、易漏诊的邻面龋，辅助确定根管数量、根尖炎症扩散范围、牙齿周围骨头状况、相邻牙齿情况等。在一颗牙的治疗过程中，可能会在不同阶段多次拍摄牙片来了解治疗进程（图1–1）。

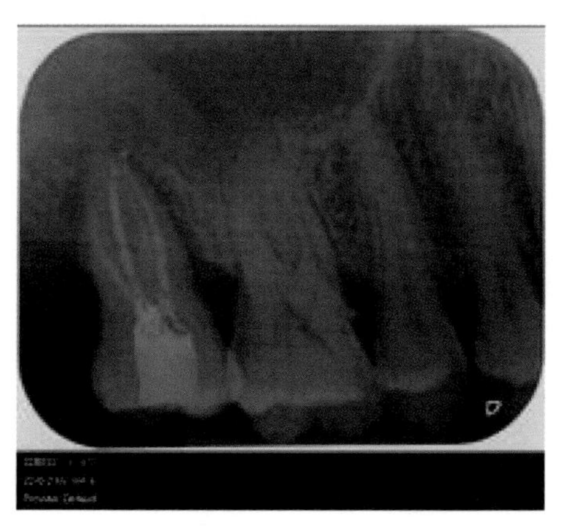

图1–1　根尖片

2. 全景片

以二维影像的形式展现口腔的整体情况，包括全景曲面断层片、头颅侧位片，可以在一张胶片上显示双侧上、下颌骨、上颌窦、颞下颌关节及全口牙齿等。全景片有助于口腔医生快速、较全面地把握住患者牙齿、骨以及周围结构的情况，可用于诊断肿瘤、外伤、炎症、畸形，观察孩子牙齿发育情况等（图1–2）。但由于清晰度不够，常需要补拍根尖片。

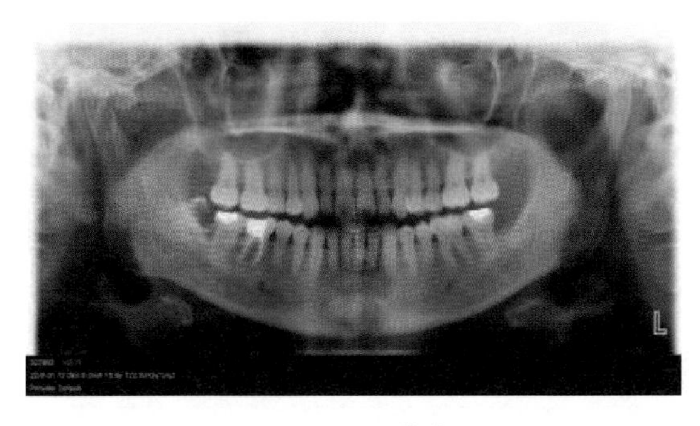

图1-2 全景片

3. CBCT

拍摄整个颌面部，可重建出各方向的三维断层影像。CBCT与普通全身CT相比有许多优点：辐射剂量较小、三维成像、空间分辨率高、图像质量好，可以准确显示囊肿的大小、埋伏牙的位置、外伤骨折、缺牙区骨质及骨高宽等，因此，手术时采用CBCT更加安全精准（图1-3）。

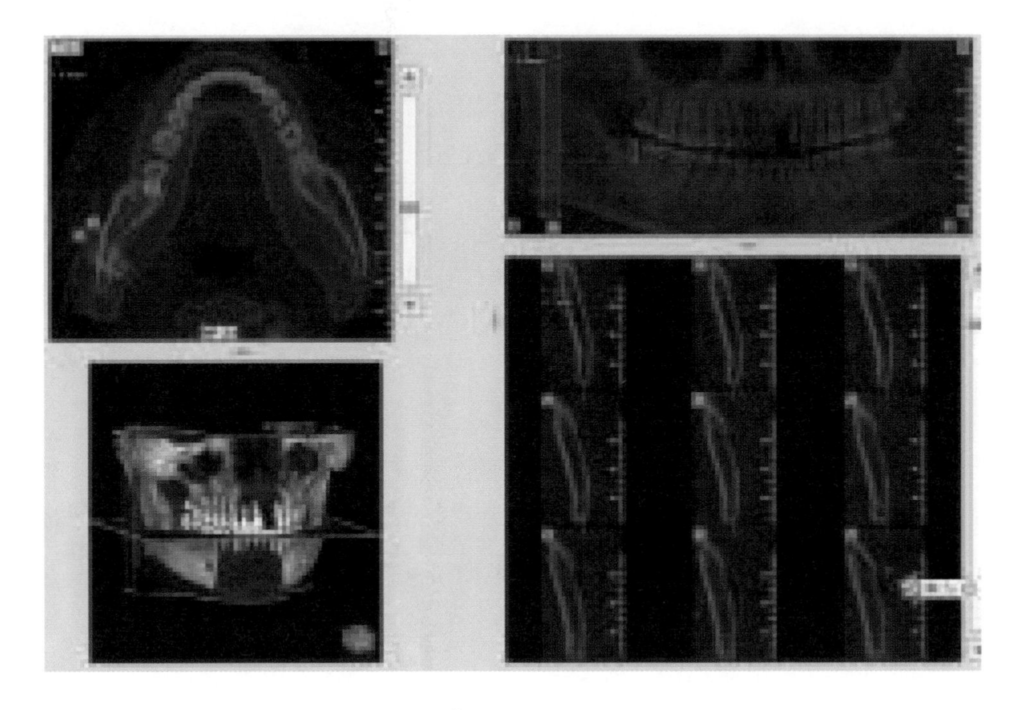

图1-3 CBCT

医学影像检查会产生多大的辐射量呢？让我们来看看（表1–1）。

表1–1　医学影像检查的放射剂量

检查种类	放射剂量/μSv
根尖片	5 ~ 7
全口根尖片	35 ~ 388
传统X射线断层摄影术	26 ~ 187
曲面体层片（全景片）	9 ~ 26
头部CT	2 000
锥形束CT（CBCT）	20 ~ 70

表格里面的数字看起来是挺吓人的，那对于放射剂量我们又该如何去理解呢？

关于电离辐射，联合国原子辐射效应科学委员会的报告指出：天然辐射每年对每个人的平均辐射剂量约为2.4 mSv，也就是说人接受宇宙、天然矿物、动物、水等物质的辐射剂量在2.4 mSv/年。

而Sv、mSv、μSv均为辐射计量单位，中文分别念西弗、毫西弗、微西弗。三者的关系如下：1 Sv=1 000 mSv=1 000 000 μSv

这样讲可能大家还是比较陌生，对比一下大家熟悉的事来帮助大家理解。

乘坐飞机20 h的剂量是0.1 mSv，即100 μSv。

一张根尖片=乘坐1 h飞机。

一张全景片=乘坐2 h飞机。

一次CBCT检查=乘坐6 h飞机。

所以，口腔的影像检查辐射量是很小的，大家不用担心。

提供几组影像检查参考值：

腹部CT 10 mSv；骨盆CT 10 mSv；胸部CT 8 mSv；颅部CT 2 mSv；胸透1.1 mSv；胸片0.2 mSv。

每天吸20支烟年剂量0.5 ~ 1 mSv。

地铁安检乘客每年可能接受剂量< 0.01 mSv。

（二）口腔影像检查对孕期妇女的影响

正如前面所讲，在牙体牙髓疾病的诊断和治疗中，X射线的辅助具有很大的作用。临床常用的X射线设备如数字化牙片机、数字化曲面断层X光机、CBCT等，其辐射剂量略有差异；暴露于患者的辐射量（mSv）平均值为：数字化牙片机约 0.005，数字化曲面断层X光机约 0.01，CBCT约 0.2。美国辐射防护和测量理事会报告显示，美国人平均每年接受的辐射量约6.2 mSv，而其中50%的辐射量（3.1 mSv）是从自然环境中获得，称之为自然背景辐射，其主要来源于土壤、岩石、宇宙射线等。此外，巴西和苏丹等国家的自然辐射也较高，其居民平均每年接受自然辐射量为 40 mSv。

目前观点认为，妊娠期妇女基于诊断和治疗的需要，进行X射线检查是安全的，不会造成胎儿畸形，牙片的拍摄不应成为妊娠期妇女的禁忌证，但应强调注意屏蔽甲状腺和腹部。孕妇、备孕的年轻女性在接受检查时需要告知医生自己的情况，以便做好防护。

目前大多数医院、诊所都会在影像检查时给患者穿戴防辐射的铅衣铅帽。

（三）为什么看牙前医生说先要拍片辅助?

在牙科门诊工作当中，我们经常会遇到需要拍牙片的情况，为什么医生会让你拍片呢？原因在于医生用肉眼检查，有时候牙齿之间的问题不容易发现，这个时候医生需要拍X射线片确认，以确保不留任何“漏网之鱼”。所以拍片这事儿，不能省。

牙片是口腔诊治过程中不可或缺的辅助手段，能帮助医生治疗前确定病变程度及发现隐匿性疾病。治疗中引导治疗、确定治疗范围和治疗深度；治疗后观察疗效、定期随访了解愈合情况。

（1）牙齿：有无龋坏，牙根的形态、走向、长度及根尖周有无病变及病变大小，牙周情况，牙槽骨吸收程度等。

（2）与重要解剖结构的位置关系：牙齿拔除等外科手术方案制订和风险评估；以及周边重要解剖结构相邻关系判断；上颌磨牙与上颌窦的关系；下颌磨牙

与下颌神经管的关系；儿童在混合牙列期恒牙与乳牙胚的关系等。

（3）预知其他病变：如颌骨内有无埋伏牙、多生牙，以及炎症、肿瘤、囊肿等。

（4）牙齿矫正：矫正前的病例分析、测量，指导矫正方案的制订。

（5）种植：牙槽骨的质、量的评价及种植体大小、长短的确定。

（6）牙列缺失：复杂修复前基牙的评估。

（7）外伤：头面部外伤、骨折的诊断。

（8）其他：根管充填、镶牙、种植，以及矫正效果的复查、评估。

牙根是埋在牙槽骨中的，医生没有透视眼，当怀疑有肉眼无法确认的其他口腔问题，都会建议拍片，从而制订合适的治疗计划。

所以，当医生让你拍片检查的时候不要说不愿意，不要各种怀疑医生是不是为了赚你的钱。请千万不要误解医生，拍片是帮助医生发现隐藏问题的利器，而且非常安全。

参考文献

［1］RYDEN L，BUHLIN K，EKSTRAND E，et al. Periodontitis increases the risk of a first myocardial infarction: a report from the Parokrank study［J］. Circulation，2016，133（6）：576–583.

［2］闫福华. 牙周炎对全身疾病和健康影响的研究进展［J］. 口腔医学，2018，38（07）：577–581.

［3］FERNANDES J K，WIEGAND R E，SALINAS C F，et al. Periodontal disease status in gullah african americans with type 2 diabetes living in South Carolina［J］. J Periodontol，2009，80（7）：1062–1068.

［4］OFFENBACHER S，KATZ V，FERTIK G，et al. Periodontal infection as a possible risk factor for preterm low birth weight［J］. J Periodontol，1996，67（10）：1103–1113.

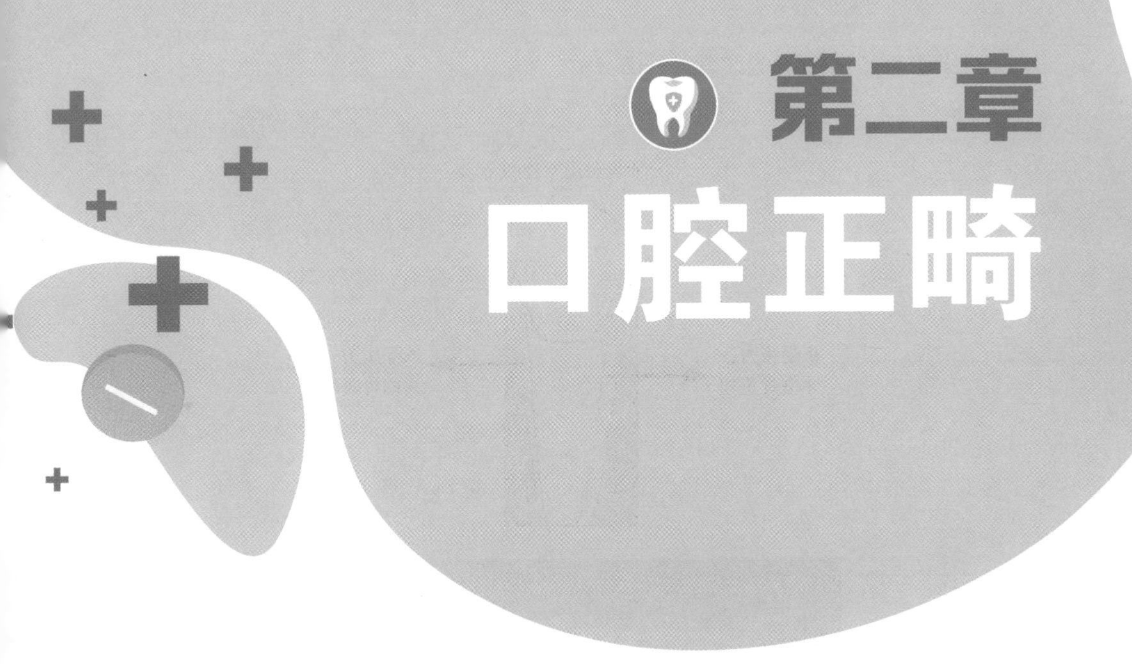

一、什么是口腔正畸？

（一）牙齿正畸的生物学原理

口腔正畸治疗主要通过各种矫正装置调整面部骨骼、牙齿及颌面部肌肉间的协调性，也就是调整上下颌骨之间、上下牙齿之间、牙齿与颌骨之间和肌肉间的不正常关系。

正畸医生通过正畸装置（如弓丝、托槽、弹性橡皮圈、弹簧、基托等），将矫治力作用于牙齿、颌骨、肌肉等，产生一系列的生物学反应，牙齿在受力后位置就会发生移动，其移动和牙槽骨、牙周膜等组织的生物学反应有密切关系。

通过牙齿受力后的组织改建，包含牙槽骨的可塑性、牙周膜的反应、颞下颌关节的改建等，在经过专业的正畸医生将合适的矫治力作用于牙齿上时，牙周膜细胞成分增加分化出成骨细胞和破骨细胞，受牵引侧成骨细胞大量聚集，沿牙槽骨产生和沉积新生骨组织；在受压侧破骨细胞聚集，使牙槽骨吸收，从而发生牙齿的移动与牙周组织的改建（图2–1）。

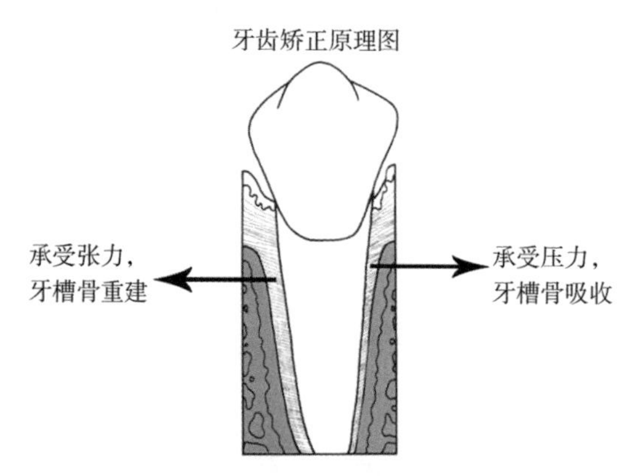

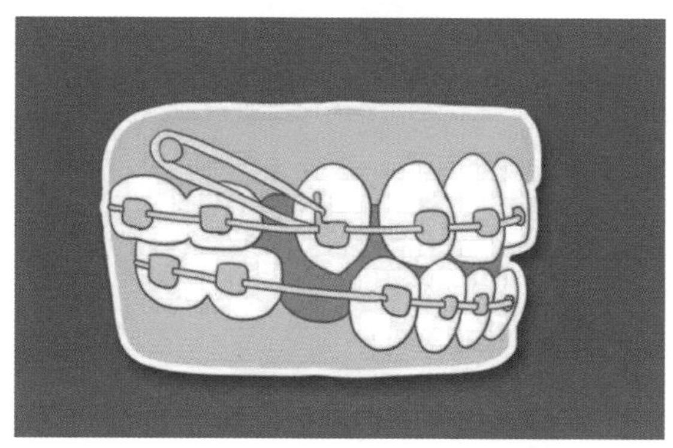

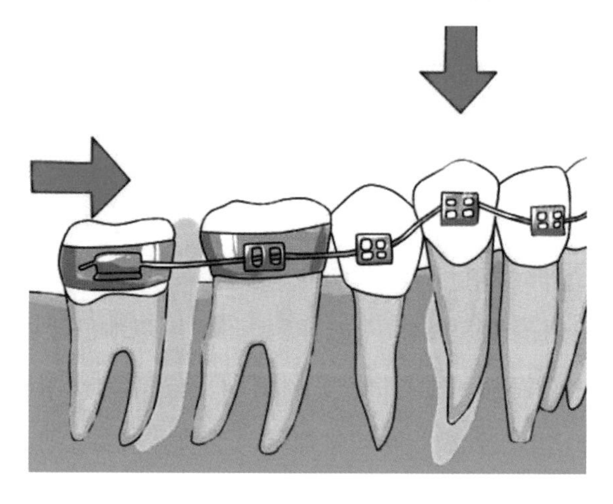

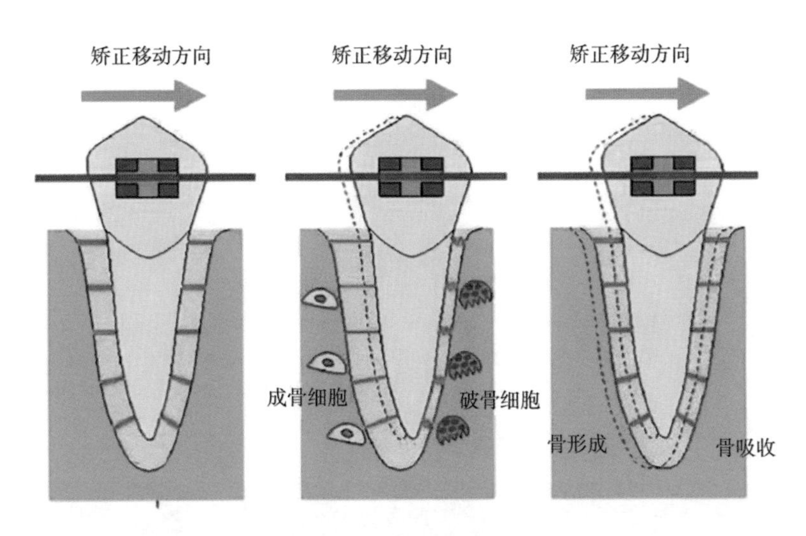

图2-1 牙齿矫正原型图

（二）常见错殆畸形的类型和危害

错殆畸形常见的危害包含影响面部发育、影响口腔健康、影响容貌和外观。

现在常用的分类方法为安氏分类，为Angel医生在1899年提出的，是目前最为广泛的错殆畸形分类法。以上颌第一磨牙为基准，根据上下牙弓间的前后关系，将错殆畸形分为三类（图2–2）。

安氏一类错殆（中性错殆）：即在正中殆位，上颌第一恒磨牙的近中颊尖咬合与下颌第一恒磨牙的近中颊沟内，在磨牙关系为一类的情况下，牙列存在错位牙，则称为中性错殆。可常表现为牙列拥挤、上牙弓前突、双牙弓前突、前牙反殆、前牙深覆殆、后牙颊舌向错位等。

安氏二类错殆（远中错殆）：即在上下颌第一磨牙的近中颊尖咬合尖对尖关系（轻度远中），或是上颌第一恒磨牙近中颊尖咬合与下颌第一恒磨牙与第二前磨牙间（完全远中），则为远中错颌。可表现为前牙唇舌向倾斜深覆盖覆殆、开唇露齿、面下部过短等。

安氏三类错殆（近中错殆）：即在上颌第一磨牙近中颊尖与下颌第一磨牙

远中颊尖相对（完全远中），或上颌第一磨牙近中颊尖咬合于下颌第一第二磨牙间（完全近中），则成为近中错𬌗。可表现为前牙对刃𬌗、反𬌗、开𬌗、上颌后缩、下颌前突等。

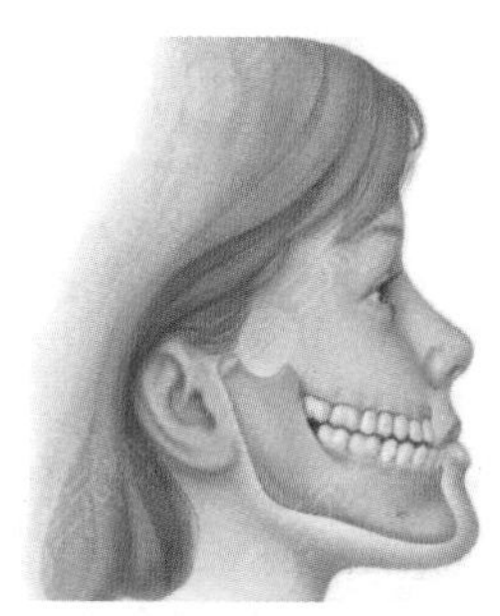

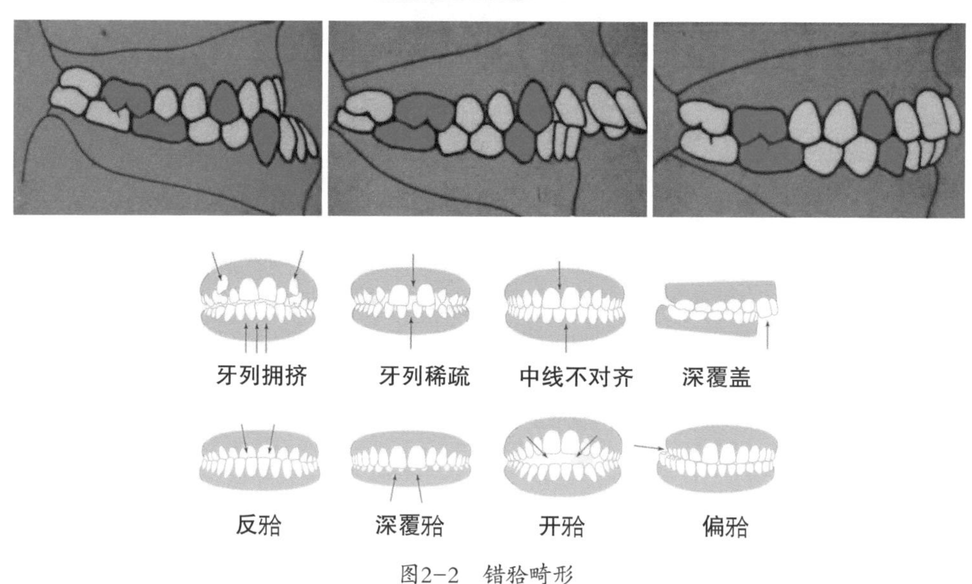

图2-2　错𬌗畸形

（三）牙齿矫正的流程解析

一口整齐洁白的牙齿会让人笑得更有自信，但一想到漫长的矫正周期，还有可能遇到的各种复杂流程，爱美的心又有点小纠结，牙齿矫正不是一次能够完成的，但也不是大家想象中的那么复杂，以下分享矫正全过程以及矫正后需注意哪些事项。

1. 采集资料、制订治疗方案

首先，认识您的矫正医生，跟医生交流您的矫正动机和期望值，并了解大概的治疗方法、治疗时间、费用，然后设计方案。决定矫正后，医生会给您进行一系列检查和资料收集，会对你的面部照片、X射线照片、牙齿模型进行测量、分析和设计，再根据这些资料的分析结果，决定几个适合的治疗方案，并解释每个方案的优缺点，征求您的意见，最终确定一个方案，签订知情同意书。

2. 戴牙套前准备

根据前面制订的方案，部分正畸患者需要在带牙套前进行拔牙、补牙、洗牙、牙周治疗等前期准备，特别提醒，拔牙需要避开生理期。

3. 戴牙套

这是一个非常仔细，但又可能略感不适的过程。如果选择固定牙套，牙医会在您的牙齿上粘上牙套，并将弓丝固定在牙套上。整个过程大约需要2 h左右。刚戴上牙套，牙齿可能会感觉疼痛，并在之后3～4 h内出现咬东西无力，舌侧矫正可能还会出现口齿不清等现象，一般2周后可缓解。嘴唇、面颊和舌头会感到刺激甚至出现溃疡，一般1周之后，脸颊软组织适应了牙套的存在，就会缓解。当然，您可以使用黏膜保护蜡帮助缓解不适。总的来说，矫正带来的不适感是短暂的、且容易应付的。一旦您适应了牙套，甚至可能忘记正戴着它们。

如果您选择的是隐形牙套，牙医首先会在个别牙齿上粘上跟牙齿颜色相近的附件，用来控制牙齿的移动和辅助牙套固位。然后给需要进行修整的牙齿进行修整。隐形牙套带来的不适感较弱，牙齿比较拥挤的患者可能会比较难摘戴，但经过多次练习后便可摘戴自如。您需要按照医生的要求，每7～14天更换新的牙套，并记住咬紧牙套，保证它完全贴合牙齿，这样牙套才能发挥效果。

4. 复诊

固定牙套每4～6周复诊一次。矫正医生检查完您的牙齿，根据牙齿的情况，牙科助理可能将旧的橡皮圈取下，也许会把弓丝也一同取下。然后您可以刷牙和使用牙线清洁自己的牙齿。最后，矫正医生会装上一根新弓丝，并安装上新的橡皮圈。调整之后，您可能会有一些不适感。

隐形牙套每6～8周复诊一次，以便医生及时跟踪您的治疗进展，并为您提供下一系列的牙套。

5. 矫正结束、拆牙套

当您的牙套已到了要除去的时候，如果戴的是固定牙套，矫正医生会用专用的钳子拆除牙套，并除去牙齿上的残留黏结剂，并在除去黏结剂的地方进行抛光，一般需要花费20～30 min。

隐形牙套的去除就更加方便，只需要去除个别牙齿上的附件就可以了。去除牙套后，医生会给您拍照、取模型，用于制作保持器。

6. 佩戴保持器，定期复诊

拆掉牙套后需要佩戴保持器来确保牙齿始终记得它们的新位置。保持器有些是透明塑料的，有些只是戴在牙冠上，而有些则是固定的（这意味着您不需要时常脱卸和重新佩戴）。每3～6个月复查牙齿及保持器的情况，所以复诊时一定要带着保持器复诊（图2–3）。

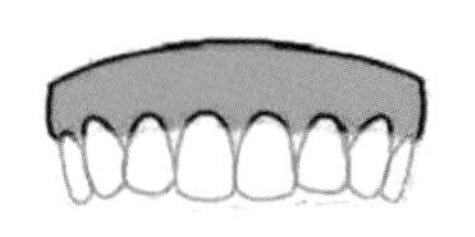

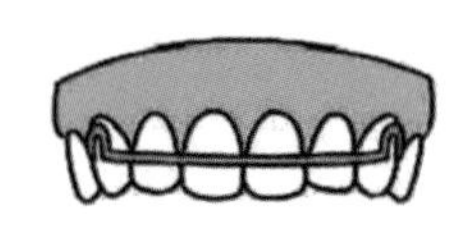

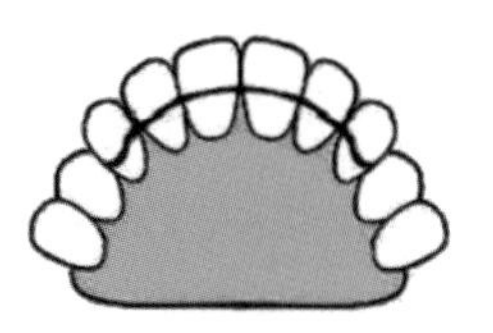

图2–3　保持器

（四）第一次带牙套后的注意事项

1. 缓解疼痛不适

初戴牙套后会有1～2周的适应期，每次复诊加力后，牙齿可能会产生轻微的疼痛，这种疼痛通常都是能忍受的，疼痛一般持续2～3 d，无须用药。如果疼痛没有减轻或持续加重，请与医生联系。为减轻疼痛，可采用口含凉水，食用软食，使用正畸保护蜡等措施。

2. 饮食注意事项

牙套（学名矫治器、正畸托槽）通过粘接方式固定于牙面，一般情况下不会脱落，为了避免托槽脱落，在饮食方面需要注意不能啃食带骨的食物。以下食物应剔骨后食用：排骨、鸡翅、鸡腿、鸭脖、兔头、螃蟹等。

带核的水果应去核后食用：枣、李子、话梅、坚果类等。

大块食物及较硬的水果应切成小块或片后食用，进食时用牙齿咬合面进行咀嚼：苹果、梨、桃等。进食较硬的食物（如花生、胡豆等）或黏性食物（如年糕、汤圆、口香糖等）很容易引起托槽脱落，应小心食用。宜细嚼慢咽，切忌狼吞虎咽，如咀嚼时感到有硬物顶住托槽，则不能继续咬实，以免造成托槽脱落。

3. 良好的口腔卫生习惯

佩戴牙套的患者在治疗过程中要特别注意口腔卫生，避免牙面及托槽周围食物残渣、软垢的堆积。因为在口腔细菌长期作用下会出现牙龈红肿、出血、牙龈炎、牙周病、牙齿表面脱矿、龋坏等情况。

牙釉质脱矿，典型表现为托槽周围牙冠表面白垩色斑块（图2–4）。

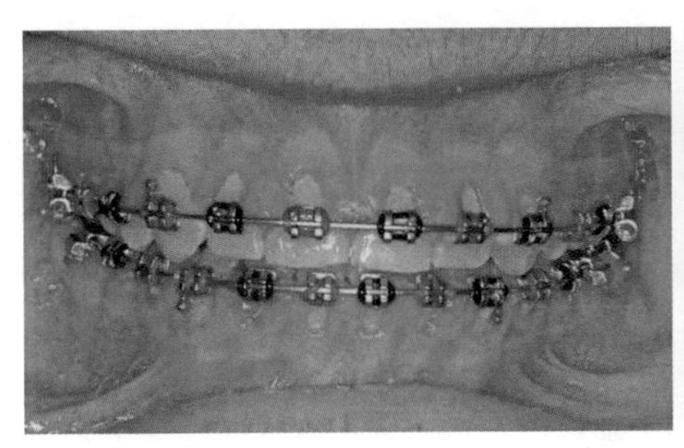
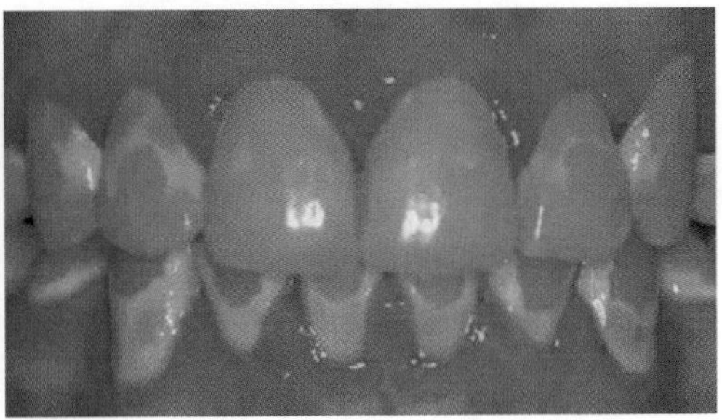

图2–4 牙釉质脱矿

刷牙时间：请在早、中、晚三餐后、进食零食后、复诊前一定要刷牙。每次刷牙的时间不少于3 min。确保每颗牙齿的三面（唇面、舌面、咬合面）都能得到有效清洁。重点清洁矫治器周围，要把牙齿上的软垢及残留的食物残渣仔细刷干净。

推荐使用小头软毛牙刷或正畸专用牙刷、含氟牙膏、牙线、间隙刷、冲牙器等。

4. 良好的医患配合

按时复诊：根据医生的上班时间和您的具体情况，预约好复诊时间。如果您临时有事请在该医生上班时间打电话改约时间。

如果矫治器脱落，或发现口腔内钢丝扎嘴或者钢丝变形，要及时与医生联系。医生会根据您的具体情况安排处理时间，严格按医嘱佩戴矫治装置。

5. 纠正口腔不良习惯

口腔不良习惯可导致口颌系统受到异常的压力，口腔不良习惯持续的时间越长，错𬌗畸形发生的可能性和严重程度就越大。因此，尽早破除不良的口腔习惯，阻断畸形的发生发展十分必要。

二、儿童早期矫治

（一）早起矫治的意义及矫治最佳年龄

早期矫治是指在儿童早期生长发育阶段，对已表现出的牙颌畸形、畸形趋势及可导致牙颌畸形的病因进行预防、阻断、导引治疗。早期矫治介入时段可以从乳牙列延续到生长发育高峰期前（三四岁至青春期）。

1. 早期矫治的意义

（1）降低某些复杂畸形的治疗难度或改善骨性错𬌗。

（2）尽早消除畸形给儿童带来的心理和生理伤害，有益于儿童身心健康成长。

2. 需要进行早期矫治的几种情况

（1）乳牙早失，需做间隙维持器。

（2）反𬌗，即地包天，3～4岁即可开始早期干预，可以通过佩戴各种活动性、功能性矫治器解除。

（3）不良口腔习惯：如果孩子有啃手指、吐舌头、口呼吸、反向吞咽、咬下唇、偏侧咀嚼等难以戒除的毛病，需要适时阻断或者进行相应治疗，如戴舌刺、唇挡等纠正不良习惯。

（4）引导生长的矫形治疗。

（5）到了青少年生长高峰前期，针对下颌后缩、面中部发育不足的骨性畸形或者肌功能异常，正畸医师可通过矫形力刺激或抑制患者颌骨生长发育，协调上下颌骨关系，引导其三维空间结构的正常化。

（6）腺样体及扁桃体肿大：目前，孩子在6～8岁的发育阶段需要进行常规气道检查，如果经耳鼻喉专科医师确诊有腺样体肿大达到手术标准者，需尽快做腺样体/扁桃体的手术，才能避免颌面部面下三分之一发育异常。

（7）埋伏牙，需及时诊断治疗。

3. 牙齿矫正的最佳年龄

除了上述所讲的需要早期矫治的情况外，一般的牙性畸形，最佳矫治的时机是恒牙列早期（即十二三岁），因为这时儿童刚换完牙，并且处于生长发育比较旺盛的时候，牙齿矫正效果和稳定性较好。当然，牙齿矫正是没有年龄界限的，而是以口腔、牙体、牙周的健康情况为界定的，只要口腔、牙周、牙体情况是可以的，60多岁的患者也是可以进行正规的牙齿矫正的。

（二）发现孩子地包天怎么办?

儿童期的反殆，也就是俗称的地包天，常见原因包括错误的喂养姿势、口腔不良习惯（吮指）和遗传因素等。没有医生对孩子的情况及时进行干预治疗，随着生长发育的进行，最终演变成严重骨性反殆的情况数不胜数，但到了这种时候如果想要解决，目前比较有效的方法是正殆手术，虽然正殆手术技术现在非常成熟，但是估计没有一个父母会希望孩子经历这个过程。并且本该是孩子最灿烂的年纪，却伴随着外貌上的缺陷，孩子心理上的失落、自卑和敏感，可能是用一辈子的时间都无法抹平的。

（三）儿童口呼吸

很多开殆都是由于孩子在儿童期的不良习惯，如吐舌、咬物和口呼吸等原因造成的。生长发育期的儿童常会有一些不良习惯，在各类错𬌗畸形的病因中，口腔不良习惯约占1/4，家长发现一定要及时制止。口腔不良习惯在五六岁之前纠正，错𬌗畸形常可自行消失，若未纠正，错𬌗畸形则会伴随孩子的一生。口呼吸近些年受到了极大关注，原因在于长期的口呼吸令孩子出现典型的“腺样体”面容，表现为腭骨隆起、牙列不齐、上前牙突出、咬合不良、上唇增厚翘起、𬌗骨变长、鼻唇沟消失。而且口呼吸的儿童，夜间常表现为睡眠不安，盗汗，打鼾，遗尿；白天常表现为易疲劳，脾气暴躁，多动症，高度注意力缺乏症（ADHD），学习困难，面部表情呆木，上课注意力不集中且身高体重常低于同龄人。很多家长会批评小朋友，上课为什么不注意听讲、考试这么简单的问题都不会，这个时候请你们耐下心仔细观察，可能孩子自己也不知道为什么，他或许已经身陷痛苦中了。

错𬌗畸形除了上述列举的类型之外，还有很多很多。口腔作为人类消化系统的开端，如果我们从开始就出了问题，那么结果可想而知。因此应早期干预、早期治疗，纠正错𬌗畸形。

三、成人正畸

（一）成年人可以做矫正吗?

很多人认为牙齿矫正只是针对未成年人，成年人不能进行正畸治疗，其实这种观点是错误的，年龄并不是区分能否做正畸的标准。

成人患者是完全可以做正畸治疗的。目前，选择牙齿矫正的成年人越来越多。成年后做牙齿矫治，已不仅是为了更好看了，是为了更健康的生活，更自信的工作。

成年人做牙齿矫正并不会有什么危害，对于不少成人的担忧，认为自身过了生长发育期，牙齿就错过矫治时期了，其实人的牙槽骨一生都出于变化之中，任意年龄段的人牙齿矫治皆是没限定的，只要口腔、牙体、牙周组织是健康的，矫正就可以顺利进行。而且成人矫治的信念更加强烈，成人患者的配合度比儿童更好，因此，成人矫治的效果并不比儿童的差。

如果一定要说成年人牙齿矫正有什么弊端的话，那就是所需要的时间要比小朋友长。人在成年后生长发育已停止，牙槽骨基本成型，要想达到更好的矫治功效，所需时间肯定要比青少年矫治长。成年人很多会担心戴牙套影响美观，其实我们现在有更加美观的掏槽牙套和完全透明的隐形牙套可以选择，就不用担心大钢牙的尴尬了。常见的矫正方式如图2–5所示。

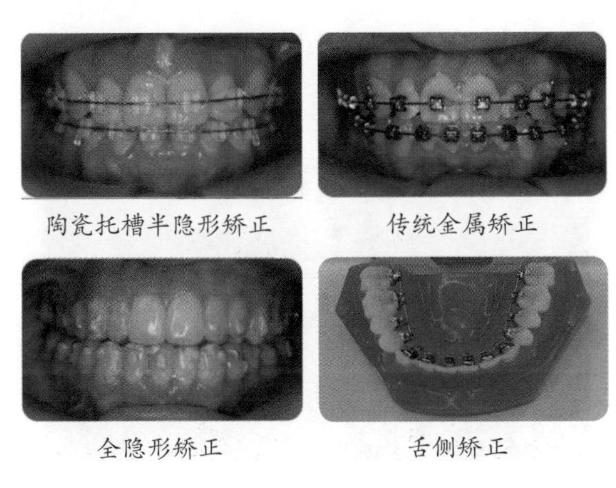

图2–5　矫正方式

（二）矫正前智齿一定要拔除吗?

智齿，是在我们口腔中最后面长的第三颗磨牙，一般会在成年后长出，由于智齿位置特别靠后，并且绝大部分人的智齿长得并不“端正”，因此实际上，智齿对我们咀嚼功能作用并不大（图2–6）。

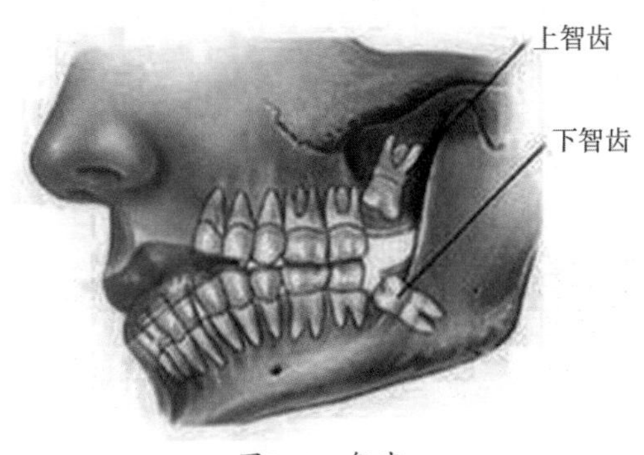

图2–6　智齿

那么，矫正前智齿一定要拔除吗？

矫正牙齿不一定要拔除智齿。每个人的矫治方案可能都不一样，每个医生要根据患者的具体情况，制订自己的矫治方案。如果在矫治方案当中，牙齿存在拥挤、不齐，包括要把第二磨牙向远中推，提供给前面的牙一定间隙，这时就需要先把智齿拔除掉。只有拔除智齿，才能达到推最后磨牙向远中的治疗目的。

还要看智齿是否存在阻生，如果智齿存在阻生，随着逐渐萌出生长，是很有可能会挤前面的牙齿，导致前面的牙齿排列不齐、拥挤，甚至已经排齐的牙齿会被再次挤歪，这种情况建议也是应该先拔掉的（图2–7）。

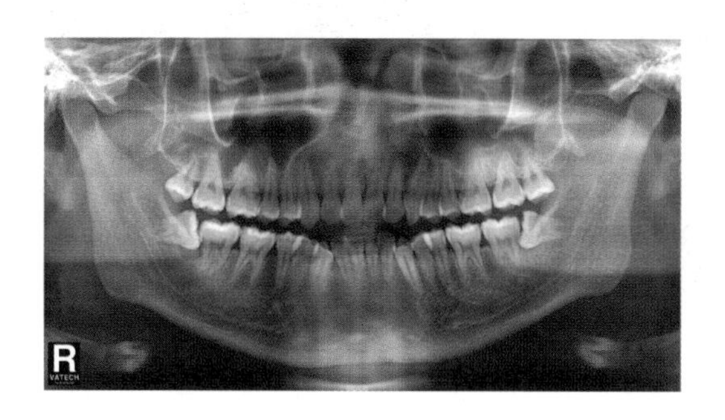

图2–7　下颌智齿埋伏阳性，需要拔除

另外，如果在牙齿矫治前智齿已经发生龋坏，也要拔除，因为矫治过程中需要佩戴牙套，牙齿清洁难度更大，处在口腔最里面的智齿很难被彻底清洁，如果此时智齿被蛀坏，治疗难度会更大，龋坏的智齿是一个病灶，拔掉最安全（图2–8）。

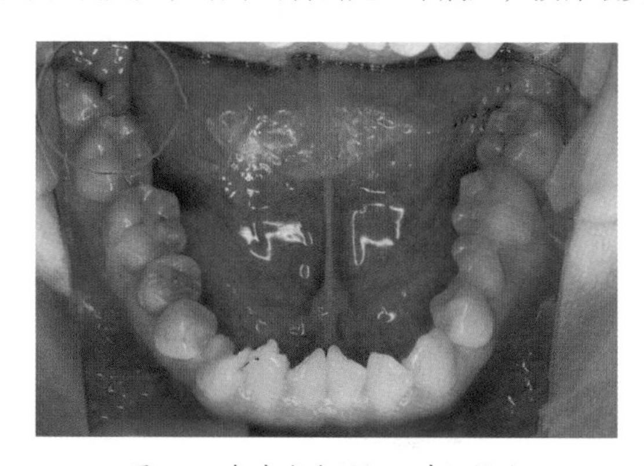

图2–8　智齿发生龋坏，建议拔除

如果矫治方案选择拔除前面功能比较小的第一前磨牙、第二前磨牙，就可以获得足够的空隙使牙齿排列整齐，而且智齿位置不影响矫治，可能不一定必须拔除智齿。所以是否需要拔除智齿，要看具体情况。

如果对矫治前智齿要不要拔除有疑问，可以到专业的正畸医生这里，让医生设计一个自己的牙齿矫治方案，来更加全面地了解自己的牙齿情况，在医生的帮助下判断智齿是否要先拔除。

（三）认识“牙套脸”

近年来，为了口腔的健康和颜面部的美观，越来越多的人开始选择正畸治疗，也就是人们口中的箍牙。虽说箍牙弄的是牙齿，但是因为口颌系统包含了骨骼、肌肉、关节、牙齿等，它们彼此之间相互联系、彼此制约，所以很多时候矫正的虽是牙齿，但是经过合理的设计和控制，我们也能获得一定的颜面部美观的改善。而所谓“牙套脸”，正是牙齿矫正过程中肌肉改变的显现，临床上表现出来的是太阳穴和脸颊部的凹陷，颧骨突出，多见于成年患者。等我们彻底弄清楚它的发生机制时，就知道“牙套脸”没有想象中那么可怕。

先认识一下“牙套脸”的发生机制。我们牙齿的咀嚼依赖于肌肉带动颌骨的运动，也就是说，牙齿自己不会动，只有在肌肉的牵拉下，带动骨头进行活动，而牙齿长在骨头上，故而我们看到的是牙齿的运动，所以这里的动力来源就是我们的咀嚼肌肉。

太阳穴部位附着的是强大的颞肌，脸颊部内是强大的咬肌。它俩之间凸出来的就是颧骨。成年人来做矫正之前，他们的咀嚼习惯已经成型很多年，处于比较稳定的状态。箍牙开始后，咀嚼习惯突然发生变化，变得不太能吃硬物，不敢用力咀嚼，所以跟咀嚼相关的肌肉开始发生失用性萎缩，萎缩到一定程度后，肉眼可见太阳穴和脸颊部位显得凹陷，颧骨突出（颧骨其实没有发生变化，只不过肌肉萎缩后会显出来）。

搞清楚“牙套脸”的原因以后，以下常见的问题就比较好理解了。

1. 什么样的人会出现“牙套脸”？

既然“牙套脸”是肌肉萎缩形成，那戴牙套后只要咀嚼习惯变弱的人，几乎都会出现，只不过人与人差异比较大，有些人甚至发现不了（如咀嚼习惯还不稳定的青少年），有些人就特别明显（如本来就比较消瘦的大龄女性）。

2. “牙套脸”出现后，如果不喜欢，有什么补救措施吗？能否恢复？

任何能促进肌肉锻炼的措施都可以采取。如咀嚼口香糖，咬咬胶，肌肉的按摩操等。对于“婴儿肥”或者嫌弃自己“脸肿”的患者，就偷着乐吧。如果本身比较瘦，颧骨比较突出的患者，可以通过肌肉锻炼，慢慢恢复的。除非年龄过大，肌肉松弛萎缩或者其他全身性疾病患者，恢复起来就比较慢了。当然现在的医学美容也能为广大患者提供一些选择，如注射玻尿酸等。

总结：“牙套脸”不是什么不治之症，是一种箍牙过程中正常合理的反应，我们应该科学面对，积极治疗，而不是对箍牙望而却步。当然，在条件满足的前提下，尽量在合适的时间尽早完成正畸治疗。

四、正畸和拔牙

（一）牙齿矫正为什么要拔牙？

临床上矫正牙齿拔牙的比例比较高，因为随着饮食越来越精细化，现代人的颌骨越来越小，如果牙齿数目仍为32颗，有可能就造成牙量骨量不协调、牙齿拥挤、排列不整齐，则需要把多余的牙齿拔除，然后把剩下的牙齿排列整齐，达到完整的咬合功能。

拔牙的适应证是比较拥挤的牙列及牙齿前突需要纠正咬合关系，拔除的牙位一般是上下左右四颗。特殊情况有可能需要拔除病患牙，或患者本身有缺牙则根据具体情况再做决定。拔除的牙位一般是前磨牙。矫正完后，如果智齿出现阻生情况，需把多余智齿拔除。

那么，牙齿矫正时虎牙为什么不能拔?

1. 虎牙又叫尖牙，在口腔内起到关键作用

虎牙有别于正常牙齿，它牙体粗壮，牙根深长，外形像锋利的尖刀，负责撕咬食物。而且，虎牙的抗病能力顽强，不易蛀牙，是口腔里坚固的一员，起着其他牙齿无法替代的作用（图2–9）。

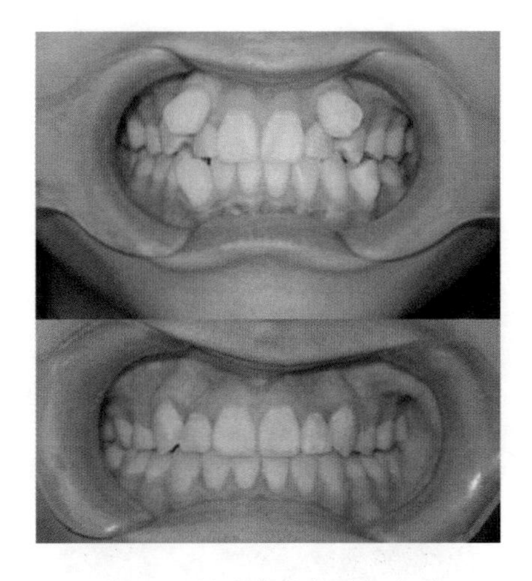

图2–9 矫正享位上的颌尖牙

2. 拔除虎牙会显老

虎牙排列在嘴角两边的转弯处，起着支撑唇和面部美观的作用，拔除虎牙可能会导致食物残留，增加致龋的风险，还会使嘴角塌陷，面部丰满度下降，呈现老态。

（二）多生牙要拔吗?

1. 多生牙的病因及表现

由于遗传或牙胚在发育过程中牙板断裂，残余上皮发育形成一个或数个多于正常牙齿数目的牙齿组织，又称额外牙或多生牙。锁骨颅骨发育不良综合征（marie–sainton syndrome）因造牙活动增强，萌牙却受抑制，常表现为多生牙及萌出受阻，并伴有锁骨缺失。

乳牙列中多生牙罕见。在混合牙列的儿童中，其发生率为0.3% ~ 3.8%，有

时也在恒牙列患者中出现多生牙。在腭裂、牙槽突裂的患儿中多生牙的发生率可高达37%。

多生牙最常见于前牙区，前磨牙区和磨牙区也可发生。数目一般为一个或多个，形状多不规则，圆形、锥形较多见，偶尔也有与恒切牙外形相似者。多生𬌗向萌出，但在中切牙区有的多生牙阻生于颌骨内或冠根倒置阻生（图2–10）。

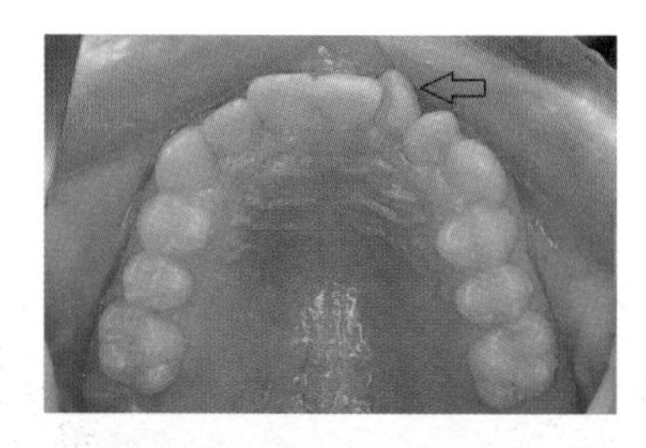

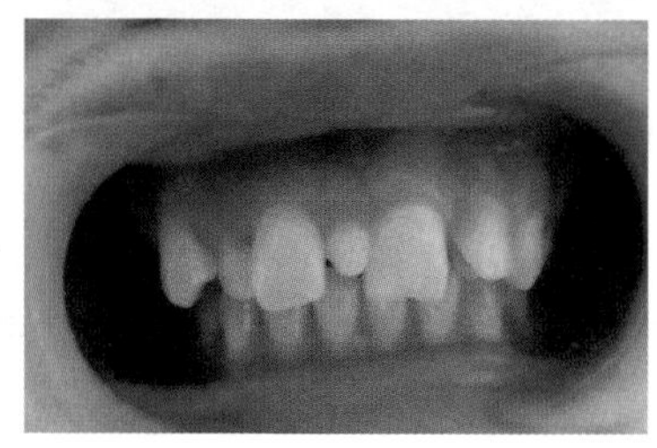

图2–10　多生牙

2. 危害

由于牙弓中存在多生牙，常使正常的恒牙迟萌、错位萌出或阻生，进而引起牙弓前突或拥挤；未萌的多生牙压迫恒牙根，可引起恒牙倾斜、间隙旋转错位或牙根吸收；少数未萌多生牙也可对恒牙无影响或形成牙源性囊肿。

3. 诊断

X射线牙片或全口牙位曲面体层X射线片可准确地作出诊断。临床检查可见萌出的多生牙形状异常，牙齿数目较正常多，常伴有恒牙错位。未萌多生牙亦常使恒牙错位、扭转，或在牙弓中出现间隙（图2–11）。

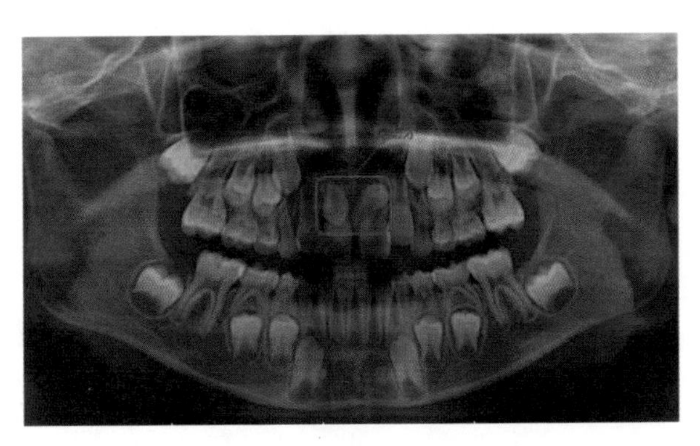

图2–11　X射线片下的多生牙

4. 矫治

对已萌出的多生牙，宜尽早拔除，以便恒牙自行调整。不能自行调整时，可用简单的矫治器进行矫治。但对于形态、大小和位置正常，而恒牙错位，矫治困难，或恒牙严重龋坏，可考虑保留多生牙而拔除恒牙。

（三）正畸牙拔除后可以关闭间隙吗?

拔牙以后的牙缝在矫治器的作用下，是完全可以关闭的。一般来说，拔牙以后的牙缝可以被两个方面的牙齿移动所关闭，一个是前面不齐、前突的牙齿向拔牙间隙移动，占据部分拔牙间隙，还有就是后面的大牙也可以向关（拔牙间隙）移动，这样就可以关闭这个间隙（图2–12）。

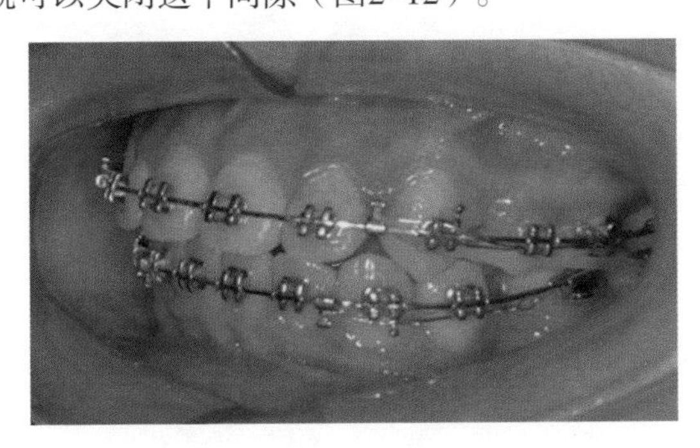

图2–12　正畸关闭拔牙间隙

1. 正畸收缝疼不疼?

个人的耐受力不同，疼痛的感受也不同。有的人毫无感觉，有的人可能在开始加力的时候感觉很痛苦，但适应了以后就觉得还好，没那么疼。

2.多长时间能收完缝?

收缝时间的长短，主要就是要看牙齿矫正状况，一般是1个月可以关闭1 mm的间隙。如果患者正畸之前，只是轻微的龅牙或拥挤，不需要拔牙或只是片切，那这收缝就很快了，大概2～3个月就会看到效果。但如果拔牙了，收缝的时间通常会在6个月左右，甚至可能需要1～2年左右的时间才能够完全关闭掉间隙。

3. 收缝时间还和年龄有关吗?

对于青春发育期的青少年来说，骨改建比较活跃，排齐收缝的过程周期相对较短；成年人骨改建相对比较慢，排齐收缝周期相对延长。

五、各种错𬌗类型和矫治方法

（一）龅牙的分类及治疗

1. 龅牙的认识

龅牙是上颌前突畸形成的双颌前突畸形的俗称，是一种常见的牙颌面畸形，通常并不会伴有严重的功能障碍，但是比较影响患者面部的美观。患者常常表现为开唇露齿，微笑时牙龈外露过多，自然松弛状态下双唇不能闭合（图2–13）。龅牙一般可分为牙性龅牙、功能性龅牙和骨性龅牙。

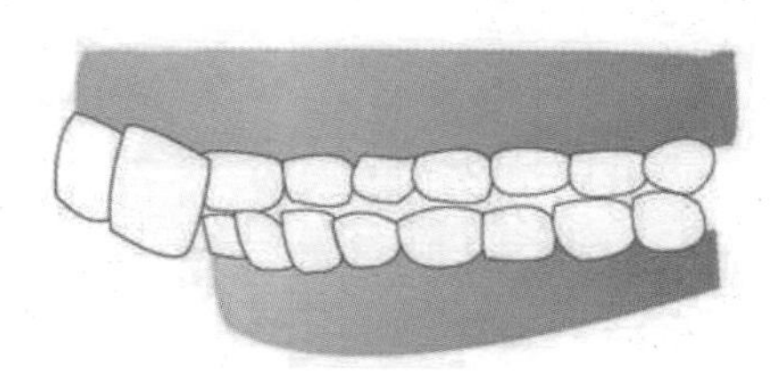

图2–13　龅牙

（1）牙性龅牙：主要是上下切牙倾斜度异常，多由于口腔不良习惯如口呼吸、咬下唇等所致。此外，单纯由于前牙大小、数目异常造成的如下前牙先天缺失、上前牙存在多生牙、下前牙牙量过小、上前牙牙量过大等，也属于牙性前牙性龅牙。

（2）功能性龅牙：此类为后天获得，异常的神经肌肉反射使下颌后移而形成安氏2类错𬌗。咬合干扰和早接触是诱发功能性前牙深覆盖的主要原因。

（3）骨性龅牙：主要是由于遗传或环境因素所致上下颌骨形态异常，也可由牙性、功能性畸形长期发展而来。

2. 龅牙的治疗

（1）牙性龅牙病因在牙齿，如干预治疗，改善会较明显。治疗的基本原则就是内收前倾的牙齿。不管采用何种矫治器，治疗原则不变。很多较严重的牙性龅牙的治疗是需要进行拔牙矫治的，利用拔牙间隙内收前牙（图2–14）。

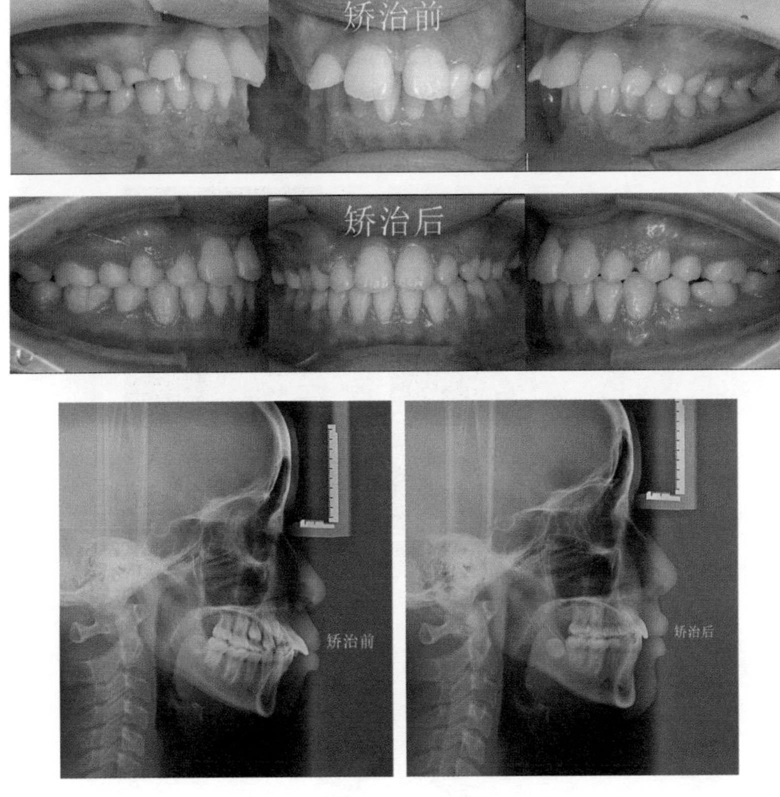

图2–14　牙性龅牙

（2）功能性龅牙的治疗关键在于破除牙齿原因造成的咬合干扰，释放下颌生长潜力，以防错过最佳治疗时间最终发展成骨性龅牙。

（3）骨性龅牙通常需要用外科手术的方式来改善，从而恢复正常的前牙咬合的关系，同时修复龅牙的问题。同时，部分患者可能还需要正畸联合外科手术的方式治疗，常用的外科手术包括上颌前突截骨术、上颌Le Fort I型截骨术等（图2–15）。

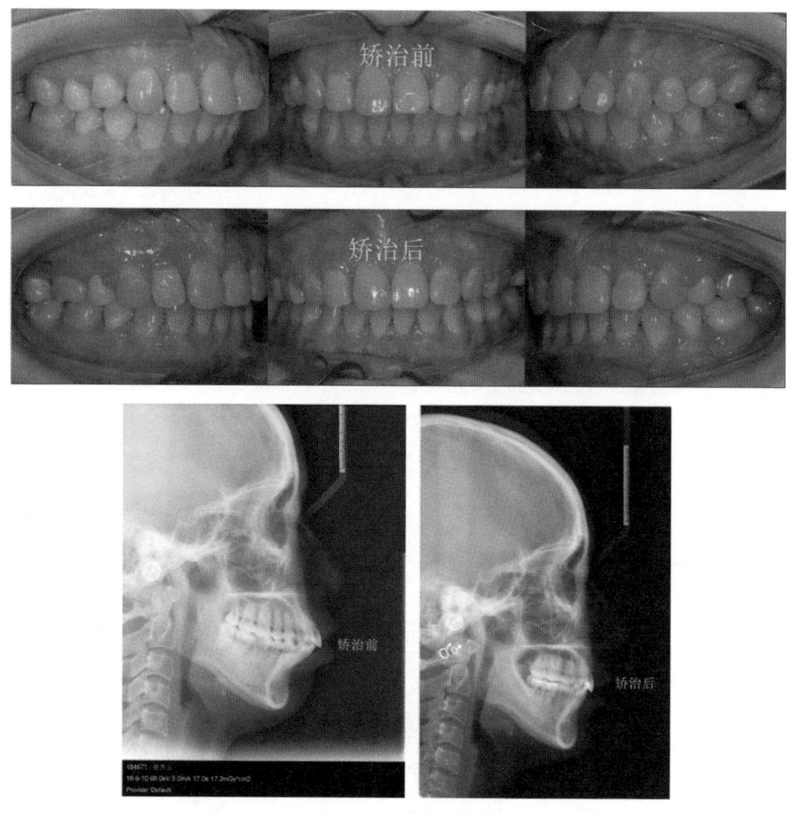

图2–15　骨性龅牙

当然有些不是特别严重的骨性龅牙，如果采用单纯正畸治疗也能获得还不错的效果。虽然颌骨没法改变，但通过合理设计，合理的牙齿移动也能掩盖部分骨性龅牙，实现颜面部美观的提升，避免了正颌手术。但若选择单纯正畸治疗，也要充分检查和诊断设计，充分评估治疗风险，取得医患双方的共识后再开始实施。

（二）牙列间隙的病因和矫治方法

1. 牙列间隙产生的原因和危害

牙列间隙产生的原因是：

（1）牙周病和咬合创伤；

（2）Bloton指数不调；

（3）不良习惯；

（4）牙量骨量不调；

（5）长时间缺牙；

（6）多生牙；

（7）唇系带附离过低；

（8）埋伏阻生牙；

（9）全身系统性疾病。

危害：牙列稀疏易于嵌塞食物而损伤牙周组织，引起牙龈炎，牙周炎，同时易于患龋。严重者可影响患者的容貌美观，造成心理精神障碍。

2. 预防措施

患儿在2.5～6岁，口内一般是乳牙，在这一时期，如果患儿牙齿数目、形态、大小正常，同时颌骨发育正常，牙列中出现散在的间隙，看似牙列稀疏，一般是正常的。如果牙体态小，颌骨形态正常；口内先天缺牙，颌骨形态正常；牙体形态正常，颌骨过大等，其往往造成牙列稀疏，此为疾病的征象，需加以矫治。6～12岁年龄段内，口内乳恒牙同时存在，临床上常见到的乳牙早脱或恒牙迟萌以及由于唇系带附离异常所致的牙间间隙，此时期只要针对病因，对症矫治，常可收到较好矫治效果。

3. 治疗牙列间隙

牙列稀疏的矫治主要是如何能关闭牙列内的间隙（图2–16）。

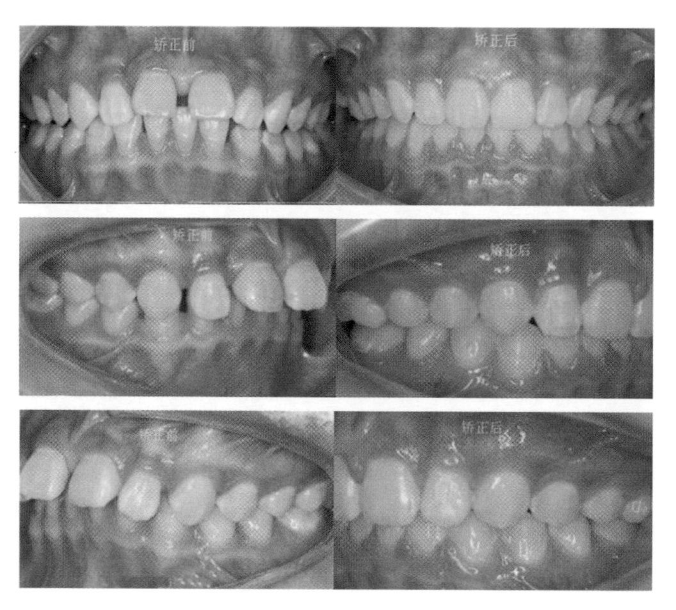

图2-16　矫正牙列间隙

（1）病因治疗

根据检查，可做上唇系带修整，多生牙的拔除和纠正不良习惯等。

（2）矫正治疗

①可关闭间隙的矫治方法。由上述局部因素造成的间隙，在去除病因后，若为替牙牙合期，可以观察侧切牙和尖牙的萌出，间隙能自行调正。若为恒牙牙合期，则必须使用矫治器治疗。

②不可关闭的间隙的矫治方法。因先天缺牙、牙量小和大舌等因素造成的间隙，在不能单用矫正方法关闭时，可集中间隙后，再做修复治疗。

4. 保持阶段

用矫正治疗关闭间隙的，需要保持且保持方法同前。成年人牙列间隙关闭后建议终身保持。

（三）“地包天”形成的原因和矫治方法

1. 地包天形成的原因

地包天医学上称反殆，是一种常见的错殆畸形，那么大家知道它的形成原因吗？

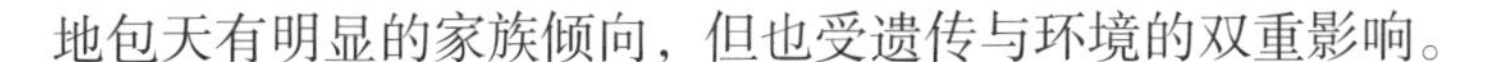

地包天有明显的家族倾向，但也受遗传与环境的双重影响。

（1）先天性疾病：一些单基因的遗传综合征，会影响到颌骨与牙齿的发育，如先天性唇腭裂往往伴有上颌发育不足，出现前牙地包天。

（2）后天因素：

①全身疾病，如垂体功能亢进、佝偻病等可使颌骨发育畸形，表现出前牙地包天。

②乳牙及替牙期局部障碍，如乳尖牙磨耗不足、上颌乳切牙滞留、多数乳磨牙早失等，也可形成前牙地包天。

③口腔不良习惯，如咬上唇、下颌前伸习惯及不正确人工喂养，也可形成前牙反殆面。

2. 地包天的矫治方法

大家了解了地包天的成因，那么我们如何去治疗它呢？地包天一般需要早期矫治，主要有以下几个阶段，错过了就会增加矫治难度，甚至需要手术。

（1）乳牙期：这个阶段以功能因素为主，矫治相对容易（图2–17）。

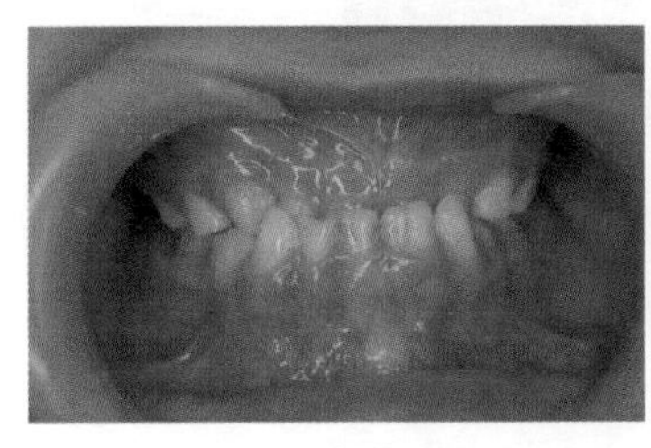

治疗前

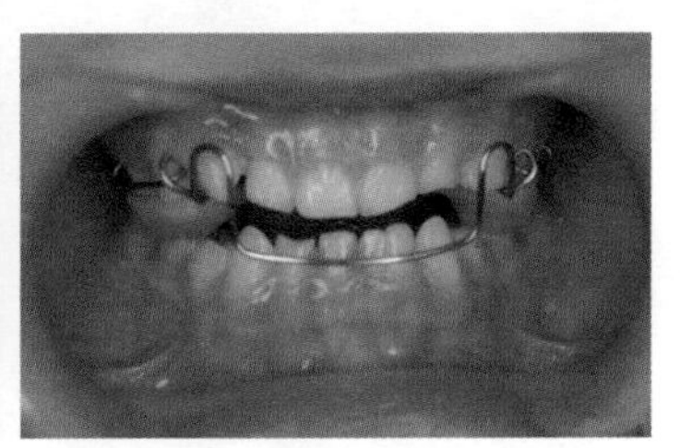

治疗中

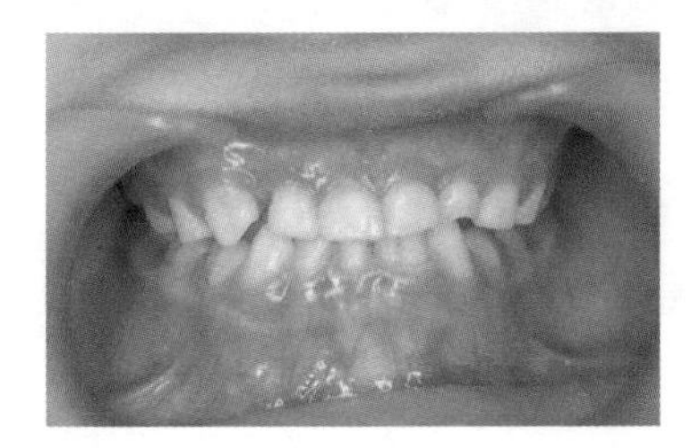

治疗后

图2–17 乳牙期矫正地包天

此阶段治疗的主要目的：

①恢复下颌正常咬合位置，改善骨面型。

②解除前牙地包天，促进上颌发育、抑制下颌过度发育。

治疗时机：最佳矫治时间为3～5岁，疗程一般为3～5个月。

（2）替牙期：这个阶段仍是以功能因素为主，但有时也伴骨骼畸形，矫治难度比乳牙阶段加大（图2–18）。

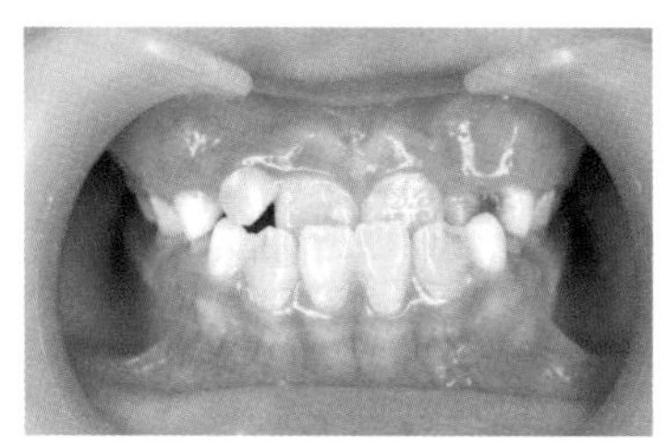

治疗前

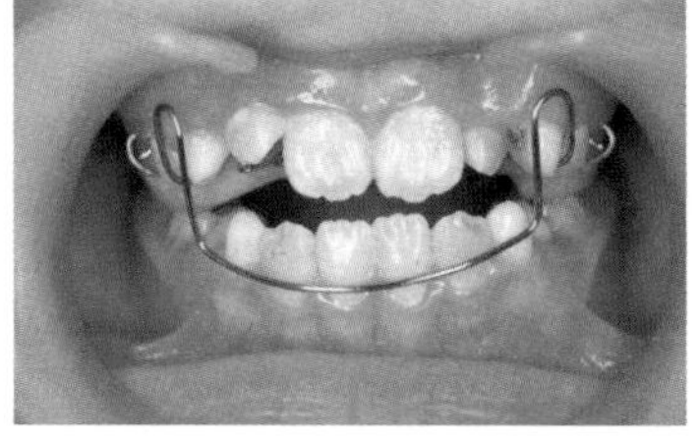

治疗中

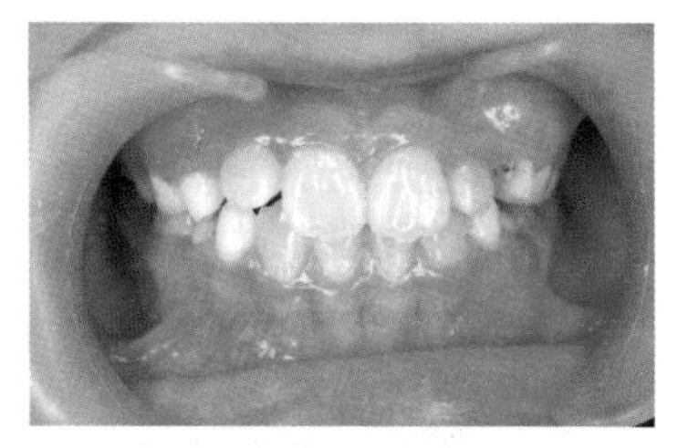

治疗后

图2–18　替牙期矫正地包天

此阶段主要是通过上、下前牙的移动解除前牙地包天以利于上、下颌骨的生长趋向正常，防止骨性地包天的发生、发展。

（3）恒牙早期：此期或多或少伴有骨畸形，比乳牙期、替牙期的矫治难度大，动颌骨的可能性不大，只能采用掩饰性治疗方法，通过牙齿位置的改变建立适当的覆𬌗覆加（图2–19）。

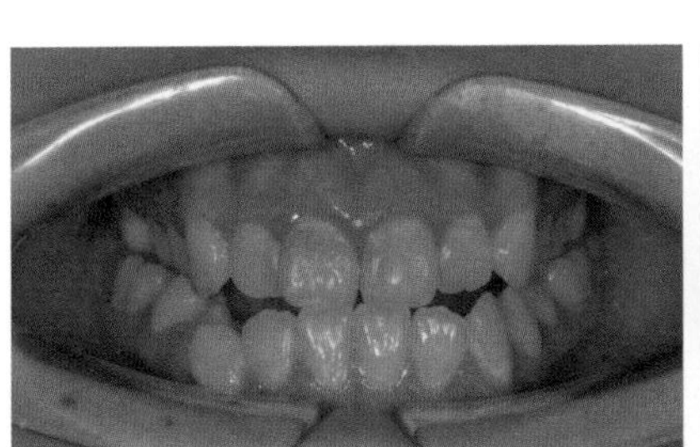

治疗前

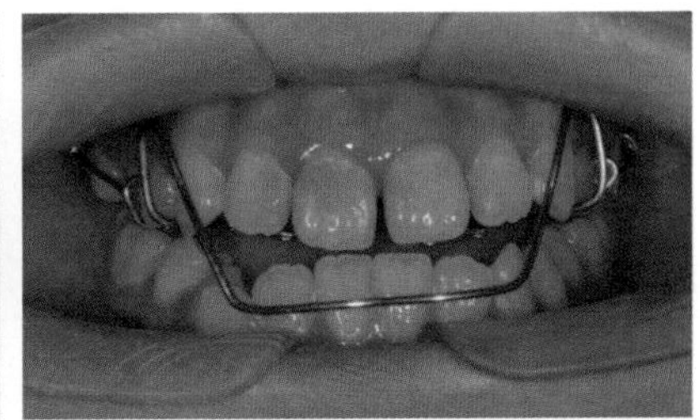

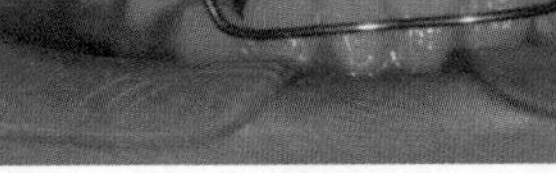

治疗中

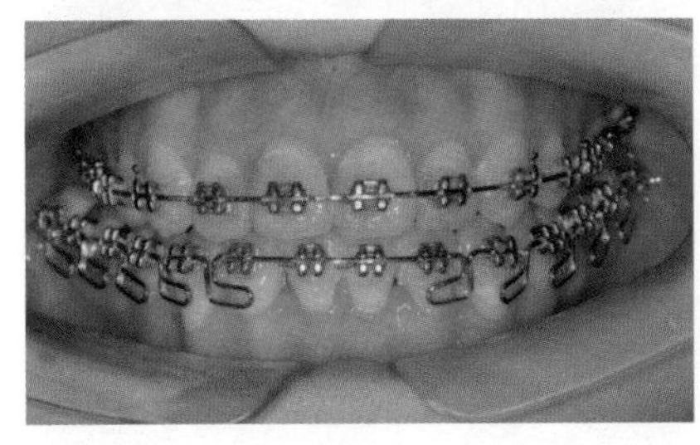

治疗中

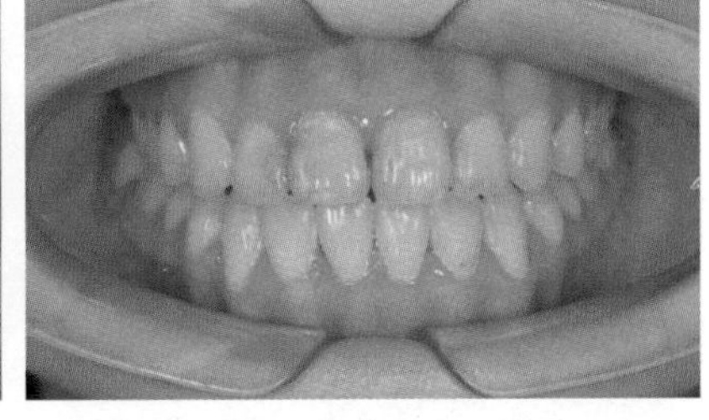

治疗后

图2-19 恒牙早期矫正地包天

①由于恒牙早期颌骨和牙的发育大部已完成，很难通过颌骨生长来调整颌骨关系，覆盖关系，为此常常需要减数拔牙。

②有少数患者因骨骼畸形严重，需要成年手术。若患者年龄较大，可以开始术前正畸。

（四）偏𬌗形成的原因和矫治方法

1. 偏𬌗形成的原因

偏𬌗在日常生活中相对少见，但它的危害远大于地包天，不但咀嚼功能受影响，也严重影响面部美观，它的形成原因主要有以下几方面。

（1）早期𬌗障碍、𬌗干扰引起𬌗位偏斜。在牙𬌗发育过程中，由于牙齿萌出位置异常，咬合时出现早接触，为避免咬𬌗干扰，可出现生理性的自我保护，下颌运动时就向一侧移位形成下颌偏斜，随之其他牙齿萌出替换时就在下颌偏斜下建𬌗，形成后牙地包天，颜面不对称。如果早期得不到矫治，久之就形成骨性偏𬌗。

（2）早期髁突损伤和髁突骨瘤引起颜面不对称也形成偏𬌗。

2. 偏𬌗的矫治方法

对于𬌗障碍、𬌗干扰引起𬌗位偏斜可以早期利用双𬌗垫反向唇弓矫治器治疗，伴有轻、中度骨性偏斜可联合多曲方丝弓技术进行治疗。早期髁突损伤与髁突骨瘤引起的颜面不对称往往需要手术治疗（图2-20，图2-21）。

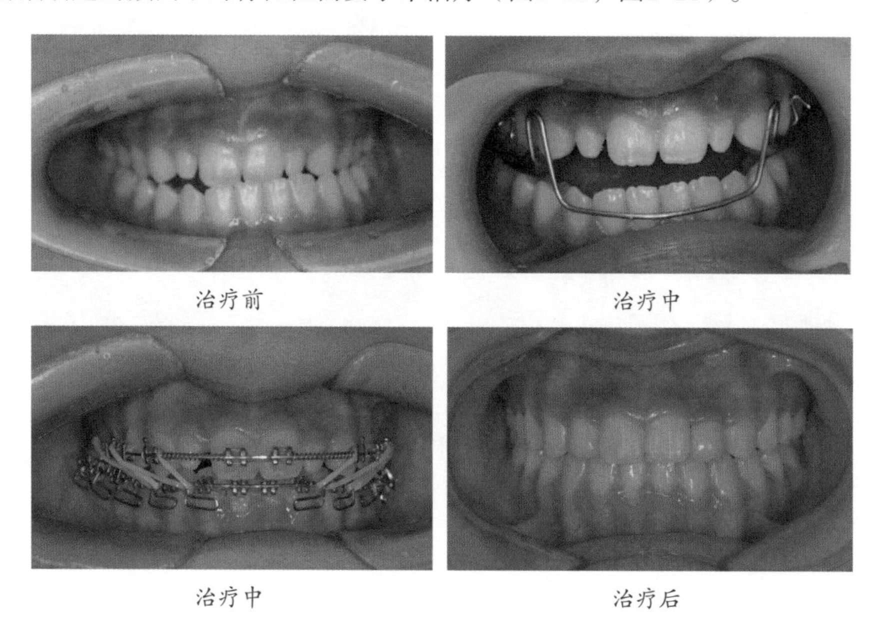

治疗前　治疗中

治疗中　治疗后

图2-20　偏𬌗病例1

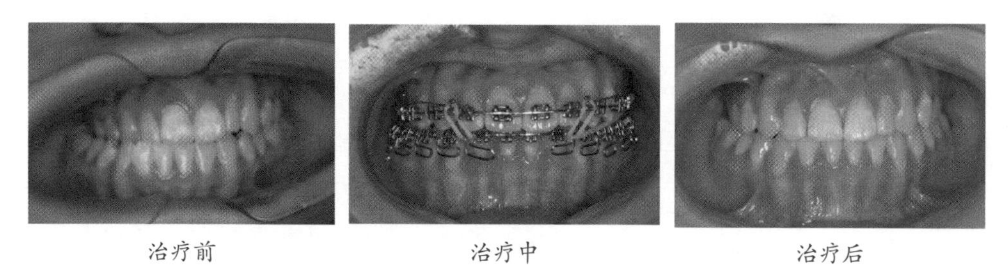

治疗前　治疗中　治疗后

图2-21　偏𬌗病例2

（五）牙列重度拥挤的原因和矫正方法

1. 牙列重度拥挤的原因

牙列拥挤是正畸临床中最常见的错颌畸形，占所有错颌畸形的60% ~ 70%。牙列拥挤的形成与人类进化、遗传因素和环境因素息息相关。牙列拥挤的主要原因如下。

（1）遗传因素

牙列拥挤具有明显的遗传特征，从个别牙的拥挤错位或多数牙的拥挤，甚至某一个牙的扭转程度，都可以在亲代和子代上有相同的表现。

（2）替牙期故障

替牙期的故障是造成牙列拥挤的常见病因，如因乳牙早失，造成邻牙前移占据缺牙隙而造成恒牙萌出时间隙不足而错位。另如乳牙滞留，可造成相继恒牙萌出错位。

（3）颌骨发育不足

颌骨发育不足造成大量骨量不调，牙齿不能整齐排列在齿槽内，而拥挤错位。

（4）牙齿过大

由于牙齿近远中宽度过大，可造成牙齿排列拥挤错位。

（5）不良习惯

口腔不良习惯如儿童的吮指、口呼吸等，可造成牙弓狭窄或影响颌骨发育，而致牙齿排列拥挤。

牙列拥挤的根本原因是牙量与骨量不调，即牙槽骨无法容纳所有牙齿，因此，临床上通常表现为牙齿排列不齐、牙弓狭窄、牙齿萌出异位或阻生。重度牙列拥挤一般是牙冠宽度的总和与牙弓现有弧形的长度之差在8 mm以上。

2. 牙列重度拥挤的治疗原则

一般采用减数拔牙配合矫正器治疗。常考虑拔除第一双尖牙，因其位置邻近前牙，并且全牙弓有4对第一双尖牙，拔除后影响较小，但若牙弓内有较严重龋坏或发育不良的牙齿时，则矫治减数拔牙的牙位应首选拔除龋坏牙（图2–22）。

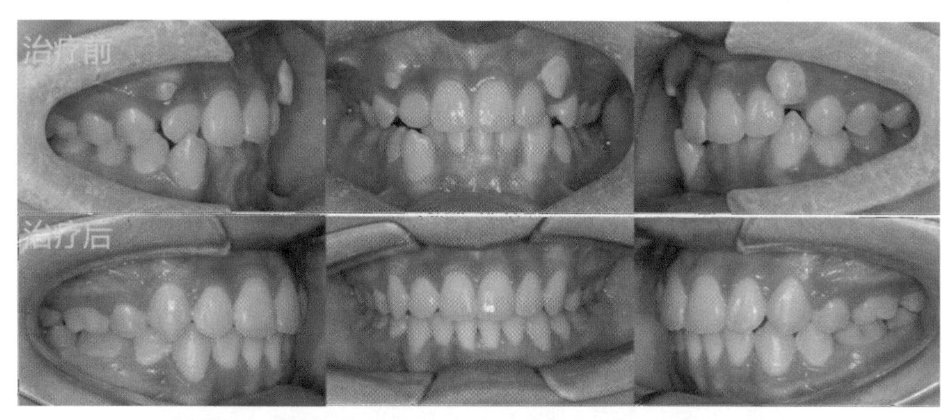

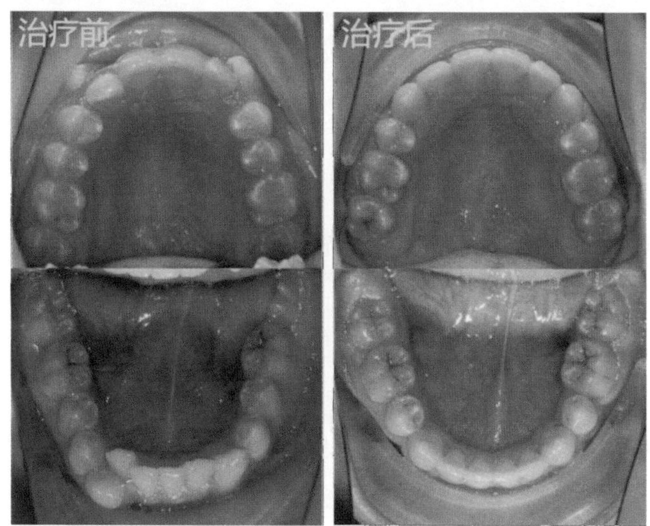

图2-22 矫正牙列拥挤

（六）埋伏牙的病因和矫正方法

牙齿萌出期已过而仍在颌骨组织中未能萌出的牙齿称为埋伏牙（embeded teeth）。

1. 病理病因

（1）牙胚原位错误：牙胚距萌出点过远或位置异常。

（2）萌出障碍：因邻牙畸形、乳牙早失使间隙缩小，额外牙的阻碍，幼儿期颌骨感染或外伤等所致。

（3）全身性因素：遗传因素或内分泌障碍，如锁骨、颅骨发育不全症患者常有多个埋伏牙。

埋伏牙与其周围组织之间存在牙囊组织，一般是无炎症的。埋伏牙有一种向牙齿胎面及切端方向移动的自然趋势，遇到阻碍时则产生压力。埋伏一段时间之后，牙冠釉质表面的成釉上皮会萎缩消失，其上可能有来自牙囊的牙骨质沉积。偶见埋伏牙的牙体组织发生置换性吸收，易误认为龋齿。

2. 治疗

（1）如埋伏牙为前牙或双尖牙，牙列又有充分位置，可用外科手术和正畸方法牵引诱导助其萌出。

（2）如已引起疼痛和压迫吸收等症状时，可根据被压迫牙齿的具体情况，分别进行牙髓治疗、截根术、半切除术或拔除患牙。下颌第三磨牙的埋伏牙或阻生牙通常因为没有萌出位置或是上颌相对的第三磨牙缺失等原因，而选择拔除的治疗方法。

（3）如埋伏牙未出现任何症状，可不必处理（图2–23）。

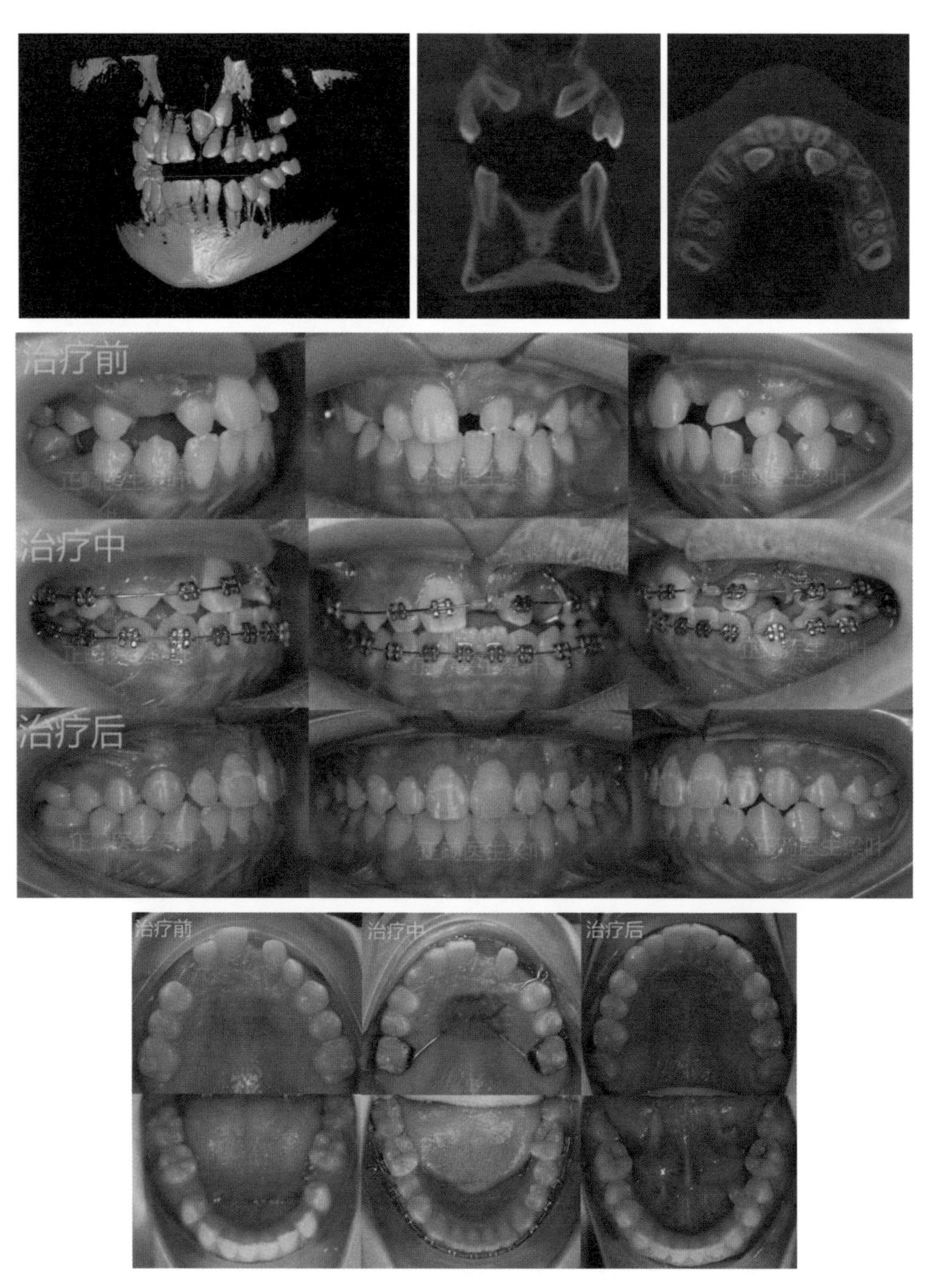

图2-23　矫正埋伏牙

六、正畸过程常见的问题

（一）矫正后为什么要戴保持器？

很多人不理解，为什么带了那么久的牙套，好不容易盼到拆牙套，还要再戴两年的保持器。

保持器顾名思义保持牙齿情况的器具。在矫治期间，牙齿一直处于移动状态，当拆掉牙套时，牙齿在新的位置还没有完全稳固，牙槽骨和牙周膜要发生改建以适应新的位置，口周肌肉也在重新适应协调，如果这个时候，我们就放任牙齿于不顾，那么结果可想而知，复发在向你招手。

每年我们都会接到很多由于没有遵医嘱戴保持器，而导致牙齿复发，进行“二次矫正”，甚至“三次矫正”的患者。

既然保持器这么重要，那么大家一定要按照医生要求，认真佩戴。

1. 保持器分类

（1）透明保持器：是一种透明塑料膜片做成的与牙齿贴合的塑料套，该种保持器保持效果好，佩戴时既美观，又舒适，并且异物感轻，对发音影响也较小，是临床上最为常用的保持方法（图2–24）。

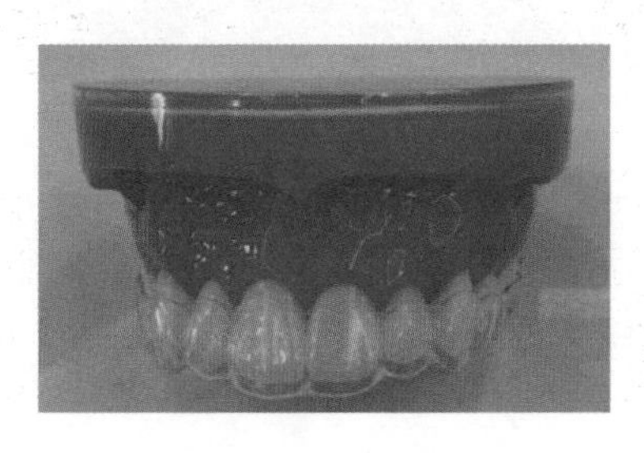

图2–24 保持器

（2）Hawley氏保持器：由腭侧基托、双曲唇弓和一对磨牙单臂卡环组成，基托可以覆盖硬腭的全部，也可做成马蹄形。唇弓应与4个切牙或6个前牙轻轻接触而无任何压力。它具有防止牙齿的舌腭向、前牙唇向以及扭转复发的作用。该种保持器相对异物感较强，初戴时，对发音有一定的影响，1周左右即可适应，佩戴时会露出金属丝，美观性较差，临床上较为常用（图2–25）。

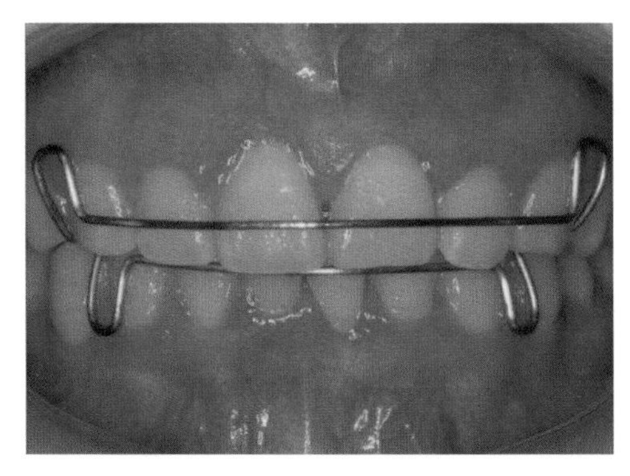

图2−25 Hawley氏保持器

（3）固定舌侧丝保持器：连于两个尖牙之间的固定舌侧丝可直接黏结于尖牙的舌隆突上。主要用于下颌前牙矫治后的有限保持或永久保持。该种保持器位于前牙舌侧，体积较小，对前牙保持效果很好，美观性较高，异物感也较轻，对发音影响很小，是较为常用的保持方法（图2–26）。

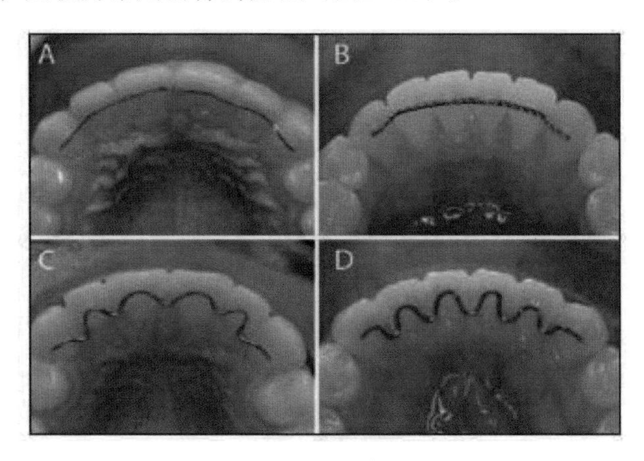

图2−26 固定舌侧丝保持器

保持器除上述以外，还有其他种类，以上三种为临床中最常用的。保持器多种多样，不同的牙齿情况都有相应适合的保持方式，矫正医生会根据情况，为您选择最佳的保持器。

2. 戴保持器的注意事项

（1）初戴保持器时，唾液较多，说话、吞咽会不习惯，一般1周左右即可适应。

（2）多数患者戴保持器需要两年（青少年需两年，成年人需两年以上）。

（3）第一年戴保持器除吃饭、刷牙外，需全天戴用（包括睡觉），1年后可以仅在晚上戴用。

（4）戴透明保持器不能喝有颜色的饮料（如可乐）及过热的东西，以免保持器染色或变形。

（5）保持器的清洗：用牙刷刷保持器的内外侧面，禁用热水或消毒水清洗，以免变形；进食后，要立即刷牙和清洗保持器，并及时戴回口中。

（6）如需取下保持器，建议自备容器放置，防止损坏或遗失。

（7）如保持器遗失或损坏，应尽快（48 h 内）重做，否则易导致复发。保持器重做需自费，请一定妥善保管。

（8）矫正效果的维持只是一个相对的概念，个别患者由于内在生长及不良习惯所引起的复发无法预防。

（二）矫正过程中如何清洁牙齿

1. 一天要刷几次牙?

只要吃了东西就建议刷牙，不仅仅是早、中、晚三餐，每次3～5 min，刷完之后照镜子，看下牙齿及托槽上是否存留食物残渣，复诊前也要刷。

2. 怎么刷效果好?

正畸期间刷牙方式与普通日常刷牙方式略有不同，也可用正畸牙刷，与普通牙刷不同的是，正畸牙刷刷毛具有独特的“V”型凹槽结构，可以更好地避让托槽，配合“转圈式刷牙法”，可有效清理牙面。转圈刷包含了“横刷”+“竖刷”两个动作。这种刷法简单有效，能清理绝大部分牙面和托槽周围的软垢（图2-27）。

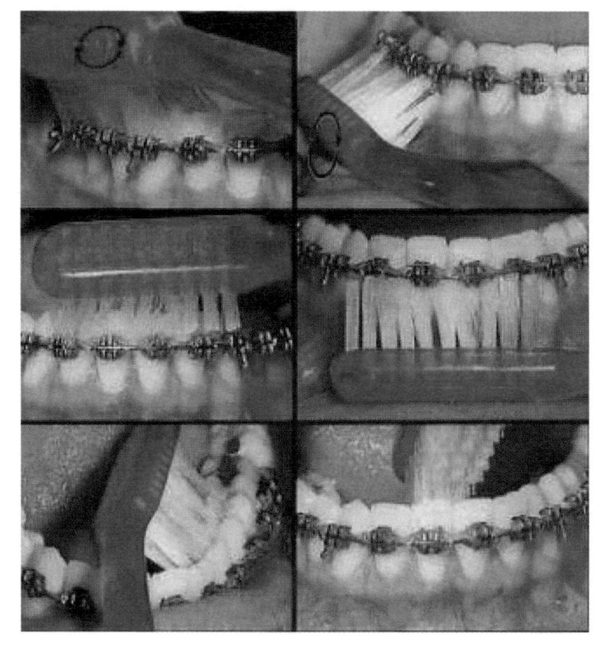

图2-27 矫正期间刷牙方法

3. 有哪些帮助清洁的辅助工具?

（1）每天至少用一次牙线

用餐之后可以使用牙线清洁牙齿，避免有食物残渣留在矫正器中。用牙线来清洁牙齿的邻面是很有效的，使用牙线清洁弓丝下方、牙齿邻接处等牙刷无法清洁到的部位。牙线是保护牙齿健康的亲密伙伴。

（2）细小的死角部位交给牙缝刷清洁

牙间刷的刷头比牙刷小很多，牙间刷有各种尺寸大小的，细的可以穿过牙缝清洁牙齿间的空隙，粗的刷矫正线与牙齿表面的死角，可以深入清洁牙齿之间的菌斑，也可以有效地清洁矫治器里的残留物。而且牙间刷便于携带，可以对牙齿进行必要的清洁。

（3）配合使用漱口水

刷牙后可以使用漱口水漱口，将牙刷无法清洁的部位杀菌辅助洁牙，还可以去除口腔内部食物残渣和部位软垢，对保持口腔清洁预防口腔疾病都有一定的

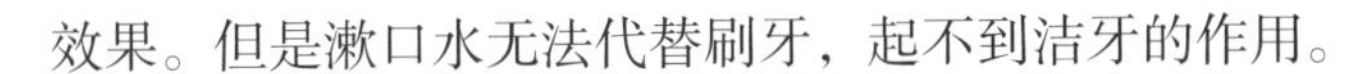

效果。但是漱口水无法代替刷牙，起不到洁牙的作用。

（4）冲牙器

冲牙器就是用水柱将卡在牙齿上的食物残渣冲掉，功能类似牙线，帮助后续更快地清洁牙齿，但是不能取代牙刷、牙间刷的作用。冲牙器能有效地清洁牙刷以及牙间刷无法清洁彻底的牙缝和龈沟，对口腔黏膜以及舌苔也能起到不错的清洁作用（图3–28）。

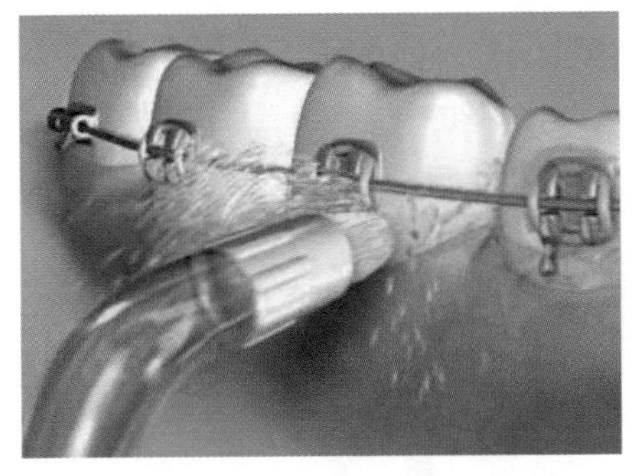

图2–28 冲牙器清洁牙齿

（三）矫正中常见紧急情况的处理办法

1. 固定矫治器

（1）牙套刮嘴：初戴固定矫治器的患者，若有牙套刮嘴，建议使用保护蜡覆盖刮嘴的牙套以保护黏膜。

（2）钢丝扎嘴（结扎丝与弓丝）：若为结扎丝刮嘴，可以用圆钝物体如手指甲、铅笔头等将结扎丝重新压到弓丝的下方。若为主弓丝扎嘴，则建议使用保护蜡或口香糖、棉球等包裹末端防止扎嘴，与主治医生联系（图2–29）。

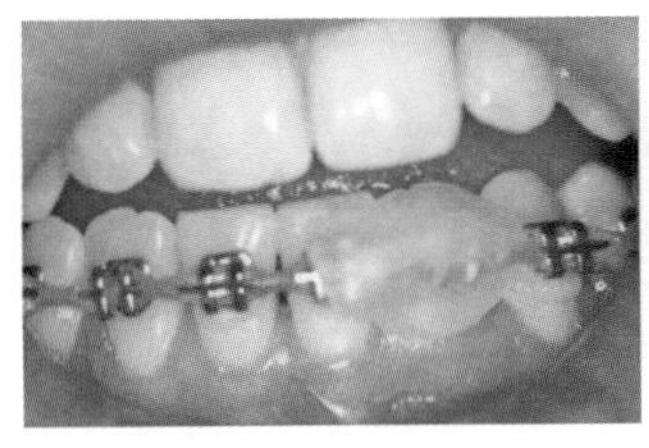
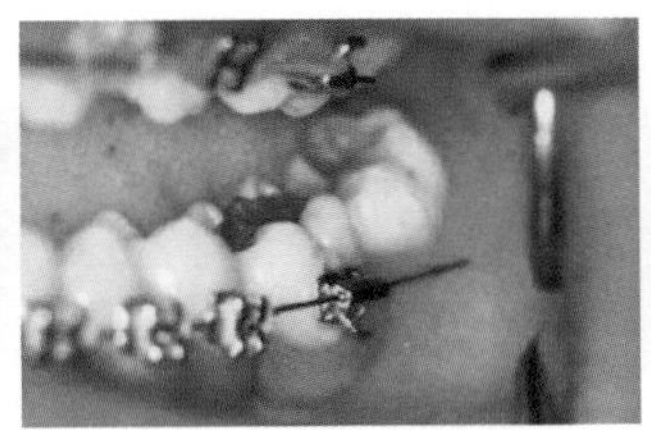
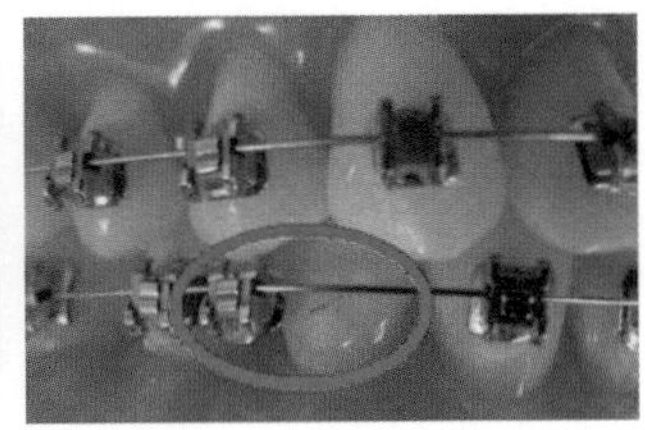

图2–29 正畸急诊（托槽脱落，钢丝扎嘴）

（3）矫治器脱落：若前面的托槽脱落无法取下，可以暂不处理。若为末端颊管脱落，可取下脱落颊管防止误吞，末端弓丝用保护蜡或口香糖、棉球等包裹，与主治医生联系。

（4）结扎丝或结扎圈脱落：可暂时不处理，与主治医生联系。

（5）种植钉松动脱落：松动种植钉暂停橡皮筋牵引，与主治医生联系。

2. 隐形矫治器

（1）附件脱落：附件脱落不影响矫治器佩戴者，可继续佩戴。若因附件脱落无法佩戴橡皮筋牵引时，应与主治医生联系。

（2）牙套压迫牙龈或磨嘴：可试用小剪刀等工具修剪牙套边缘。

（3）牙套损坏或丢失：联系主治医生，由医生判断是否继续佩戴当前牙套、是否戴回上一副牙套、是否更换到下一副牙套等。

（4）牙套不贴合：继续佩戴当前牙套，联系主治医生，由医生判断处理办法。

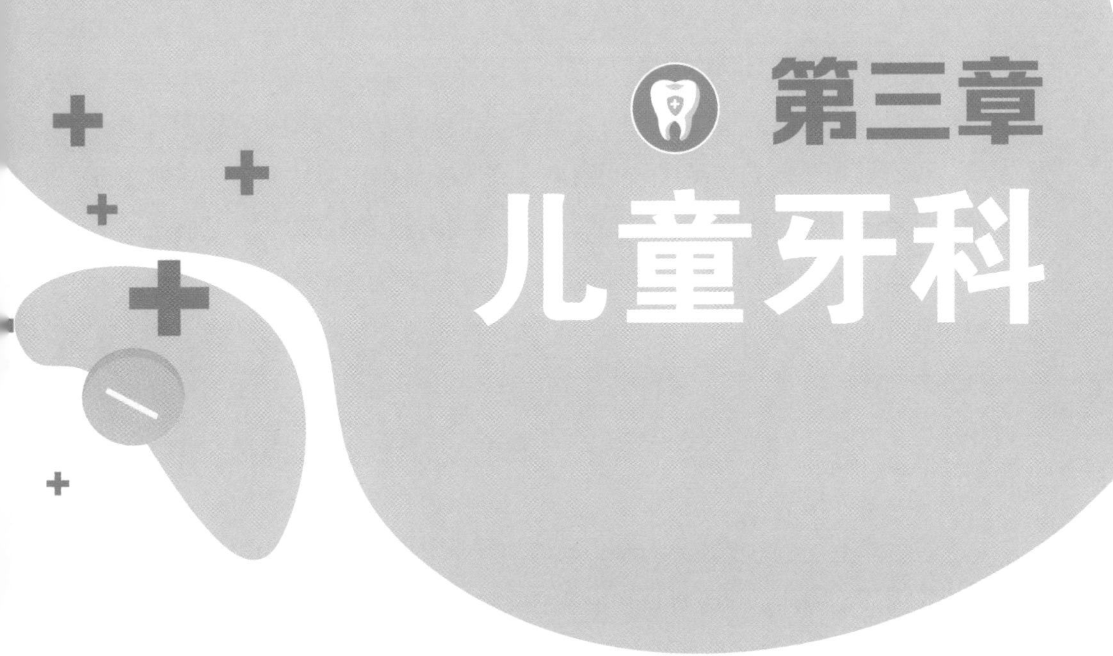

第三章 儿童牙科

一、畸形中央尖

（一）牙齿中间的“小尖尖”是什么?

在恒牙前磨牙的中央窝或靠近中央窝处凸起一个圆锥形的小牙尖（图3-1），该牙尖称为畸形中央尖。畸形中央尖可单发亦可多发，常左右侧同名牙对称性发生。[1]

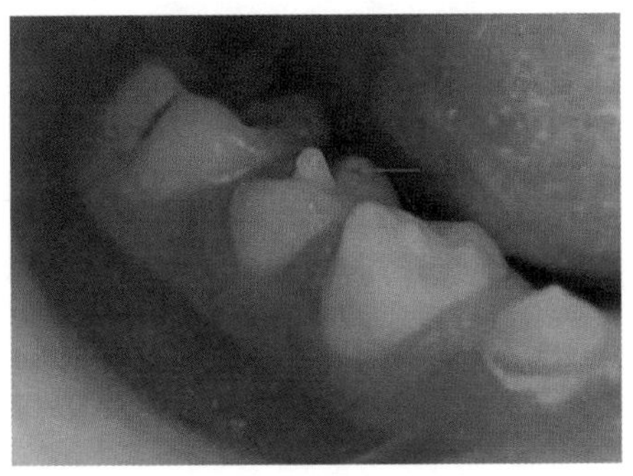

图3-1 畸形中央尖

（二）“小尖尖”有哪些隐患？

畸形中央尖的高低不等，一般1 ~ 3 mm，大部分结构为牙釉质，中间为薄层牙本质，可有髓角（内含神经），当前磨牙在无明显龋坏（蛀牙）或其他硬组织缺损时应考虑畸形中央尖的可能；当畸形中央尖折断或磨损后，其基底部可见靶样的折断痕迹（图3-2）且中心颜色较深，为突入到尖内的髓角或继发性牙本质，髓角或牙本质暴露后，感染可通过暴露的髓角或牙本质引起牙髓感染、坏死，严重者导致根尖周炎，由于折断时多为年轻恒牙，常常影响牙根的发育甚至导致牙根停止发育，X射线片表现为患牙牙根短、根管粗、根尖孔敞开或呈喇叭口状。

还有部分患者出现乳磨牙未脱落，前磨牙尚未萌出，即发生畸形中央尖折断并导致根尖周炎，因此，对于接近替换期的无龋损或牙体缺损的乳磨牙出现明显肿胀时，应考虑其下方继承恒牙胚有无畸形中央尖等牙齿发育异常的可能。[1]

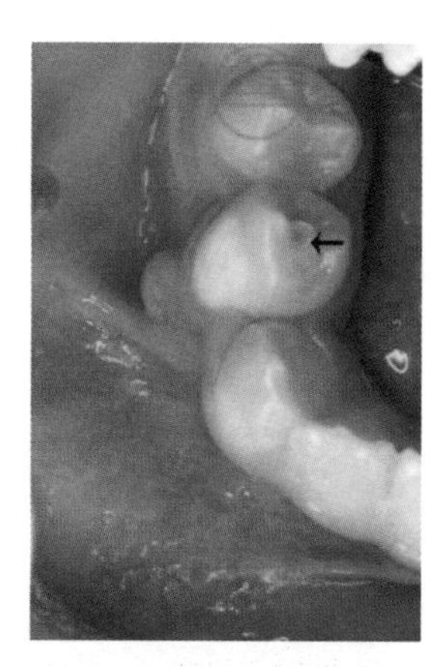

图3-2　折断的畸形中央尖

（三）怎样预防“小尖尖”的隐患？

拍摄根尖X射线片是早期检查的必要手段，可发现尚未萌出的前磨牙的畸形中央尖，对于已萌出的畸形中央尖患牙，需要拍摄根尖片观察是否有髓角突入畸形中央尖内。

低而圆钝的中央尖可不做处理，让其自行磨损。对于高、易于折断的畸形中央尖需尽早进行预防性治疗，阻断可能因畸形中央尖折断导致牙髓感染的途径，采用的方法主要有预防性充填和中央尖加固术，预防性充填术适用于细而高，易于折断的畸形中央尖；或畸形中央尖已折断，但无自觉症状，临床及辅助检查均未发现牙髓异常者。在局部麻醉下一次磨除畸形中央尖，在基底部制备洞形，深度1.5 ~ 2 mm，观察是否有髓角暴露，根据情况分别采取间接盖髓术，直接盖髓术，部分牙髓切断术。中央尖加固术适用于相对较粗，尚未建殆的畸形中央尖，在中央尖周围用树脂加固，起到防止折断的作用，希望通过自然磨耗使得髓角内部形成修复性牙本质。[1]

对于已经发生畸形中央尖折断，并导致牙髓或根尖周病变的患牙，需根据牙髓感染的程度和牙根的发育情况选择合适的治疗方法。

二、间隙保持器

（一）什么是“小钢牙”？

“小钢牙”医学名称叫间隙保持器，如图3-3所示，左侧为带环丝圈式间隙保持器，右侧为金属预成冠丝圈保持器。

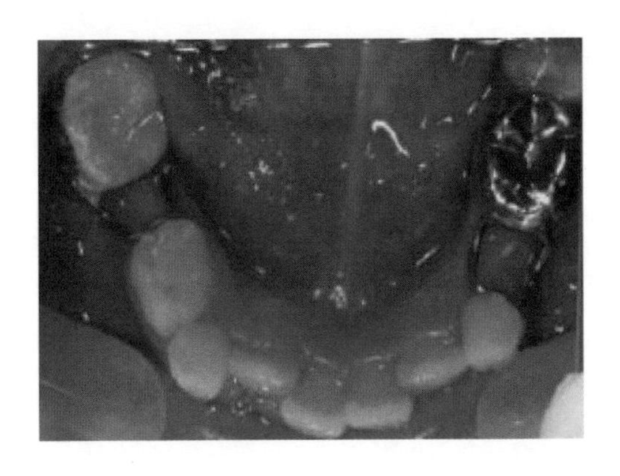

图3-3 间隙保持器

（二）“小钢牙”的作用

防止乳尖牙或乳磨牙早失后，邻牙向缺隙侧倾斜和对颌牙伸长，减少恒牙牙列错𬌗畸形的发生率。

（三）“小钢牙”的种类

固定及半固定式：带环丝圈式，全冠丝圈式，充填式，舌弓式，Nance 弓间隙保持器。

活动式：可摘式功能保持器。[1]

（四）“小钢牙”会影响我们进食吗？

黏接 24 h 后可正常进食，但应避免进食黏性食物。

（五）“小钢牙”会影响牙齿生长？

“小钢牙”只是保持缺失牙间隙近远中径的变化，按时复查，一般不会影响新生牙齿的萌出。

（六）什么时候拆除“小钢牙”？

早失乳牙继承恒牙萌出后就可以拆除了。

三、门牙之间多长了一颗牙？

人的一生到底应该有多少颗牙？正常情况下，成年人口腔里应该有 28 ~ 32 颗牙齿。上下颌 28 颗牙是必需的，包括 12 颗前牙（中切牙、侧切牙、尖牙），8 颗前磨牙（第一、第二前磨牙），8 颗磨牙（第一、第二磨牙）。另外 4 颗的数目是留给智齿（第三磨牙）的，因为智齿是人类正在退化的牙齿，缺 1 颗、2 颗、3 颗、4 颗的人都有。

因此，可以说，除了智齿和 28 颗必需的牙齿，其他的牙齿都是多余的牙齿。多生牙究竟是什么样子？

人体器官有时也会多 1 个或 2 个，如 6 个指头就较常见。人的牙齿也不例外。多生的牙齿，就叫作“多生牙”，其数目常常是 1 ~ 2 颗或 3 ~ 4 颗不等（图 3-4）。

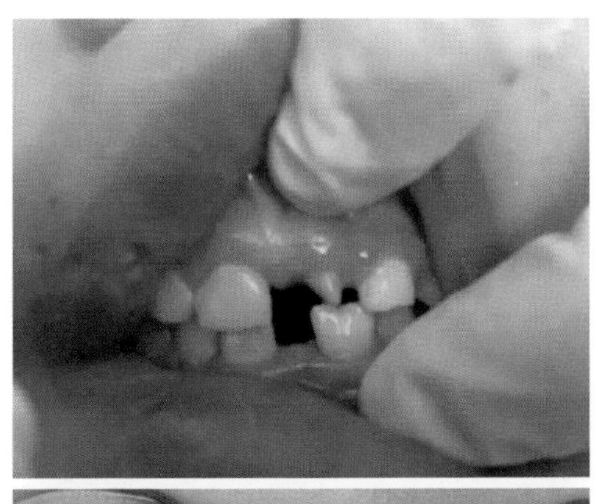

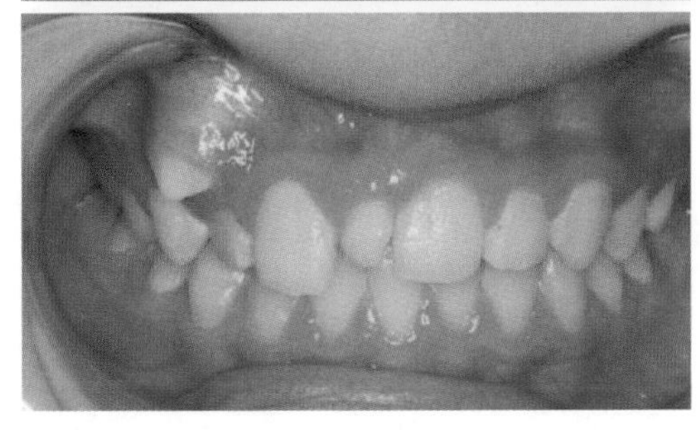

图3-4 多生牙

多生牙有成对的，也有单个的，形状常常不规则，呈圆锥形的比较多，长得像正常牙齿的也有。它一般是在儿童换牙时长出，可以发生于牙弓的任何部位，但大多数位于上中切牙之间或在其腭侧。大多数多生牙可以萌出到口腔，约有 1/4 的多生牙是埋伏在颌骨内萌不出的。极少数的多生牙萌出到鼻腔、上颌窦及软腭内。

无论是萌出到口腔还是埋伏在颌骨内，这些多生牙对正常牙齿排列及美观、咀嚼的生理要求都是不利的。它可能引起恒牙列的发育产生多种异常，如恒牙晚萌或不能萌出，出现牙间缝隙、牙齿移位、邻牙扭转等。

多生牙不但影响外观，还使牙齿难以清洁，容易蛀牙或出现牙龈炎、牙周炎。藏在颌骨里的多生牙也并不都是“安分守己”的，有的可能长成颌骨里的囊肿，弄得人不得安宁。

多生牙“鸠占鹊巢”怎么办？多数一拔了之。多生牙一般来说都没有保留的价值，及时发现就要尽早拔除，免得以后产生更大、更不利的影响。有的家长对孩子的多生牙熟视无睹，这是非常不对的。

上中切牙区的多生牙，会把正常中切牙的位置占据。若在中切牙未萌出前拔除，一般可以防止上中切牙错位。长在牙槽骨内的多生牙，要拍 X 射线片才能发现。这种多生牙常常要拔除，因为它可能压迫其他正常牙齿的牙根或者破坏牙槽骨。

在某些特殊的情况下，多生牙也可“变废为宝”。如多生牙附近的正常牙因病变而无法保留，同时多生牙的结构形态以及位置基本正常，在这种情况下就可将病变的牙拔除，而留下多生牙来发挥正常牙的功能，必要时可通过正畸的方法将多生牙的位置调整正常。

因此，有了多生牙不用太紧张，可以请医生检查多生牙的位置、形状、发育和咬合等情况，再决定是将多生牙拔除还是保留。

四、乳牙外伤

一切机械力造成的人体损伤都可称为外伤。牙外伤（dental trauma）是指牙齿受急剧创伤，特别是打击或撞击所引起的牙体硬组织、牙髓组织和牙周支持组织的损伤。

从自身特点来看，儿童由于正处于身体、生理、心理生长发育阶段，较成人更容易出现牙齿外伤的事故，加上小朋友活动性强，常由于剧烈的运动、玩耍、意外等发生外伤，前牙由于处于面部较为突出的部位更容易受伤，所以，具备一定的牙外伤知识以及了解相应的处理办法对于家长来讲就显得尤为重要。

（一）乳牙外伤的发生及危害

乳牙外伤多发生在1～2岁儿童，主要由于1～2岁儿童开始学习走路，运动能力、反应都正处在发育阶段，容易摔倒或者撞在物体上而造成牙外伤。很多家长都认为乳牙最终是可以脱落的，所以对于撞伤乳牙都不甚重视，但不知道的是乳牙的根尖下方即是我们恒牙牙胚所在的位置，所以，乳牙外伤后必须考虑其对继承恒牙胚的影响及影响程度。

乳牙外伤后对正在发育中的恒牙胚的影响具体表现有以下几种。

（1）恒牙萌出异常（牙胚位置异常、萌出位置异常、迟萌）。

（2）牙冠部形成异常（釉质发育不全、白斑或黄褐色斑块、牙冠形态异常）。

（3）牙根部形成异常（牙根弯曲、短根、双重牙根、牙根部分发育或停止发育）。

（4）严重的创伤甚至可使恒牙胚坏死、牙胚停止发育、牙齿埋伏、阻生、牙瘤样形态等。[1]

（二）如何预防乳牙外伤

（1）头盔、运动防护牙托、护膝、防滑鞋的佩戴对于正在做剧烈的对抗性运动的小朋友是很好的保护。

（2）家长以及儿童工作者还要了解相关的外伤防护和救助知识。

①首先要先观察小朋友除了牙齿外有无软组织损伤，颌骨及颅颌面部损伤等，通过观察小朋友神志是否清楚，是否出现头晕、恶心等症状进一步判断是否有颅脑损伤，如出现以上情况，则建议先带小朋友去医院诊治相应颅颌面部损伤及颅脑损伤，待处理完毕后，再行处理牙齿损伤。

②牙齿磕进牙床（即牙齿挫入）时，挫入的牙齿有可能会因伤及下方的恒牙胚而引起继承恒牙釉质发育异常，牙胚坏死，甚至发育停止等，所以，当发生牙齿撞伤后，最好带孩子到医院拍 X 射线片，如果显示未伤及恒牙胚，则定期复查，不适随诊。

③如牙齿外伤后出现牙齿变色，牙龈处出现脓包须及时去医院就诊。

④如果牙齿断裂（乳牙或恒牙），如若断片完整，可带到医院，视情况进行断冠再接。

⑤如果牙齿脱出（主要针对恒牙）可手持冠部，用冷水简单冲洗干净，把

牙齿放回到牙槽窝中内，再带孩子尽快到医院就诊。

⑥也可以把脱落的牙齿（主要针对恒牙）泡入冷牛奶或生理盐水、接触镜保存液内，尽快带孩子去医院就诊。

以上列举了可能出现的几种乳牙外伤后需要了解的小知识，具体须要到医院进行相应的检查及处理。总之，当小儿的乳牙受伤后，建议一定要予以足够的重视并及时去医院处理，从而将乳牙外伤对继承恒牙胚的影响降到最低。

五、乳牙蛀牙需要补牙吗？

乳牙是我们人生的第一副牙齿，约 6 个月左右婴儿开始萌出乳牙，到 2 岁半左右乳牙全部萌出（图3–5）。6 岁左右开始换牙，乳牙陆续脱落由恒牙替换，大约 12 岁左右所有的乳牙全部被恒牙替换完毕，乳牙陪伴我们的时间长达 10 余年之久。

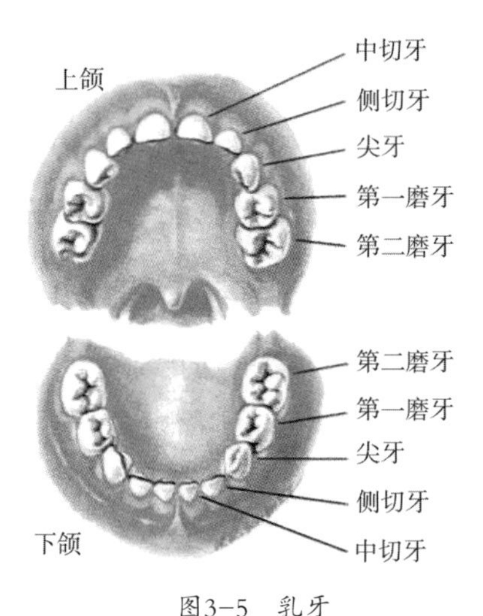

图3–5　乳牙

乳牙在解剖形态、组织结构、矿化程度及其所处环境等因素的综合影响下，特别容易发生龋坏，即我们所说的蛀牙。很多家长会疑惑，既然乳牙是需要被替换掉的，那乳牙蛀牙了，需要补牙吗？

要了解这个，首先我们来了解一下乳牙的功能。

（一）辅助发音

有些孩子因为缺牙（尤其是上颚门齿），讲话“漏风”，不但无法清楚表达个人意念，还可能遭到其他小朋友的嘲笑，对幼小心灵造成严重打击。

（二）利于咀嚼

孩子在成长发育的过程中，需要大量而优质的营养，摄取方式几乎都靠口腔。而负责咀嚼以利身体消化吸收的乳牙，若因蛀牙或其他病等因素，造成丧失部分或全部的咀嚼功能，必会使得营养吸收功能受阻，影响生长发育，并造成日后的营养失调或体弱多病。

（三）恒牙生长前的“空间维持”功能

每颗乳牙下方，都有一颗正在发育的恒牙，在乳牙脱落之后，恒牙便能萌出，取代原来的乳牙，因此，可以说乳牙是恒牙萌出前的空间维持器。

（四）协调颜面美观

自尊心较高的孩子，可能自卑于一口烂牙，不敢开口说话、不敢尽情开怀大笑；而颜面靠近嘴的地方，也可能因缺牙所造成的塌陷，影响颜面美观。这些因素都可能造成孩子的社交畏惧，直接影响人际关系。

（五）促进腭骨正常发育

乳牙发育对幼儿的生理心理发育都有着决定性的影响。如单侧的牙齿病变，会让孩子为避开疼痛而只以单侧咀嚼，时间一久，便有可能造成颜面的不平衡，父母看了心疼，孩子也可能因为自卑而不敢交朋友。

那什么是龋齿呢?

龋齿就是我们所说的蛀牙、虫牙，主要是由于牙面被口腔内细菌分解产物侵蚀所致。表现为颜色发黑、牙上有洞，伴或不伴有疼痛。早期感觉不到异常，仅发现牙面上颜色发黄或者发黑。时间久了，特别是不注意口腔卫生使食物残渣存留在牙面上，细菌可以分解食物中的糖产酸，然后逐渐腐蚀牙齿形成黑洞，如果继续往下累及牙神经的话就会引起剧烈的疼痛。龋齿的继发感染可以形成病灶，致成或诱发关节炎、心骨膜炎、慢性肾炎和多种眼病等全身其他疾病。

所以，乳牙对儿童是非常重要的，家长们平时一定要做好孩子的口腔清洁工作，并定期带孩子到正规口腔医院进行口腔检查（每3~6个月一次），如果发现有蛀牙一定要及早处理，让健康的乳牙陪伴孩子的童年。

六、为什么孩子牙齿发黑？

有的孩子牙齿长着长着越来越黑，硬硬的刷不掉，而牙面是光滑的没有缺损，而且孩子没有任何不适。牙医检查后诊断为单纯的牙齿着色。

一般来说，孩子牙齿发黑的情况分为两种，一是单纯的色素沉着，二是牙面着色常与菌斑微生物有关。前者在临床上占的比例较多，多见于喜欢吃甜食或有色食物的孩子，也可发生于孩子体质弱患病后进食有色药物，吃完上述一类食物或药物后，造成食物、药物残渣附着在牙齿表面，又不能及时擦拭、漱口、刷牙等，导致牙釉质被色素染料浸透沉积，孩子牙齿表面出现黑斑。还见于同一种饮食有的孩子容易着色有的孩子就不会，这和每个人牙齿的表面粗糙度、口腔唾液环境、体质都有关系。后者往往是色素沉着于菌斑牙石上，当牙齿出现龋坏后，会促使色素沉着更快更严重，即孩子的牙齿龋坏了。

（一）孩子牙齿着色要怎么做?

平时教育孩子要注意不要过多进食易使牙齿着色的食物，注意口腔卫生。家长平时可以给孩子多做牙齿清理工作，可以用柔软的纱布套在手指头上，轻轻沾点清水或淡盐水甚至抹点牙膏都可以，在孩子用餐过后，轻轻擦洗他的小牙面。教育孩子一些生活小常识，如夜晚入睡前要刷牙，加餐后尽量喝点白开水。有的色素黑斑是可以在有效清洁下慢慢变淡的，如果孩子配合也可以到医院用专门的洗牙工具洗掉它。

（二）教会孩子预防牙齿发黑

想要预防牙齿发黑，合理饮食最重要，尽量少吃一些含糖量高和含色素的饮料及食物。尤其在睡前要控制孩子进食，防止残留在牙齿缝隙的食物发酵产酸，腐蚀牙齿，使牙齿发黄发黑。想要预防牙齿发黑，养成孩子良好的口腔卫生习惯也很重要，教会孩子做到早晚刷牙和饭后漱口。当孩子萌出第一颗乳牙就需要做口腔护理，这样能够有效地预防牙垢及牙菌斑的形成。当孩子牙齿发黑时需要及时去除。除此之外，家长最好定期带孩子到口腔医院做检查，若发现牙齿异样，应在医师的指导下纠正。

七、我家孩子的牙龈为什么是黑色的？

有的孩子的牙龈颜色和别人的不一样，是发黑的，家长会有点担心是不是有什么病。

一般医生仔细检查后会告诉家长正常牙龈是粉红色，但少数人，如肤色黝黑或黑人的附着龈上可有色素沉着，为灰黑色或棕褐色色素斑，色泽均匀，形状不定，可呈带状、斑片。斑表面平坦不高起，其形状、面积和表面多年不发生变化。牙龈着色多数情况是生理性的，对孩子身体没有任何危害。但是也有病理性色素沉积现象。如使用含重金属的药物，吸入铅、汞后沉积在牙龈上。铅中毒者常有龈缘的蓝黑色铅线。汞、砷等也可在牙龈上出现黑色斑块。遇到这种患者应认真询问病史，必要时查血铅浓度，如为病理性沉积应及时治疗。同时我们也要防患于未然要告知孩子少吃零食，玩完玩具要洗手，因为零食包装袋和玩具的生产线上会有铅等重金属的存在，还有有的儿童有啃铅笔的习惯，有医生就曾经在一个小孩牙缝里取出半截铅笔芯。这些坏习惯会增加重金属的摄入，要多加注意。

八、奶瓶龋

（一）什么是奶瓶龋?

它属于喂养龋，低龄儿童龋病的一种，主要是由于不良的喂养习惯所致，而并不是指用奶瓶喂养就会得龋齿，不良喂养习惯包括：含奶瓶睡觉、牙齿萌出后喂夜奶、延长母乳或奶瓶喂养的时间、过多饮用含糖饮料等。

（二）不正确的喂养方式具体有哪些?

不正确的喂养方式是喂养龋发生最重要的危险因素，母乳喂养的婴幼儿喂养龋与母乳喂养时间过长、过频有关，人工喂养的婴幼儿喂养龋的发生与家长经常使用装有甜饮料或乳汁的奶瓶喂养孩子，孩子含着奶瓶入睡有关。

与婴幼儿喂养龋相关的不良喂养方式包括：

（1）蜜糖或果汁放入奶瓶中促使孩子更快入睡的喂养习惯。

（2）超过正常哺乳时间的母乳喂养。

（3）孩子出生就给予奶瓶喂养，且有在奶瓶中加入蔗糖的喂养习惯。

（4）孩子患有慢性疾病，反复使用糖浆而不及时清理患儿口腔。

（三）不良的喂养习惯是如何导致孩子烂牙的?

不良的入睡习惯（夜间进食次数过多、含奶瓶或乳头入睡）、断奶时间延长、人工喂养等可能引起 MS（一种叫变链菌的致龋菌）的过早定居，母亲通过亲吻、用嘴接触婴幼儿的奶嘴和饭匙等途径也会传播致龋菌。而 MS 定植、繁殖得越早孩子将来患龋的危险性越高。婴儿睡眠时吸吮乳头，牙面上的细菌可长时间与乳汁、奶粉或含糖饮料中的可发酵底物如乳糖或蔗糖等接触，加之睡眠时唾液流速减少和吞咽率下降，使致龋菌充分利用这种静止的环境增加患龋概率。而人工喂养时奶瓶位置和喂养姿势不当、奶嘴大小不适等导致的乳牙列的错殆畸形，也不利于婴幼儿口腔内的菌斑清除。

（四）怎么预防奶瓶龋?

一些含糖的牛奶、果汁、碳酸饮料都可致龋。专家的建议是应随着婴幼儿年龄的增长减少夜间进食的次数：3 个月内可夜间喂养 2 次，4 ~ 6 个月减少到 1 次，6 个月以后最好不再夜间喂养，并且家长无论采用怎样的喂养方式，都不能忽视口腔清洁对于预防龋齿所起到的作用。婴儿喂奶后应再喝少量白开水，这样可以稀释口内残留的奶汁，并达到清洁口腔的目的。0.5 ~ 1 岁幼儿第一颗乳牙萌出时，家长就应该开始在哺乳或喂食后给孩子清洁牙齿，并定期带孩子进行口腔专科检查，超过 1 岁若牙齿没有萌出也应检查。婴幼儿口腔清洁的方法可以是将纱布套于食指蘸清水清洁，或购买专用的清洁指套，这样可以有效地预防低龄儿童龋（ECC）的发生。

（五）孩子口腔如何护理？

还未萌出牙齿的婴幼儿，每日用沾温开水的湿纱布或棉棒轻轻擦洗婴幼儿口腔 3 ~ 4 次，使其出生后就养成清洁口腔的感觉和习惯。乳牙一旦萌出于口腔，家长就必须为婴幼儿刷牙。1 ~ 1.5 岁的幼儿可训练他用杯子喝奶。当幼儿 1.5 ~ 2 岁时在他（她）能接受的情况下培养使用牙刷，刷牙时需要清洁到婴幼儿上下颌牙齿的所有牙面，特别是接近牙龈缘的部位。而婴幼儿时期孩子做精细动作的能力还不十分健全，刷牙时单纯依靠孩子独立操作并不能够有效地去除菌斑，因此需要家长协助刷牙，可以使用圆弧刷牙法（图3–6），孩子也会比较容易学习及掌握，乳牙萌出建立邻接关系后，要开始使用牙线（图3–7），清理牙齿邻面。

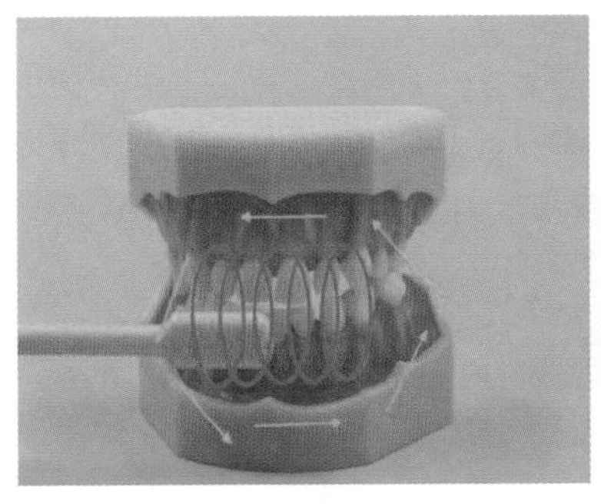

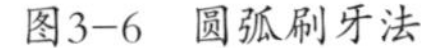

图3–6　圆弧刷牙法

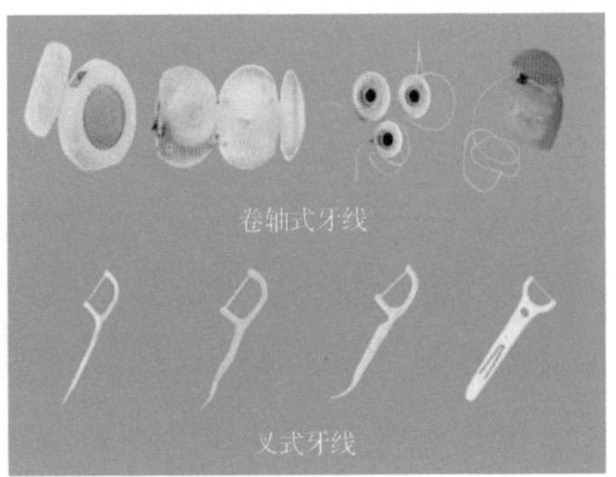

图3–7　牙线

九、什么是涂氟？

涂氟就是由口腔专业人员把高浓度的氟化物涂在牙齿表面，形成保护层，像一层盔甲一样保护着牙齿，起到预防蛀牙的效果。

目前，局部涂氟常用的材料有含氟涂料、氟凝胶和氟化泡沫等。

（一）涂氟的好处

（1）促进牙釉质再矿化。增强牙齿抗酸防蛀能力；氟化物在牙齿表面形成抗酸的晶体，能抵抗细菌对牙齿的酸蚀，达到预防蛀牙的效果。

（2）帮助牙齿再矿化。氟化物在龋病早期可以使脱矿的釉质面再矿化。

（3）可以抑制细菌减少产酸。氟化物能抑制细菌本身的活力，使牙菌斑不容易黏附在牙齿表面，减少产酸，降低龋病发生的机会。

（二）涂氟的方法

口腔医生将带有果味的氟化物涂到牙齿表面，每次约 1～2 min。不会让孩子有任何痛苦，特别是对刚长出的牙齿效果更佳。

（三）涂氟注意事项

（1）当儿童牙齿一萌出就可以涂氟，每半年涂一次。

（2）儿童牙齿涂氟的时候，一定要在专业的牙科医生指导下操作。

（3）一般涂氟后半小时内不要喝水及饮料，2 h 内勿进食。建议第 2 天再刷牙，刷牙时要提醒孩子吐掉嘴里的漱口水，不要吞掉。

（四）涂氟安全吗?

很多家长担心使用氟化物会导致氟中毒或者氟斑牙等，其实不必担心，因为由医生操作用量控制相对会较好。医生还会根据情况决定涂氟的时间和频率。

儿童使用含氟牙膏时要注意，6岁及以下的儿童由于吞咽功能尚不健全，家长一定要监督并指导，而且使用时用量要少，约为黄豆粒大小或者 5 mm 长短，最好选择氟含量较低的儿童牙膏。

十、窝沟封闭

每颗牙齿表面都不是平平整整的，牙冠表面都是坑坑洼洼的，这些坑坑洼洼的沟容易龋坏。原因很简单，小朋友进食完没及时清理出来，连家长都很难无时无刻清理干净，当食物残渣滞留在牙齿太久，细菌堆积就容易形成龋坏。

而窝沟封闭是不去除牙体组织而在牙体组织表面涂布保护层，让窝沟变浅，减少细菌堆积来达到防龋的有效方法。

窝沟封闭只是薄薄一层，不会影响孩子吃东西。但如果有脱落，及时重新窝沟封闭即可，所以进行窝沟封闭后要 3 个月到半年复诊一次。

窝沟封闭后仍需要用刷牙、牙线等方法对牙齿进行清洁，因为窝沟封闭只是针对深窝沟进行预防封闭。

那么窝沟封闭该什么时候做呢?

（1）2～3 岁，这时孩子第一颗乳磨牙萌出。

（2）6～8 岁，第一颗恒磨牙萌出，也就是六龄齿。

（3）11～13 岁，第二颗恒磨牙萌出。这是大多数正常情况，还有些特殊情况可经过医生判断来进行窝沟封闭。

涂氟与窝沟封闭都可作为孩子不同时期的针对性预防措施。涂氟针对全口，而窝沟封闭（图3-8）主要针对大牙。这两种方式常常可以同时进行，并不冲突。

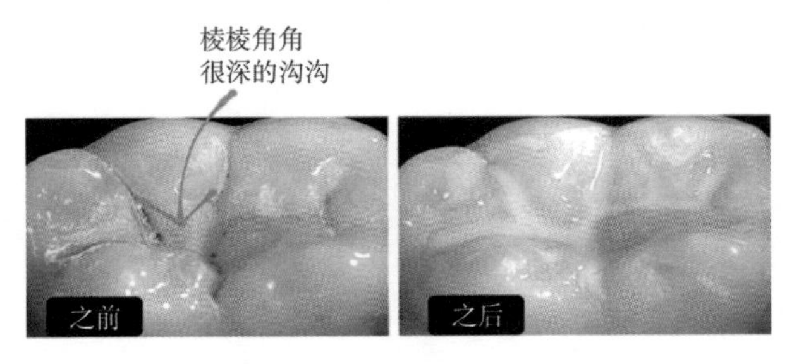

图3-8 窝沟封闭

十一、如何正确刷牙？

（一）儿童刷牙分三个阶段

1. 乳牙萌出前（0～6 个月）

孩子出生后就应该进行口腔清洁护理了，每日哺乳后，先让孩子喝白开水，然后采用医用纱布缠在家长的手指上蘸取清水轻柔地擦拭按摩孩子的口腔黏膜，让孩子也能提前适应“刷牙”过程，让日后孩子不抗拒刷牙。

2. 出生后（6～12 个月）

第一颗乳牙长出后，就可以开始给孩子清洁牙齿了，除了进食后喝清水，依然是用指套牙刷套来帮助孩子清洁小乳牙，按摩牙龈和舌苔。

3. 1～3 岁的宝宝

这个阶段主要还是由家长来帮助孩子刷牙的，很多家长会认为孩子可以自己拿牙刷了就可以自己刷牙了，其实这个观点是不正确的。家长们可以开始训练宝宝自己刷牙，但目前阶段还是得家长亲自为孩子刷牙。

对于 3 岁以下的孩子建议使用牙膏的量是米粒大小，3 岁以上的孩子使用牙膏的量是豌豆大小。选用的牙刷也要求软毛，横向大小与两个牙相当的牙刷。

技术指导：孩子可站或者坐在凳子上，家长在孩子背后或一侧，用一只手固定孩子的头部，另一只手握住牙刷蘸温开水为孩子刷牙。刷牙主要采取的方式是圆弧刷牙法，这是国际上最适合儿童的刷牙方法。其正确方法是：牙刷的刷毛与牙面呈45° 从后往前依次画圈，使每个牙面都有重叠。牙齿的咬合面就可以来回拉锯式来回刷。内侧面同样的方法画圈刷。对于前牙采用拂刷，上牙从上往下，下牙从下往上，内侧是上下。刷完牙齿后，轻轻刷舌头表面，清水漱口就可以了。

刷牙不能敷衍了事，掌握正确的刷牙方法，整体刷牙时间不低于 3 min，每天至少两次刷牙，养成良好的习惯，才能拥有健康的牙齿。

（4）7岁以上的小朋友已经可以使用成人最常用的 Bass 刷牙法了。详细操作方法参见第六章牙周保健，第四节“（一）刷牙方法（BASS刷牙法）”。

（二）儿童刷牙注意事项

（1）就餐结束后使用牙线和漱口，餐后 15 ~ 20 min 刷牙。早起刷牙是一种错误习惯，这样的结果是，牙膏里的有效护齿成分并没有太多机会留在牙齿上，而是随着早餐吃到了肚子里。应该起床后先用清水漱口，吃早餐后 20 min 再刷牙才是最健康的，否则吃早餐后又会有牙菌斑形成。

（2）每次刷牙时间至少坚持 3 ~ 5 min 才能有效清洁口腔。

（3）服用碳酸饮料和酸的食物后，为避免损伤牙齿，建议用水漱口或刷牙。温水适宜。

（4）建议家长帮助孩子刷牙到 10 岁，尤其是睡前的那一次尤其重要。

（5）孩子的牙刷建议使用软毛长柄，2 ~ 3 个月更换。

（6）牙膏的选择，7 岁以下孩子慎选含氟牙膏，7 岁以上孩子可参考当地生活用 水选择普通牙膏。

（7）建议使用护牙素。

十二、孩子不配合牙科治疗怎么办？

孩子最近被牙痛折磨的睡不好觉，妈妈带孩子到牙科医院，用了各种办法始终无法配合牙科治疗，妈妈心力交瘁。针对这种情况医生只能采取强制处理或者舒适化治疗。

强制处理就是保护性固定，一般适用于排除强制禁忌证，如严重心脏病、血液病、癫痫病等的低龄儿童（6岁以下）。舒适化处理适用于排除全麻禁忌证的所有儿童，在麻醉医生专业的操作下，孩子如同睡眠状态，由牙科医生进行牙科操作，安全性很高（图3–9）。

不可否认医学上任何操作都可能有风险，家长可以酌情选择。

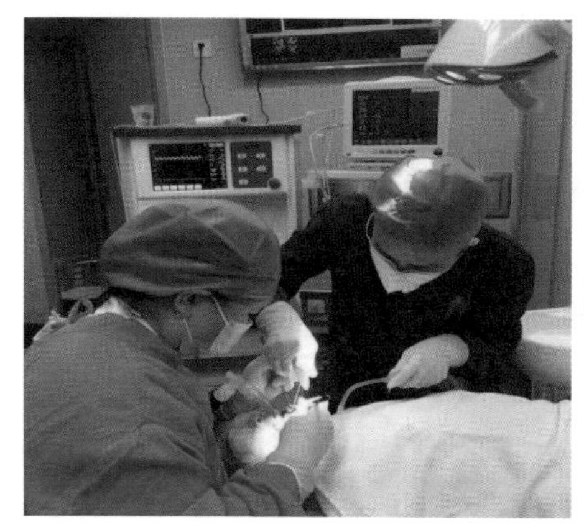

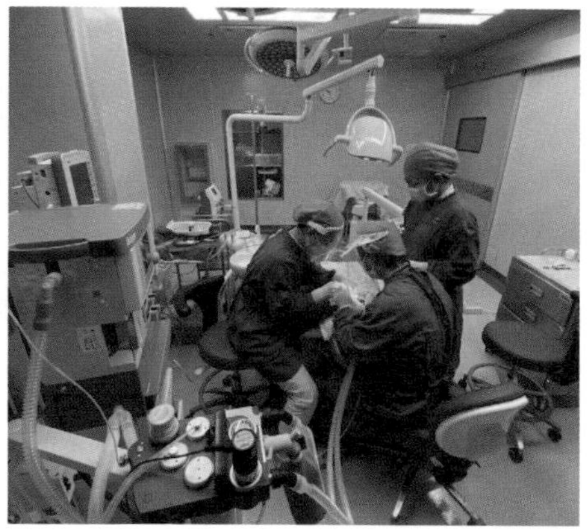

图3-9　在舒适化治疗的配合下进行牙科操作

十三、孩子出现双排牙怎么办？

（一）双排牙出现的时期

白驹过隙，懵懂孩童在家长的呵护下一日日长大，展露笑颜时才突然发现孩子竟然露出了鲨鱼一样的“双排牙”。

原来这是“乳牙滞留”引起的乳恒牙交替问题，孩子随着生长发育逐步踏入高峰，在6~7周岁前后儿童步入“换牙期”。

（二）双排牙出现的原因

新生的小恒牙已经破土而出，但旧牙齿却没有按时“退休”，才造成了新旧牙齿拥挤在一起的现象。此时恒牙已长出，但乳牙尚未脱落，即为乳牙滞留。

（三）双排牙多发的位置

双排牙的处理。这种情况多见于换牙期的下颌门牙，恒牙长在舌侧，乳牙留于唇侧，出现双排牙（图3-10）。

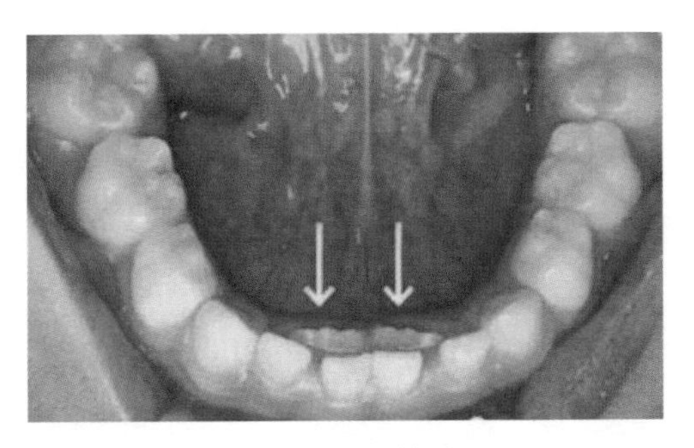

图3-10 双排牙

（四）双排牙的隐患

上下颌的滞留乳牙若不尽快拔掉，会影响孩子面部的发育，导致恒牙的生长方向和位置异常，甚至无法长出，影响孩子的咀嚼能力。

乳齿的滞留会影响吃东西，降低孩子食欲，导致营养不良。此外，当恒齿长出时，它们之间的缝隙会变得更大，会影响面部美观，心理会造成影响。

要是已经出现这种情况，应在前牙长出后尽快进行纠正。将下颌的乳牙拔掉后，长在后面的恒牙可以恢复正常的排列。如果牙齿已经发生排列不当，应选择恰当时间矫正。

（五）双排牙的处理

一旦发现乳牙滞留要尽快拔掉，一般不影响恒牙生长。

（六）预防双排牙

换牙期，父母应该多注意孩子牙齿的发育，防止孩子的乳牙出现滞留。

在儿童早期，应该经常吃粗、硬的食物，让牙齿变得更坚固，提高咀嚼能力，减少牙齿疾病的发生。父母应该每半年带孩子检查牙齿，如发现儿童乳齿出现龋病齿，应立即治疗。

参考文献

［1］葛立宏. 儿童口腔医学（第2版）［M］. 北京：北京大学医学出版社，2013：12.

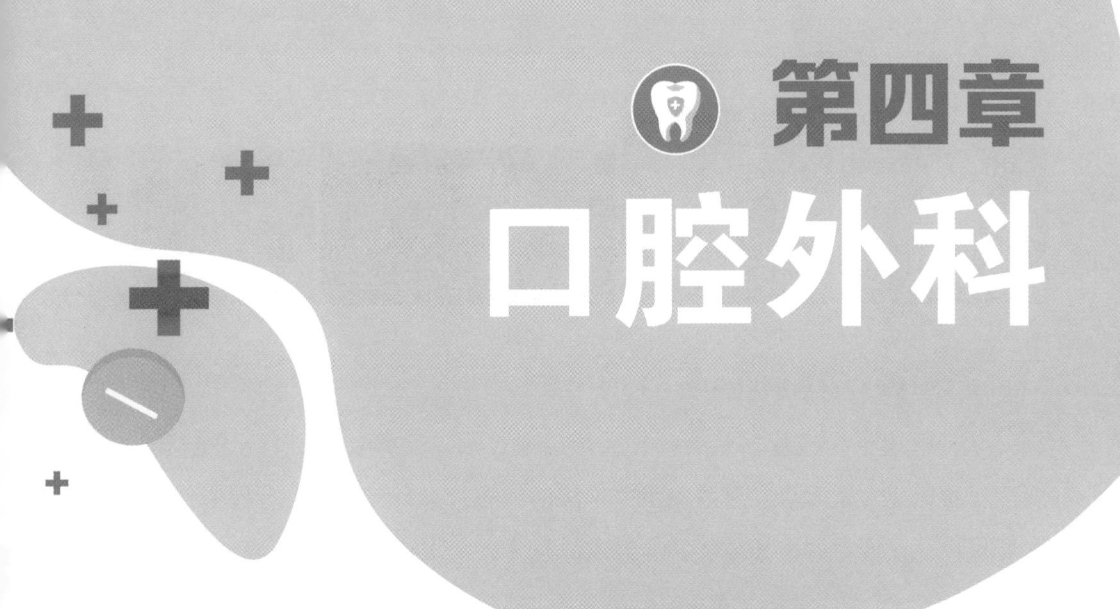

第四章 口腔外科

一、哪些牙要拔？

（一）我的智齿需要拔掉吗？

什么是智齿：智齿是指人类口腔内，牙槽骨上最里面的上下左右各一的四颗第三磨牙。因为这四颗第三磨牙正好在18岁左右时开始萌出，此时人的生理、心理发育接近成熟，于是被看作是“智慧到来”的象征，故称它为“智齿”（图4–1）。如果上下智齿正常完全萌出，有咬合功能，是不需要拔除的。但是有以下几种情况的，智齿需要拔除。

（1）智齿长歪，顶到前面的牙齿，或刮腮。

（2）智齿长一半或长不出来，反复发炎肿痛。

（3）上下方只有一个智齿，有伸长，引起食物嵌塞。

（4）智齿有蛀牙了。

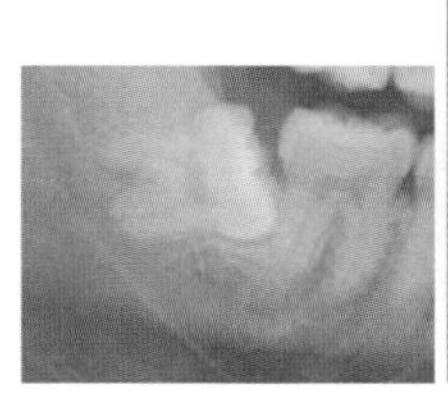 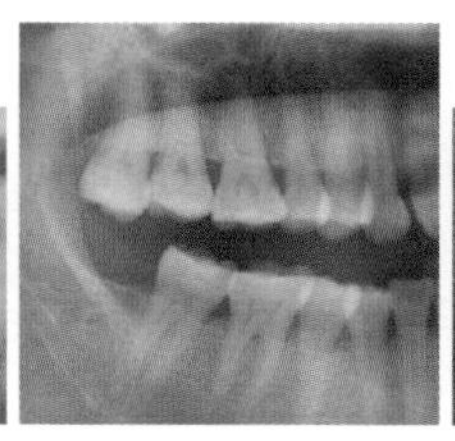 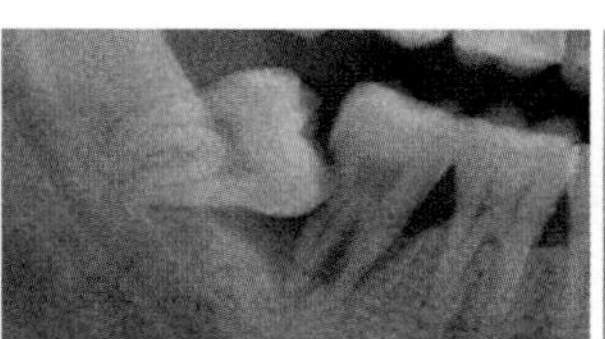 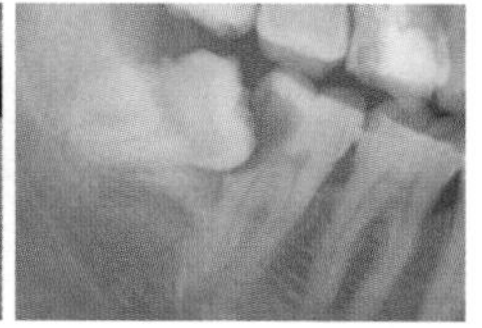

图4-1　智齿

（二）烂牙都需要拔掉吗?

牙根烂得不深或牙根剩余较长，可以通过治疗后修复保留。牙根已经完全腐烂，质地非常软或者在牙龈以下非常深的地方，本身又很短，无保留价值，则需要拔除，并推荐种植牙或者其他方式修复牙齿，恢复功能（图4–2）。

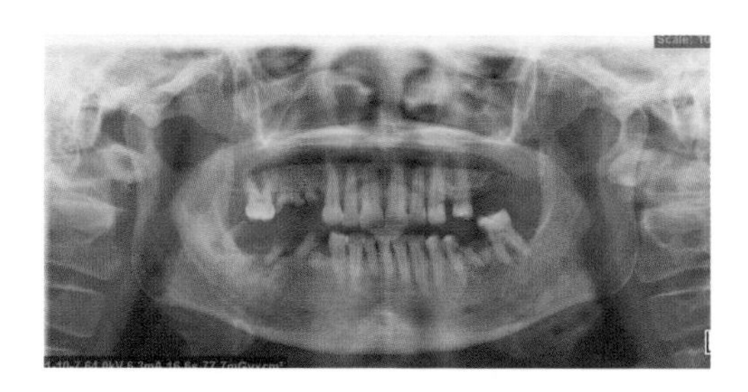

图4-2　残根

（三）多生牙都要拔掉吗?

多生牙一般都要拔除，否则会挤压正常牙列，引起牙列不齐、蛀牙、正常牙长不出来等。当然，如果埋伏很深的多生牙，不影响正常的牙齿，没有症状，可以不拔除（图4–3，图4–4）。

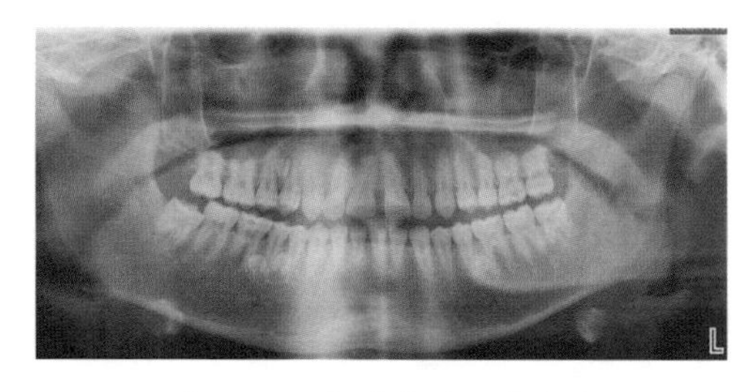

图4-3　下颌前磨牙区多生牙

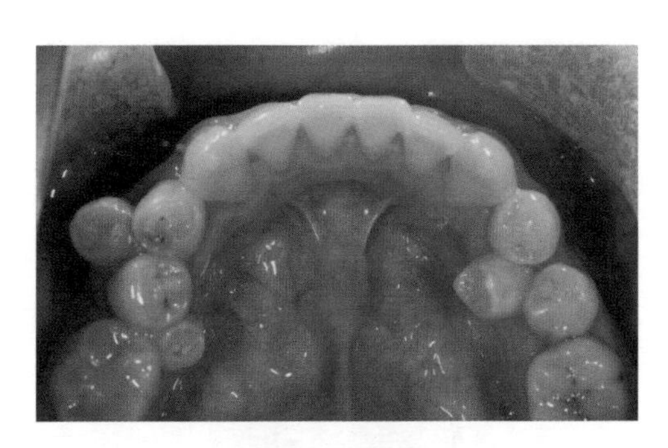

图4–4　多生牙

（四）牙齿咬裂了要拔掉吗?

牙齿裂了不一定都要拔，看劈列的方向和裂的深度。如果裂开不深，没有裂到牙根或牙龈下方太多，可以通过补牙、根管治疗或其他方法保留，如果裂开太深到牙根，只能拔除。

（五）松动牙需不需要拔掉?

轻度松动的牙一般都可以治疗保留，松动厉害或牙根折断引起松动，一般只能拔除，具体则需要经过医生检查后决定（图4–5）。

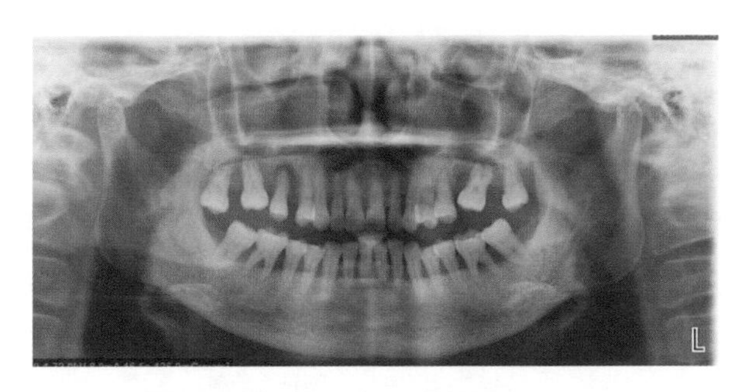

图4–5　松动牙

（六）蛀牙要拔吗?

蛀牙一般不用拔，可以补牙或做治疗，但如果蛀牙特别严重，坏到牙根下面了，就只能拔除（图4–6，图4–7）。

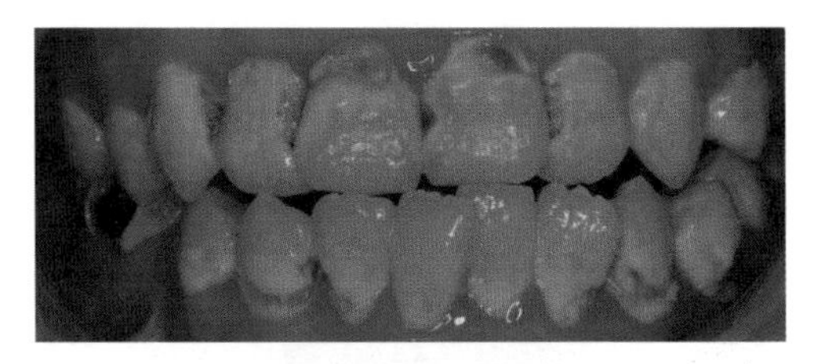

图4–6 龋病

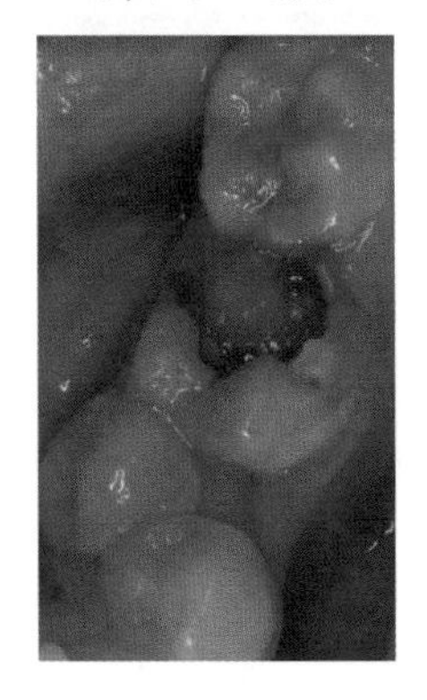

图4–7 残冠

二、拔牙前准备

（一）拔牙要拍片吗?

拔牙是需要拍片的，因为同一颗牙的牙根生长情况，每个人都不相同，拍片可以帮医生了解牙齿有几个牙根，牙根往哪里弯曲，有没有靠近神经、血管、上颌窦等重要部位，医生通过拍片来判断和减少拔牙难度及风险（图4–8）。

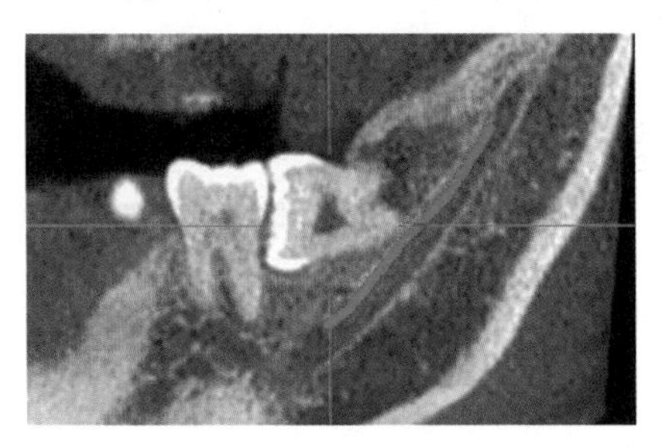

图4–8 左下智齿水平阻生，牙根紧贴下颌神经管

（二）吃抗凝药可以拔牙吗?

抗凝药会加重拔牙出血，拔牙前建议先和心血管主治医师协商看是否可以停药，如果停药有风险，又必须拔牙，可以先检查血常规和凝血功能，如果没有大的异常，可以不停药拔牙。

（三）高血压、糖尿病、心脏病可以拔牙吗?

血压如高于180/100 mmHg 不能拔牙，需要先进行降压治疗。血糖控制在 8.88 mmol/L 以内，拔牙术最好在早餐后 1～2 h 进行，术前、术后必要时给予抗生素。一般的慢性心脏病患者，只要病情稳定都可以拔牙，不过下列四种情况应视为拔牙的禁忌：①半年内发生过心肌梗死；②不稳定的或最近频发的心绞痛；③严重的心力衰竭；④未控制的严重心律失常（快速型心律失常或二度以上房室传导阻滞等）。

（四）月经期、妊娠期、哺乳期可以拔牙吗?

原则上，生理期的女性应当避免拔牙，如果在生理期必须要拔掉已经引起疼痛难忍的患牙，一定要规范处理，减少出血。怀孕期一般不建议拔牙，如一定要拔除，在妊娠第 4、5、6 个月拔牙较为安全。一般情况下哺乳期是不提倡拔牙的，因为在拔牙术后可能会使用常规抗生素、止痛药等，这些药物可能通过母乳对婴儿产生影响。如果哺乳期妈妈牙齿症状很严重，不得不拔除，建议在拔牙前做好婴儿哺乳期的喂养准备，提前储存母乳；在拔牙后是否可以哺乳，需根据患者的具体情况来决定，如果牙龈炎症较轻，在拔牙过程中未使用止痛药，抗生素也不用吃，可直接哺乳；若症状较重，拔牙过程中使用了止痛药和需服用抗生素等，由于不同药物在身体代谢时间不一样，为了安全起见，哺乳期妈妈可在吃完药物一两天后再母乳喂养，从而减轻对宝宝的影响。

（五）拔牙前要洗牙吗?

一般不用在拔牙前洗牙，建议在伤口恢复后再洗牙。如果牙龈发炎红肿严重，建议先洗牙消炎，1 周后再拔牙，避免拔牙后出血严重。

（六）牙痛的时候可以拔牙吗？

牙痛有以下几个原因，有些可以在牙痛时拔牙，有些不可以。

（1）蛀牙严重，牙髓炎引发疼痛，可以直接拔牙，拔了牙痛会好很多。

（2）牙齿周围牙龈发炎肿痛，牙根发炎肿痛，炎症处于急性期，建议等消炎后转慢性期再拔牙。

（3）牙齿裂开咬东西痛，建议尽快拔除。

（七）有蚕豆病可以拔牙吗？

单纯蚕豆病，身体没有其他疾病，一般都可以拔牙，建议拔牙前做血常规和凝血功能检查。

（八）贫血可以拔牙吗？

贫血不能拔牙，要看血红蛋白的情况。如果血红蛋白在 80 g/L 以上，血细胞比容在 30% 以上，一般是可以拔牙的。如果是慢性贫血的患者，因为机体已经有良好的适应性，有良好的代偿功能，即便血红蛋白比较低，也能够耐受一般的拔牙手术。

但是如果是老年人或者是动脉硬化的患者，血红蛋白应该先保持在 100 g/L 左右，以防止术中或者是术后出血。所以贫血并不是不能够拔牙，而是要看血红蛋白，而且还要看患者机体的情况，才能够决定是不是能够拔牙。

（九）过敏体质可以拔牙吗？

应明确过敏原，打麻药前做皮试，对麻药不过敏的患者一般都可以拔牙。

（十）拔牙前需要吃抗生素吗？

一般拔牙前不用吃抗生素，但如果有心脏疾病，如有心内膜炎，为了预防术后出现严重的感染，需要在拔牙前吃抗生素。

如果患者有糖尿病，拔完牙齿之后也有可能出现感染，伤口不容易愈合，这种情况下在拔牙前也可以吃抗生素。如果患者自身抵抗力比较差，而且伤口本身就有感染现象，术前也可以吃抗生素，然后再拔牙。

（十一）老年人年龄超过多少不能拔牙?

一般拔牙没有年龄限制，只要没有系统性疾病或控制稳定，都可以拔牙。

（十二）拔牙前要吃东西吗?

常规门诊拔牙前都要吃东西，不能空腹。如果有糖尿病，最好先检查空腹血糖，血糖不高的话可再吃早餐后再拔牙。如果是在全麻下拔牙，就需要空腹。

（十三）拔智齿费用要多少?

看难易程度，费用不等，长歪、埋伏没长出来的情况下拔除费用一般较高。

三、拔牙术中问题

（一）拔牙疼不疼?

经过局部麻醉后，拔牙是无痛的，如果觉得拔牙过程有痛感，可以举手示意，让医生增加麻药用量，做到无痛拔牙。对于比较害怕打针和拔牙的患者，可以采用无痛注射仪器，再加上无痛舒适化拔牙，做到全程无痛，舒舒服服完成拔牙。

（二）我害怕拔牙怎么办?

拔牙时出现紧张、害怕的情绪是很正常的，大部分人都会有。需要拔牙时，朋友或者是家人可以陪同就诊，拔牙过程有人陪伴，可以缓解紧张情绪。随着医疗技术和设备的发展，现在拔牙一般是微创无痛的，特别恐惧时，可以选择无痛舒适化拔牙，在笑气/氧气镇静下拔牙。

（三）拔智齿会瘦脸吗?

智齿的生长并不会改变患者本身的脸型，拔智齿并不能瘦脸。

（四）拔牙会面瘫吗?

拔牙一般是不会导致面瘫的，如果出现了这样的现象可能是因为麻药的作用，几个小时后麻药药效退了一般就会恢复。

（五）拔牙会伤到神经吗?

有一部分下颌智齿会靠近下牙槽神经，只要做到微创拔牙，伤到神经的概率是很低的。如果智齿靠近神经，牙根又比较复杂，需要拍摄 CT，让医生评估拔牙可能伤到神经的风险大小。

（六）上午拔牙和下午拔牙一样吗?

上午下午拔牙，没有什么区别，不过建议老人以及有全身疾病的患者上午拔牙。

（七）拔牙需要缝线吗?

大部分拔牙建议缝线，缝线后伤口出血会较少，术后伤口恢复也会快些。当然，如果要拔除的牙牙根很小，拔牙后伤口小，出血少，可以不用缝线。

（八）什么是微创拔牙?

微创拔牙是使用专业微创拔牙器械，应用微创拔除理念使牙科手术尽可能减少伤害。通过使用薄而锋利的工具轻轻挤压牙槽骨，切断牙周膜，轻柔地拔除牙齿，整个拔牙过程不敲不锤，将牙周组织受到损伤降至最低，创口愈合更快。

（九）什么是无痛舒适化拔牙?

无痛拔牙是结合了无痛注射术、无痛麻醉术、微创拔牙术、药物镇痛等多方面技术形成的一种拔牙术。目前多使用无痛注射仪，笑气/氧气镇静等（图4-9），在整个拔牙过程的只觉得有点头晕，有点想睡觉，舒舒服服完成了拔牙。

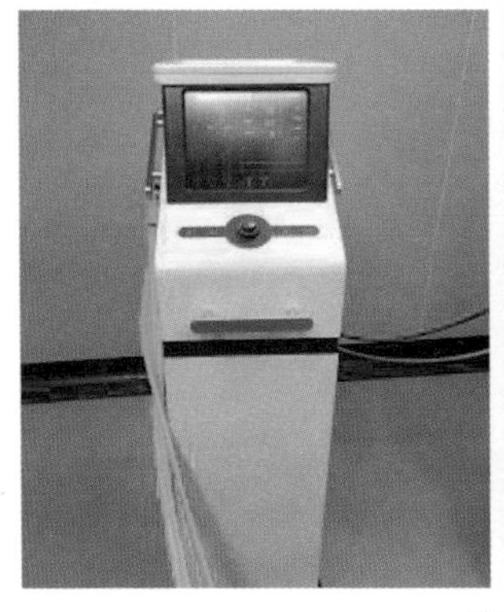
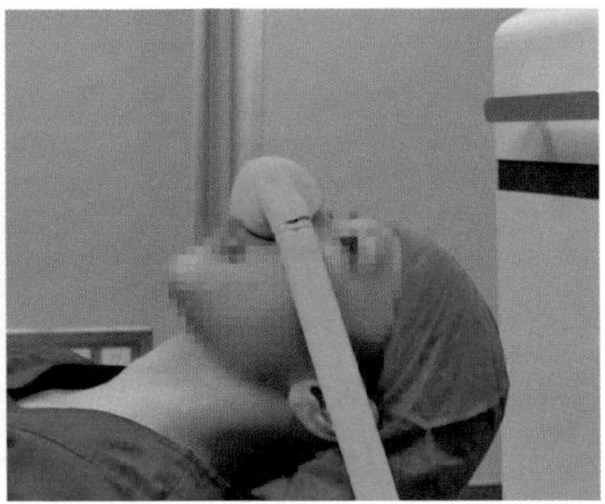

图4-9　笑气镇静

四、拔牙后的问题

（一）拔牙后可以喝水吗?

拔牙后最少半个小时内不能喝水，等咬的棉花吐掉后没有出血就可以正常喝水了，可以喝温凉或冰水，不能喝太烫的水。

（二）拔牙后多久可以漱口?

拔牙后 24 h 内最好不要刷牙漱口，等伤口里面的血凝块长稳固后才可以轻微漱口，要不血凝块松动脱落，可能引起伤口出血过多，后期加重伤口感染风险。

（三）拔牙后出血怎么办?

拔牙后 24 h 内有点轻微渗血是正常的，可以含几分钟冰水或再咬纱球压迫止血。如果出血较多，最好联系拔牙医生。

（四）拔牙后需要冰敷吗?

拔牙后可以进行冰敷，而且在拔牙后 72 h 内进行冰敷，有助于局部血管收缩，缓解出血现象。但并不是所有的拔牙术后都必须要进行冰敷，创伤较小的拔牙没有必要进行冰敷。临床上冰敷常见于阻生智齿拔除，这一类牙齿的拔除需要进行牙龈切开、翻瓣、去骨等操作，相对创伤较大、出血较多，术后出现肿胀、疼痛的不良反应也较大，针对这种情况予以间断冰敷效果比较好。

（五）拔牙后多久可以补牙、镶牙、种牙?

正常拔牙后 3 ~ 5 d 伤口没什么不舒服，张口正常就可以补牙了。镶牙的话看情况，如果做活动牙，一般在 1 个月后，做固定牙一般在 3 个月后。种牙的话，门牙一般 1 个月左右种植，后面大牙一般 3 个月后种植，有些骨头牙龈条件比较好可以拔完牙立刻种植，减少手术次数。

五、系带问题

（一）小孩子的舌系带要剪吗?

舌系带附着过于靠近舌尖，影响舌头无法正常卷起舔上腭或舔上唇，舌头伸出来时舌尖是凹陷的，呈“W”形就需要修剪，不然会影响发音，一般建议在4岁左右剪最好。

（二）剪完舌系带影响吃东西吗?

现在剪舌系带一般都使用激光等技术，做完不会出血，也不会影响舌头活动，可以正常吃东西。

（三）剪舌系带会出血么？要缝线吗?

现在剪舌系带一般都使用电刀或激光，术中、术后一般不会出血，不需要缝线。

（四）唇系带太低有影响么?

上唇系带附着过低时（图4-10），会影响门牙中缝的关闭，粗大的上唇系带纤维能牵拉住上唇肌肉，使上唇运动受限。如果在6岁以后没有出现好转，则需要到医院进行手术修整。

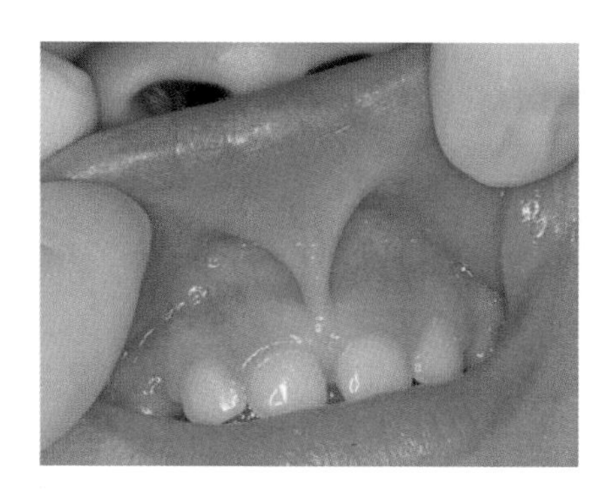

图4-10　唇系带附着过低

六、其他问题

（一）嘴唇上的“小泡泡”是什么？需要处理吗？

嘴唇上的泡一般都是黏液囊肿，是由下唇里面的小唾液腺导管阻塞引起的，病因多数是咬唇、锐器扎伤下唇黏膜等引起的。如果长时间没有消退，一般建议手术切除。

（二）牙齿撞掉了怎么办？

牙齿撞掉脱下来，要把牙齿泡在生理盐水或牛奶里或含在口里，尽快去找医生，越快处理牙齿越容易存活。

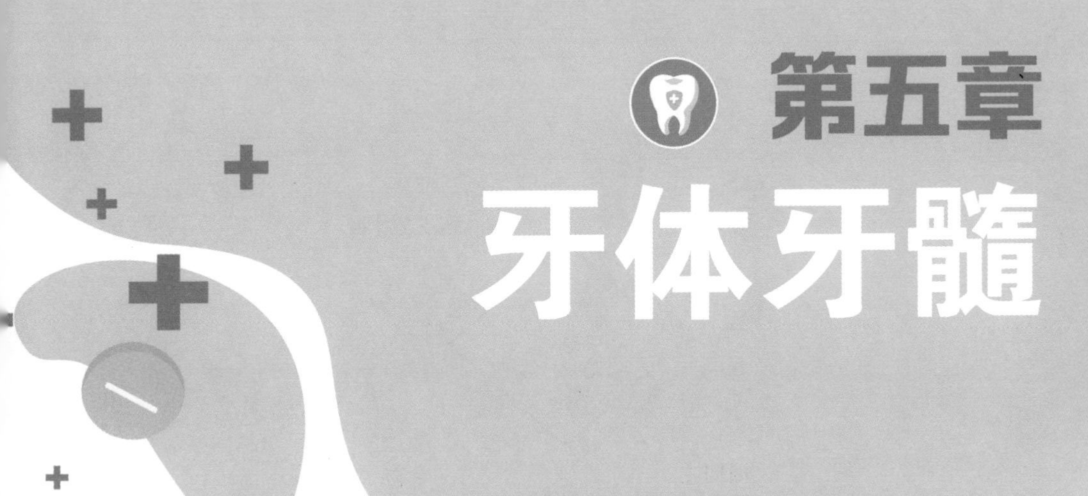

一、龋　洞

（一）为什么每天刷牙还是会烂牙？

1. 龋病的病因

（1）细菌感染。细菌感染是龋病发生的先决条件，主要的致龋菌有变异链球菌、乳杆菌和放线菌属。这些菌群可以产酸，导致牙齿硬组织被破坏。

（2）饮食因素。饮食的种类、食物的含糖量、摄入量及摄入频率都影响龋病的发生。

（3）宿主因素。宿主是指患有龋病的人，影响这一因素包括宿主的牙和唾液。牙齿表面的形态、钙化程度等不同因素的影响，使得牙对龋病的敏感度也不一样。唾液流动的速度、多少、成分同样也影响龋病的发生。宿主的免疫状态也会影响龋病的产生。

（4）时间因素。龋病的发生是需要一定时间才能完成的（图5–1）。

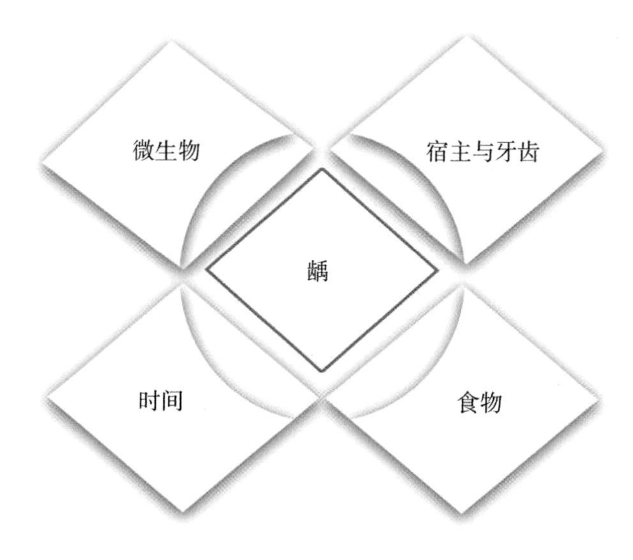

图5-1　龋病的病因

2. 龋病的易感人群

（1）口腔卫生不良。

（2）长期喜食高糖食物。

（3）牙齿排列不齐。

（4）摄入含氟量较低。

（5）唾液分泌减少：如颌面部、颈部接受放射治疗的患者，口干综合征患者。

3. 龋病的好发位置

（1）在恒牙列中，下颌第一恒磨牙龋坏最常见，其次是下颌第二恒磨牙，以后依次是上颌第一恒磨牙、上颌第二恒磨牙、前磨牙、第三恒磨牙、上颌前牙。

（2）在乳牙列中，下颌第二乳磨牙龋坏最常见，再者是上颌第二乳磨牙，其后依次为：第一乳磨牙、上颌乳前牙、下颌乳前牙。

（3）龋坏在牙面的好发位置：咬合面最常见、邻面次之、颊面再次之。

（二）龋洞不补会怎么样?

1. 龋病的病变过程

龋病病损区不是独立的，而是龋病发展的连续性改变。整个龋病的发生、发展过程如图5-2所示。

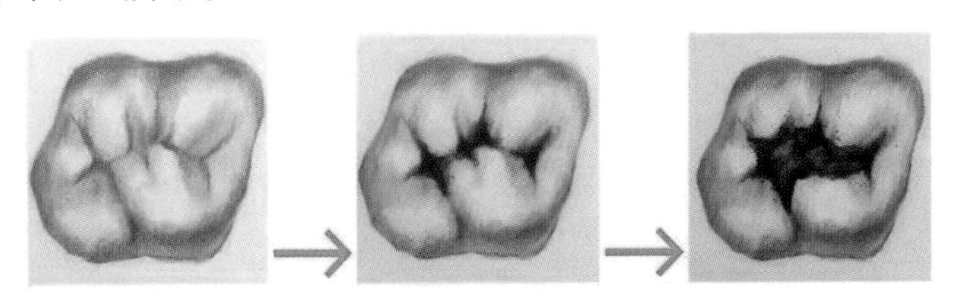

图5-2 窝沟龋的发展过程

2. 龋病的临床表现及分类

（1）按龋病发病和进展分类[1]

①急性龋

常见于儿童和青年人。龋病进行较快，髓腔内来不及形成修复性牙本质，或者修复性牙本质形成较少，此时若不及时治疗，极易引起牙髓感染，产生牙髓病变。猖獗龋（又称猛性龋）为急性龋的一种，其病变进展速度快，大多数牙在短期内同时龋坏。猖獗龋发生于面颈部有放疗史的患者，又称放射性龋。此外，干燥综合征患者，亦可能发生猛性龋。

②慢性龋

进展慢，龋坏组织颜色深，呈黑褐色，病变组织较干硬。一般龋病都属于此种类型。

③继发龋

龋病治疗后，修复材料与牙体组织不密合或充填物边缘菌斑滞留。这种继发龋比较隐蔽，单纯临床检查不易查出，需借助 X 射线片的检查。

（2）按损害部位分类[1]

①窝沟龋

窝沟龋限指磨牙、前磨牙咬合面、磨牙颊面沟和上颌前牙舌面的龋损因有不规则的表面，缺少自洁作用，有的窝沟龋损“口小底大”，窄而深。

②根面龋

在牙齿根部和骨质发生的龋病损害，称为根面龋。主要发生于牙龈退缩、牙根外露的老年人牙列。

③隐匿性龋

有时可能在看似完整的釉质下方形成龋洞，因其具有隐匿性，临床检查常易漏诊。隐匿性龋好发于磨牙沟裂下方和邻面。仔细检查可发现病变区色泽较暗，有时用探针尖可以探入洞中。X 射线片能够确诊。

（3）按病变深度分类（图5–3）

①浅龋

位于牙冠部时，一般无主观症状。

②中龋

进食冷、热、酸、甜食物时有酸痛感，其中，以冷刺激更为明显，去除刺激后症状立即随之消失。

③深龋

龋损已经达到牙本质深层，接近牙髓，口内检查可以看到较深的龋洞并且容易被探查到。进食过程中，食物残渣容易嵌塞入洞内，增加牙髓内部压力，进而产生疼痛。此外，当患牙遇到冷、热、化学刺激时，症状会产生比中龋更加严重。

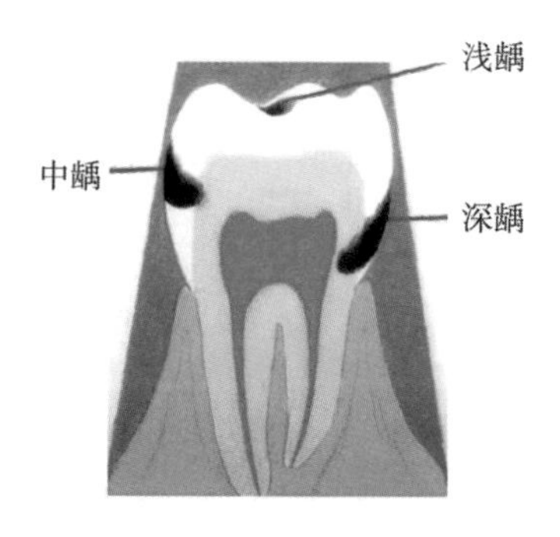

图5–3　龋病按病变深度分类

3. 龋病的治疗（药物、矿化、树脂充填）

龋病的治疗分为手术治疗与非手术治疗。

（1）非手术治疗

非手术治疗是采用药物或再矿化等技术终止或消除龋病的治疗方法。主要适用于牙釉质早期龋，未出现牙体组织缺损或者形成较浅的龋洞。

①药物治疗

常用的药物有：氟化物和硝酸银，后者一般只用于乳牙和后牙。

②再矿化治疗

再矿化治疗除了所使用的药物不同之外，其操作方法与药物治疗相似。值得一提的是再矿化液可以配制成漱口液。该方法也适合龋易感者预防使用。

（2）手术治疗

一旦龋病发展形成了牙体组织的实质性缺损，是不能自行恢复形态的，只能充填治疗，即手术治疗去除腐质，使用充填材料恢复牙齿的形态与功能（表5-1）。

表5-1 龋病发展过程及处理方法

诊断	表现	处理
浅龋	无症状	补牙
中龋	无症状或遇冷热时敏感	补牙
深龋	遇冷热酸甜时一过性痛	补牙或试补
牙髓炎	夜间痛、自发痛，遇冷热时持续痛	根管治疗
根尖周炎	咬合痛，根尖肿痛	根管治疗

树脂充填：复合树脂具有良好的黏接性、较佳的美学表现以及易于操作等优点，因此在临床上常用作龋病的充填材料。

（三）补牙后应注意什么？

（1）24 h 内不使用刚补好的牙咀嚼食物及硬物。

（2）如果发现充填材料崩裂或松脱，应该尽快就诊。

（3）对于龋坏范围大的患牙充填以后，应及早进行保护冠的处理。因为充填的缺损范围比较大，牙齿的抗折效果就比较差，可能会导致折裂。

（4）补牙后如有轻微的疼痛，可先自我观察，看疼痛是否自行缓解，若疼痛加重，应及时去医院复诊检查治疗，以查明病因，消除疼痛。

二、牙色异常

（一）牙齿上为什么会有白斑呢？

1. 牙釉质发育不全的原因

（1）严重营养障碍：维生素A、C、D和钙磷的缺乏，会影响牙釉质基质的矿化。

（2）内分泌失调：甲状旁腺功能降低时，血清钙含量随之降低，血磷正常或偏高，临床可见牙齿发育缺陷，检查可见牙面横沟。

（3）婴儿和母体的疾病：小儿水痘、猩红热等均会阻碍成釉细胞的正常发育。严重的小儿消化不良，妊娠期间孕妇患风疹、毒血症等可能导致牙釉质发育不全。发病急、病程短的疾病，仅使牙釉质形成一条窄的横沟缺陷，如果正值牙发育的间隙期，则不引起釉质发育不全。

（4）局部感染：严重的乳牙根尖周感染会导致其继承恒牙釉质发育不全，又称特纳牙。

2. 临床表现

根据釉质发育不全的程度可分为轻症和重症。

（1）釉质矿化不全称之为轻症，釉质仅有色泽和透明度的改变，形态基本完整，牙面可见白垩色改变，这是由于矿化不良、折光率改变而形成的，一般无主观症状。

（2）牙釉质形成不全称之为重症，牙齿表面可见带状或窝状的棕色实质性凹陷。

3. 防治原则

（1）预防原则

牙釉质发育不全（图5–4）往往是在牙齿萌出以后被发现，但其缺陷是牙齿早在颌骨内的发育矿化期间就留下的。因此，后期补充维生素 D 和矿物质对其而言毫无意义。

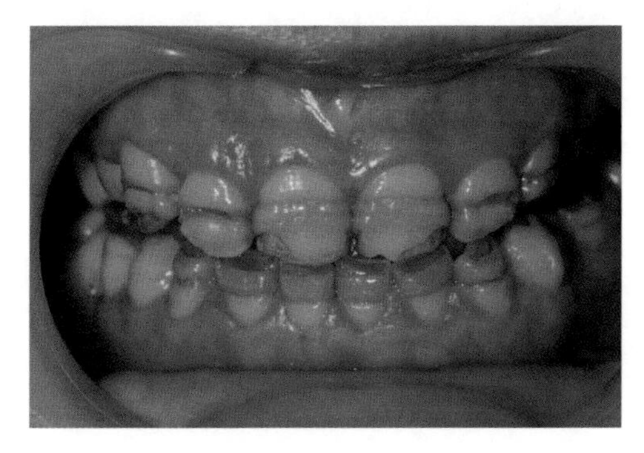

图5–4　牙釉质发育不全

牙釉质发育不全的重点预防群体是孕妇及 7 ~ 8 岁前的儿童，应注意营养全面，避免维生素A、维生素C、维生素D以及钙、磷的缺乏。对于内分泌失调的孕妇应及时治疗，避免钙磷失调。此外，应尽早治疗乳牙龋病、根尖周炎等，避免对恒牙胚发育的影响。

（2）治疗原则

由于这类牙发育矿化较差，往往容易磨耗。患龋后发展较快，影响口颌系统功能和美观，甚至影响青少年的心理健康。可采取的措施主要有：①口腔卫生宣教，定期维护口腔卫生，应用氟化物和抗敏感药物减轻牙敏感症状，预防龋病和牙周病；②早期诊断并进行预防性治疗，防止磨耗及继发病损；③根据牙齿着色、缺陷的程度制订口腔多学科联合治疗计划，控制感染，恢复美观与功能；④在颌面部发育完全稳定后考虑永久性固定修复。

（二）氟斑牙该怎么办?

氟斑牙（图5-5）又称氟牙症或斑釉牙，是色素牙的一种，主要是由于牙齿发育形成时期（7 岁以前）从饮水、食物或空气中摄入过量的氟，引起牙表面的釉质发育不全而导致牙齿外观受损。[2]

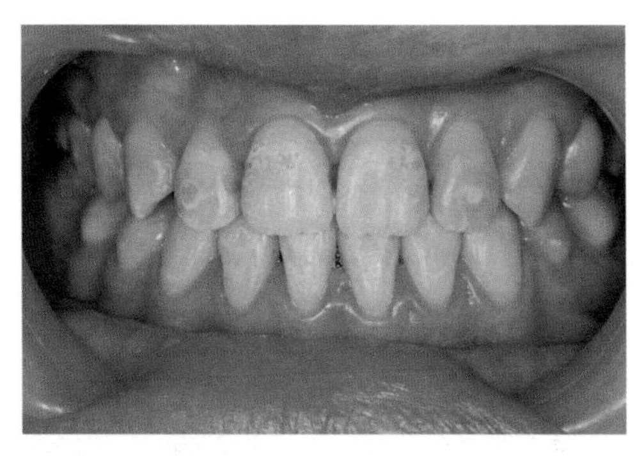

图5-5　氟斑牙

1. 氟斑牙的病因及临床表现

（1）病因

①水中含氟量过高：是摄入氟的最大来源，水氟摄入是按人的年龄、气候条件、饮食习惯而综合决定的。

②空气含氟量过高：一些地区因燃煤习惯等导致空气中氟含量过高而引起氟中毒。

③含氟产品不当使用：因氟化物对龋齿具有防治作用，因此生产、生活中出现了许多含氟产品，例如，含氟水、加氟食盐、加氟牙膏、奶粉等。这些含氟卫生措施的实施防治龋齿作用明显，但若在一些氟病区仍然供应含氟产品将会导致氟斑牙患病率上升。[3]

④营养因素：研究发现，膳食中氟、锌摄入量越多，氟斑牙的患病率越大，患病程度也越重，而膳食中钙、镁以及维生素 A、D、E 可以减轻氟对机体的损害。

（2）临床表现

在同个时期萌出的牙齿表面有白垩色到黄褐色斑块，可伴有牙齿表面釉质的缺损。临床上常分为轻、中、重型。

①白垩型

白垩型氟斑牙是轻度氟斑牙，这个时候牙釉质表面会有白垩样改变。主要表现就是牙齿表面失去光泽，在阳光照射下会出现乳白色不透明斑块，和正常牙体之间界限并不清楚。

②着色型

着色型氟斑牙也就是中度氟斑牙，这个时候牙齿表面会有黄棕色或棕褐色改变，通常都是呈云雾状。一般的刷牙方法无法将色素沉淀去掉，症状表现和龋齿很相似，易混淆。

③缺损型

缺损型氟斑牙是重度氟斑牙，不仅会有前两个时期的改变，且牙齿表面也会相继出现凹状缺损及浅窝。若是病情严重，还可能会改变牙齿外形，影响牙齿结构稳定性。

2. 氟斑牙的预防及治疗

（1）漂白治疗

诊室漂白：是指医生在诊室内使用较高浓度过氧化物漂白剂进行的漂白方式。[4]

家庭漂白：是指患者使用个性化托盘，在家按照医生的指导使用低浓度过氧化物漂白剂完成漂白。[4]

（2）微研磨治疗

操作简单且成本较低，微创且可永久性地去除釉质斑块，处理过的牙齿表面光滑，色泽均匀且有光泽。单独使用微研磨技术治疗轻度氟牙症效果较好。[4]

对于重度氟牙症患者，微研磨无法完全清除深层斑块，因此，常将微研磨技术与贴面修复联合使用以达到临床美学效果。

需要注意的是，由于牙釉质厚度的减少，有些患者在微研磨治疗后会出现牙齿敏感现象。

（3）渗透树脂治疗

使用 15% 盐酸凝胶酸蚀牙面后，将具有接近健康牙釉质折射率的渗透树脂渗透到釉柱内，以此改变牙齿表面的光折射率，从而起到一定的遮色效果，但渗透树脂可能会吸收食物或饮品中的色素而导致后期牙齿外观变色。[5]

（4）牙体修复治疗

对于重型氟牙症或对美观要求较高的人群，使用牙体修复的治疗方式是更好的选择，常见的有：直接树脂修复、贴面或全冠修复等。

随着社会的进步与发展，出于对健康的维护及社交需求，氟斑牙越来越受到重视，目前也已有较为成熟的治疗方式（图5-6）。为了获得更好的临床疗效，医生将根据氟斑牙的严重程度、患者的预期，综合各种治疗方式的优缺点，选择合理的治疗方式。

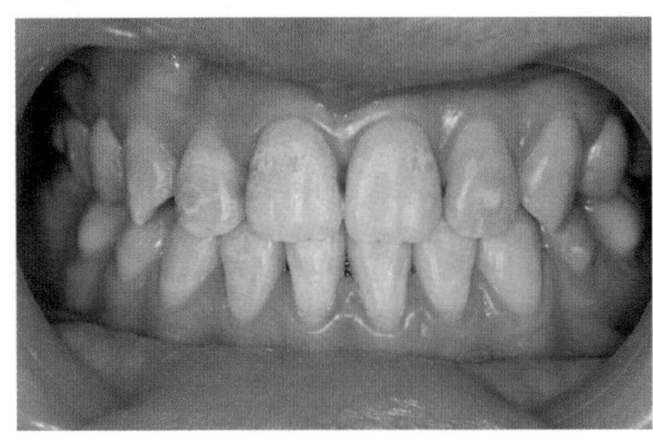
氟斑牙治疗前

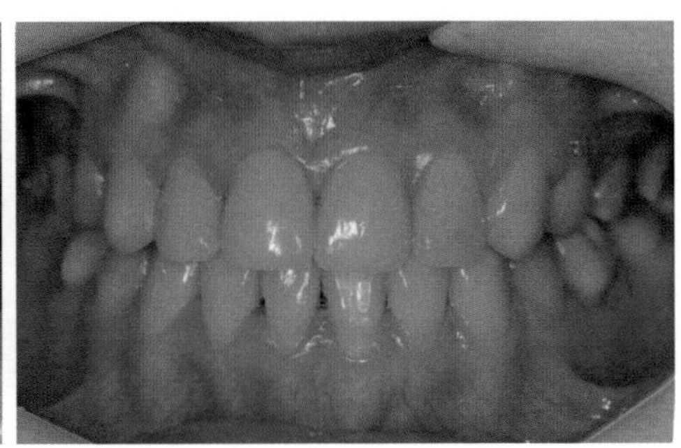
贴面治疗后

图5-6　氟斑牙治疗前后对比

（三）四环素牙怎么办?

1. 四环素牙的病因及临床表现

四环素是一种广谱抗生素，除了四环素以外，土霉素、金霉素、地美环素等药物的结构与四环素相似，在医学上同属四环素药物家族。

在 20 世纪 50 年代开始，四环素类药物作为消炎的首选药物，应用很广泛，其中不乏哺乳期妇女和儿童，因此正在生长发育中的牙齿吸收了这类药物，使得药物沉积在牙齿内造成永久性着色，常表现为全口牙齿呈灰、黄或棕色改变，形成四环素牙（图5–7）。

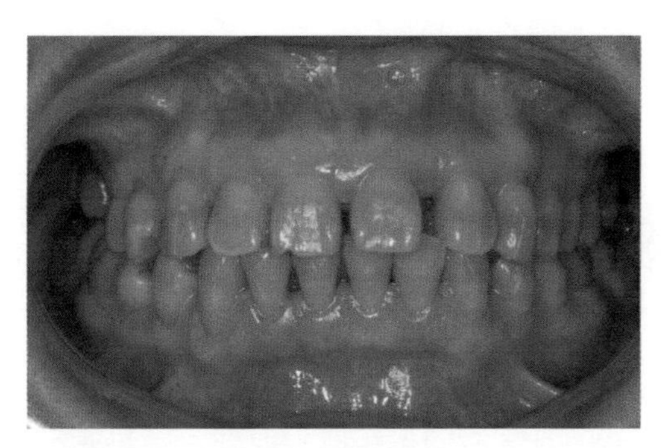

图5–7　四环素牙

牙着色程度与服用四环素的种类、剂量、用药次数有关。因此，幼时服用四环素应当警惕四环素牙的可能。

四环素牙最常见为牙齿染色，一般呈黄色，牙齿萌出时有荧光色，随着日光作用，牙齿逐渐由黄色变为黄棕色或者褐色、黄褐色。因此，门牙颜色最先发生改变，严重的呈灰棕色、蓝紫色染色，影响美观。

2. 预防及治疗

四环素牙轻症者，如果对美观要求不高可不予处理。

若是对美观要求较高者，如教师、销售、主持人、演员等则可以通过多种口腔医学途径改善四环素牙，例如，常见的为牙齿美白、树脂修复，以及较为理想的牙齿贴面。

除了改善四环素牙的症状，还应该从根源上防止四环素牙的产生。因此，妊娠期及母乳喂养期、7岁以下小儿不宜使用四环素药物，以防止四环素类药物被结合到牙组织内使牙着色。

三、牙髓病和根尖周病

（一）牙疼为什么不能直接补牙？

牙疼有可能是牙髓炎发作，细菌通过牙洞侵入牙神经，使得牙髓组织发生一系列疾病，包括牙髓炎症、牙髓坏死、牙髓退行性变，其中，牙髓炎最为常见。牙髓炎症的常见病因有细菌、物理、化学因素以及免疫反应等，其中，细菌感染是最常见的病因。[1]

牙髓炎可分为急性牙髓炎和慢性牙髓炎。急性牙髓炎发病急骤，牙痛剧烈，自发痛、阵发性牙痛且长时间不缓解。此外，冷热刺激均使牙痛加重。慢性牙髓炎则多为隐痛、刺激痛，起病隐匿，牙痛感觉不明显图5–8。[2]

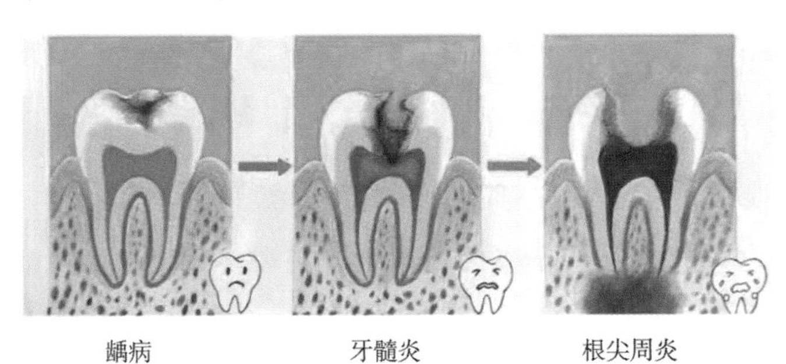

图5–8　牙髓病的病变过程

（二）牙龈上长脓包是“上火”了吗？

牙龈长脓包，人们往往认为是自己“上火”造成的。但是，在西医里没有“上火”的这一说，作为现代西医分支的口腔医学里，也没有“火牙”这个说法。一般来说，牙龈长脓包往往是牙齿根尖炎症，脓液引流不畅导致，吃药并不能从根本上解决问题。一般情况下很难通过自愈的方式让它消失，常常反复发作。通过检查往往能在脓包附近发现有龋坏牙，或是治疗不彻底的牙齿。细菌通过各种通道感染牙齿根尖部位，进而发展为根尖周炎 ，造成了慢性炎症并破坏软硬组织，最终在牙龈甚至面部上形成瘘管。

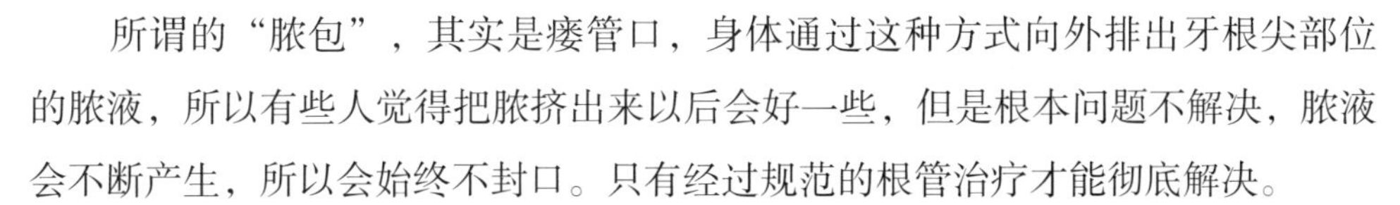

所谓的“脓包”，其实是瘘管口，身体通过这种方式向外排出牙根尖部位的脓液，所以有些人觉得把脓挤出来以后会好一些，但是根本问题不解决，脓液会不断产生，所以会始终不封口。只有经过规范的根管治疗才能彻底解决。

（三）还有什么病可能引起“牙疼”？

1. 龈乳头炎

龈乳头炎是指发生在两个相邻牙齿牙间乳头处的急慢性炎症。因此，两个牙齿之间出现小红包可能是龈乳头炎。

发生龈乳头炎时可见患者所指部位牙龈乳头红肿发胀，有探触痛，吮吸时出血，可探查到局部刺激物，患处两邻牙间可见食物嵌塞的痕迹。询问病史有食物嵌塞史，并且患处伴有持续性、自发性胀痛和明显的探触痛，患者对疼痛多可定位。

2. 上颌窦炎

当患上颌窦炎时，患侧的上颌后牙可出现疼痛症状，症状类似牙髓炎。这是由于急性上颌窦炎时所表现的疼痛多为持续性胀痛，患侧的上颌后牙可同时受累而致后牙区多个牙均有叩痛，但通常未能查及可引起牙髓炎的牙体组织疾患。

3. 颞下颌关节疾病

颞下颌关节持续疼痛，疼痛部位深在，定位不清，疼痛时常发作，出现牵涉痛，可伴有耳朵疼痛和张口受限。颌面部肌肉痉挛导致肌筋膜疼痛，扪压肌肉或关节可引起或加重疼痛。疼痛持续时间一般超过半年。影像学检查有助于诊断。

4. 心源性牙痛

有心源性牙痛的患者多可出现一侧牙齿剧烈性疼痛，而后又会出现胸闷、气喘及心脏区疼痛。患者往往不能确定牙痛的具体部位，经过牙科医生处理或者服用止痛药后仍然不能解除疼痛。心源性疼痛多发生于老年人，随着年龄增长，大脑及心脏神经逐渐产生退行性变化，疼痛敏感度降低。心绞痛部位可以在胸骨或者心肌前区，也可以放射到下颌骨和下前牙，产生心源性牙痛。[6]

5. 三叉神经痛

很多初发人群会将三叉神经误以为是一般牙疼，但两者有明显区别。三叉神经痛的地方不一定有牙病，即使有牙病，治疗后依然不能解决疼痛问题。此外，疼痛没有什么温度刺激也能发生，张嘴可能就会疼痛，疼痛多为一阵一阵的，多数不影响患者的睡眠。

6. 灼口综合征

临床特征是口腔发生持续的烧灼样疼痛。最常见的部位是舌尖和舌缘，也有累及上腭、牙龈和牙齿的病例。疼痛程度与牙痛相似，但烧灼感更为突出，不出现酸痛和跳痛；疼痛于傍晚时最重，随着时间的推移而加剧。伴随症状有口干、味觉异常、头痛、睡眠障碍。口腔检查黏膜正常，无器质性病变。发病常与口腔科治疗或口腔手术有关。该病多发生于绝经前后的女性，部分患者还可能有心因性问题。

（四）牙齿疼痛吃药会好吗？

牙痛的原因有很多，如果是龋齿、牙髓炎、根尖周炎引起的疼痛，吃药只能稍微缓解疼痛，效果微乎其微，无法根治，如果是智齿冠周炎、牙周脓肿引起的，吃药有一定效果但还是要配合局部治疗才能治愈。牙齿出现疼痛建议就诊检查，对症处理。

牙齿疼痛一般是怎么引起的？以牙髓炎和根尖周炎为例，我们的牙齿是由牙釉质、牙本质和牙髓和牙骨质等结构组成。当外层的硬组织因龋病、外伤等原因遭到破坏，细菌穿过牙釉质以及牙本质进入牙髓组织甚至到牙根根尖引起炎症，当炎症波及牙髓组织时，牙髓的体积会发生膨胀，牙神经受到刺激，引发剧烈的疼痛感。

药物的作用是必须依靠有效的血液循环的，牙髓和其他组织的连通依靠细小的血管通道，牙齿发炎时，牙髓组织肿胀，与外界的交通受阻，药物的作用很难到达牙髓组织，再者，药物经过全身的血液循环后，到达牙髓组织的剂量通常也不足以消除炎症，因此服用药物往往效果较差，无法有效解决疼痛以及炎症。

但有些时候吃了药后疼痛会缓解，这是由于此时牙齿的炎症侵袭到牙根尖部，药物可到达并对这部分炎症起到消炎作用，因此，患者服药后可感觉症状缓解。但是，牙齿炎症的最终消除仍然依靠有效的根管治疗，控制感染，消除炎症。

（五）根管治疗为什么要来这么多次?

根管治疗俗称“抽”神经、“杀”神经。牙医担当的就是这个“杀手”角色，对于有些牙齿而言，牙神经可能比头发丝还细，要在牙齿里逐一找到它们，不能遗漏，精准测量，清除干净。牙神经分布复杂，治疗程序复杂，操作精细。对于感染严重的病例，从初诊到治疗结束，治疗步骤多，且途中封药也需要时间观察，因此需要来的次数比较多。

根管治疗通常分为四个步骤，如图5–9所示。

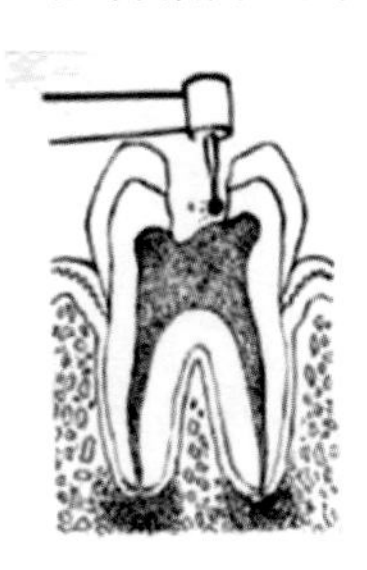
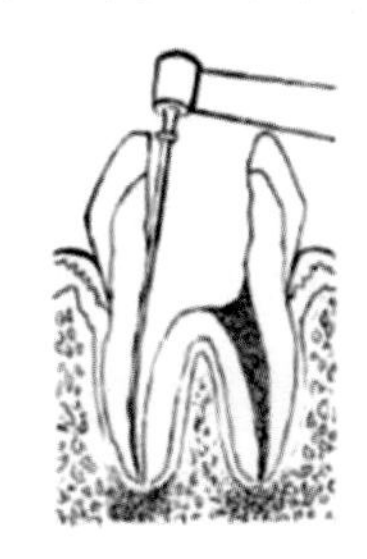
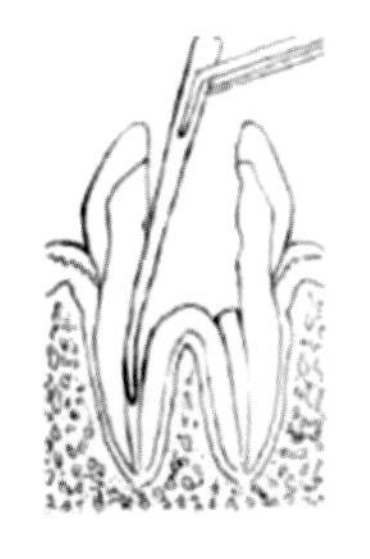
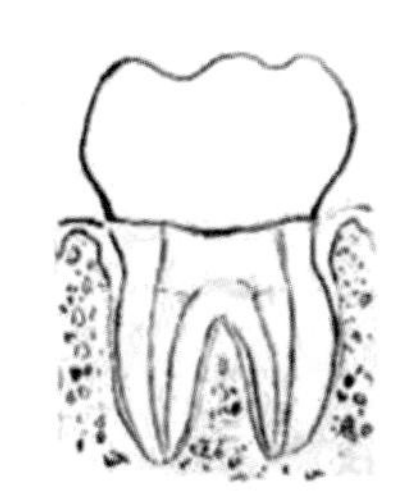

图5–9 根管治疗的过程

（1）开髓，即在牙冠上面建立通路，牙髓炎患者要先进行局部麻醉，而慢性根尖周炎和牙髓坏死则可以不用，然后去除龋坏组织，建立牙冠到根管口的通路，封入失活剂“杀”神经，1～2周后复诊（图5–10）。

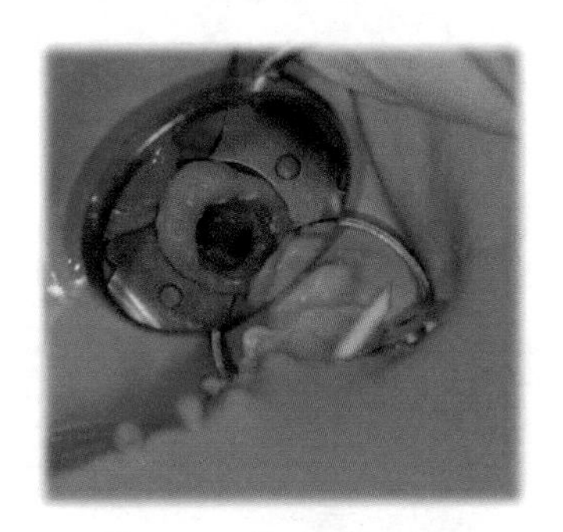

图5–10 橡皮障下开髓

（2）根管预备，包括机械预备和化学预备，目的是清理根管内感染物。机械预备是指先测量根管长度，然后用专门的镍钛器械和根管锉清理牙根（图5-11），用化学药物如次氯酸钠和生理盐水等冲洗根管，最后封杀菌的药，常规是氢氧化钙类。

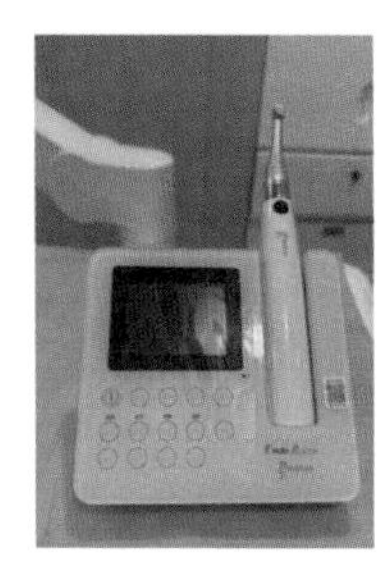
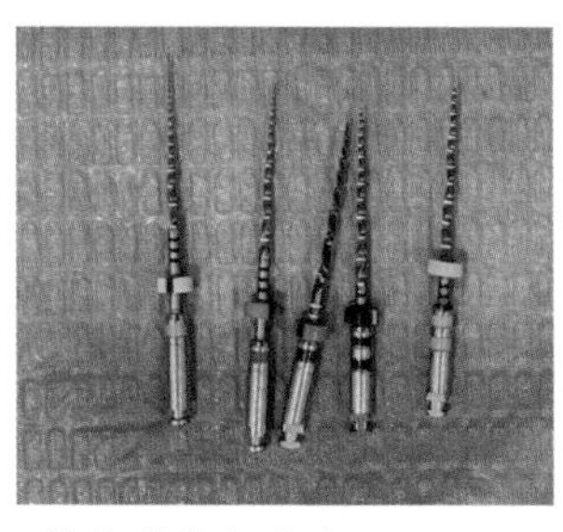

图5-11　镍钛器械和马达

（3）根管充填，再次测量根管长度，选择合适的牙胶尖（图5-12），用热牙胶充填技术（图5-13）配合根充糊剂填充封闭已经清理干净的根管，拍 X 射线片确定治疗效果。有时炎症比较严重则需要再次换药，下次炎症控制后考虑进行根管充填。

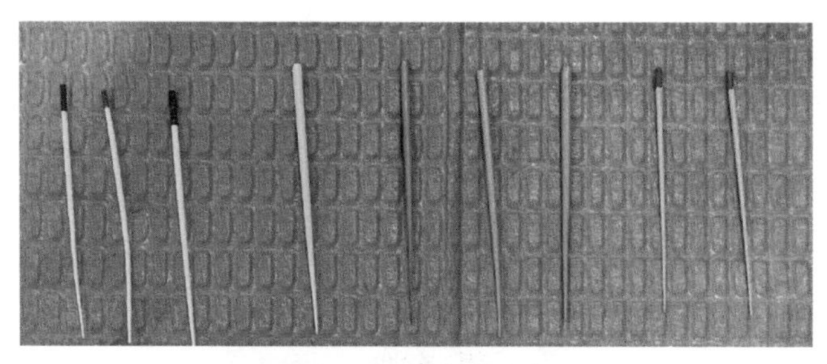

图5-12　各种牙胶尖

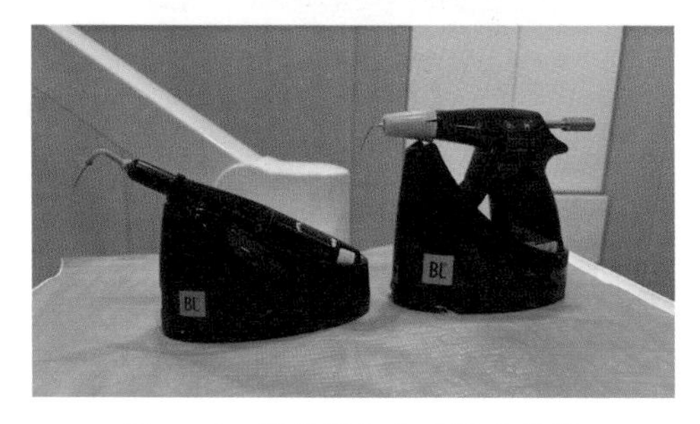

图5-13　携热器和热牙胶充填器

（4）修复牙冠，一般做完治疗后树脂充填恢复外形，之后进行全冠修复，缺损范围大需要纤维桩和全冠修复。如果患者病情不重或者能够耐受可以一次性完成，一般情况下通过 3 次完成治疗过程。

（六）根管治疗之后的注意事项

（1）尽量在麻醉药药效消退以后再进食，以免咬伤颊舌等软组织。

（2）治疗过程是一个连续的过程，需多次就诊和拍 X 射线片，所以尽量按时复诊，同时，治疗期间避免用患牙咀嚼食物，以免暂封物脱落或发生牙齿折裂，从而造成根管治疗失败。

（3）根管治疗过程中，可能会出现短暂的疼痛，绝大多数的疼痛都会逐渐缓解，或者可以通过口服抗生素和止痛药物缓解，如果疼痛比较剧烈，需尽快到医院就诊。

（4）根管治疗过程结束以后，患牙牙髓组织缺失，牙体组织缺损较多，脆性增加，建议尽早行冠修复，防止牙体崩裂。

（5）对于治疗结束以后再次出现症状的牙齿，需尽早就诊，检查评估牙齿的情况。

（6）根管治疗后，随着时间推移，牙齿色泽会有轻微变化，可通过牙齿美白、牙冠修复等技术恢复。

（7）根管治疗后避免用牙齿咬硬物，保持口腔卫生，注意定期复查。

（七）根管治疗后需要做"牙冠"吗?

牙冠是指全冠，是一种全覆盖式的修复体，用于恢复严重缺损的牙齿。最常见的情况是为根管治疗后的牙齿做牙冠，其主要原因有两个。[7]

（1）由于根管治疗后的牙齿失去牙髓，因此牙本质的厚度不会增加。

（2）需要进行根管治疗的牙齿大多是基于深龋、磨损或外伤等因素，已失去相当多的牙体组织。而根管预备过程中又会进一步去除牙体组织，使牙齿的抗折性进一步减弱。

2. 根管治疗后冠部修复的目的

（1）严密封闭冠方，预防根管系统和根尖区的再感染。

（2）恢复缺失牙体硬组织和冠部的形态和功能，为患牙提供足够的强度，预防冠折和根折。

3. 根管治疗后冠部修复的时机

（1）当根管治疗过程顺利，临床症状消失，而 X 射线片显示为恰填，根尖周无病变时，根管充填后应即刻进行牙齿的冠部修复。

（2）若是较大的根尖周病变，则先行暂时性修复，观察 3 ~ 12 个月，待病变有明显愈合再进行永久性修复。

4. 前牙修复[5]

（1）冠部牙体结构相对完整的小范围缺损，可以考虑树脂修复。

（2）牙体缺损范围较大，一般以全冠修复。

（3）剩余牙体组织少于冠部牙体的一半时，需打桩辅助恢复牙体，再行冠修复。

5. 后牙修复[7]

（1）咬合力无异常，牙体缺损较少的牙齿，可以使用复合树脂直接修复。

（2）当牙体壁缺损大，则应考虑行全冠、高嵌体、部分冠等修复方式。

（3）若无完整牙体壁存留，同时剩余冠部牙体高度少于 2 ~ 3 mm，则需要使用桩核冠修复。

四、牙外伤

牙齿摔断的现象，医学上称之为“牙外伤”，即由于外力的作用对牙齿造成的一些伤害。很多人只有牙齿摔断了才会格外重视，但其实，牙齿受伤的表现还有好几种，比如：有的像“脑震荡”一样，看不着摸不着，称之为“牙震荡”；有的像“骨折”一样，牙体发生折断，称之为“牙折”；还有的像关节脱位一样，甚至完全脱离人体，称之为“牙脱位”。牙外伤的发生往往都很突然，临床上经常看到很多患者缺乏牙外伤的医学知识。

（一）牙折的分类与治疗

牙齿折断是较为常见的一种牙外伤，从医学角度上讲，牙齿折断分为牙冠折、牙根折、牙冠根联合折。一般情况下，牙冠折断可直接观察到，牙根折断则需要进行拍片检查确诊。无论哪一种类型，其治疗方案都是根据折裂位置、折裂深度的不同来选择的。

1. 牙冠折（图5–14）的分类及治疗[8]

（1）冠折：釉质折断，如图5–14 A。可不处理，或磨除锐利边缘。

（2）冠折：釉质和牙本质折断，如图5–14 B。儿童患者采取护髓治疗，在暴露的牙本质上采用氢氧化钙制剂间接盖髓后应用玻璃离子水门汀或光敏树脂充填。成人患者有冷热酸甜敏感症状者，可行脱敏治疗。如果症状较严重，可采用临时塑料冠，使用氧化锌丁香油糊剂粘固，待6～8周后，氢氧化钙制剂间接盖髓后用光敏树脂修复外形。

（3）冠折：露髓，如图5–14 C、D。成年患者治疗措施为根管治疗 6～8 周后进行牙冠修复。年轻恒牙应该尽量保留活髓以利于牙根继续发育，可以采用活髓切断术去除冠髓，保留根髓，可以应用光敏树脂充填或应用断冠粘接技术将断冠粘接。术后定期复查，牙根发育完成后，进行根管治疗，进行冠修复。如果外伤时间较长，牙髓感染坏死，再采用根尖诱导成形术，定期换药，牙根尖孔封闭后采取根管治疗术。[8]乳牙冠折露髓可以进行牙髓摘除术。如果患儿年龄太小无法配合，为避免刺激孩子，可以酌情拔牙。

牙外伤后需定期复查，可以在外伤后 1、3、6 个月后以及每隔1年进行复查，进行牙髓活力测验，拍摄 X 射线片。儿童患者牙冠缺损过多时，注意保持间隙，以利于成人后永久修复。

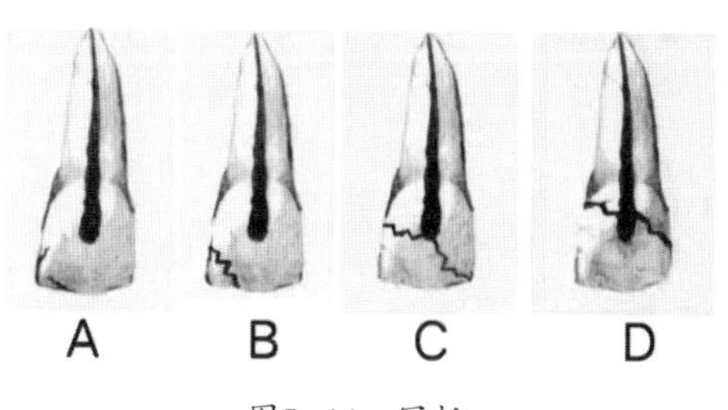

图5-14 冠折

2. 牙根折的治疗

与其他牙齿外伤类型相比，牙齿根折的发生概率相对较小。大部分根折的发生原因是因为口唇部受到了正面撞击，外力直接打击在牙齿上，或者面部直接着地引起的，多见于不慎摔倒或者体育运动过程中。那是不是一定要拔除根折的牙齿呢？这个需要视情况而定。一般认为根折越靠近根尖其预后越好。当根折限于牙槽内时，对预后是很有利的，但折裂累及龈沟或发生龈下折时，常使治疗复杂而且预后亦差。

根据以往的临床经验，外伤牙发生根折后，牙髓在早期仍然处于有活力的状态，牙髓有一定的自我修复能力，利于根折外伤牙的愈合。因此，不论是哪一类根折，一旦发生后首要的处理方法都是牙齿复位固定，这对于根折外伤牙的预后非常重要。

对根尖 1/3 折断（图5-15 A），在许多情况下无须牙髓治疗，仅仅夹板固定就可以修复并维持牙髓活力。但当牙髓活力不佳，出现坏死时，则应进行根管治疗。[9]

对根中 1/3 折断（图5-15 B）可使用夹板固定；若冠端有错位，则在固定前应尽量复位。复位固定后，每月应复查 1 次，检查夹板是否完好，有无松脱，必要时更换夹板。复查时若发现根折冠段牙髓有坏死，应及时拔髓。如根尖段牙髓仍有活力，则只需行根折冠段的根管治疗术；若根折根尖段牙髓已坏死，就应一并行根管治疗术。

颈侧 1/3 折断（图5-15 C）折裂与龈沟存在交通时，将无法自行修复。如牙根长度足够，可行切龈术、正畸牵引法、牙槽内牙根移位术或冠延长术，将牙根断端暴露于龈上，进行桩冠修复。如牙根长度不足，则考虑替代治疗（拔除患牙）。[9]

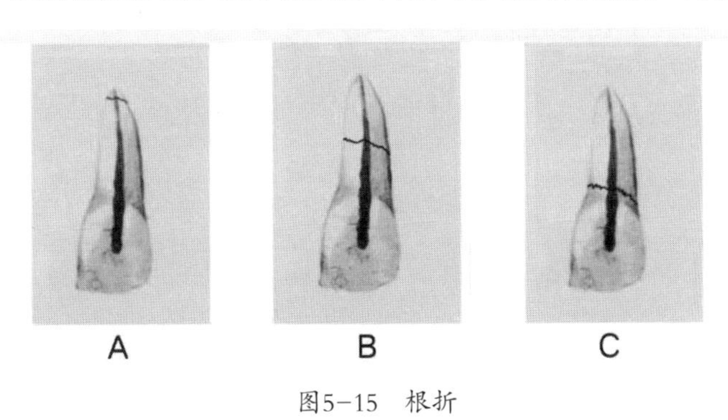

图5-15 根折

3. 冠根折的治疗

冠根折是指牙冠及牙根同时折断，损伤牙釉质、牙本质和牙骨质，并有牙髓的暴露。视其严重程度，复杂冠根折的治疗按创伤程度可依次采取保全治疗（断冠粘接）、保髓治疗（龈切及冠延长术、正畸牵引术、牙槽窝内牙根移位术、牙半切术）和替代治疗（拔除患牙）等多种治疗方法。[5]

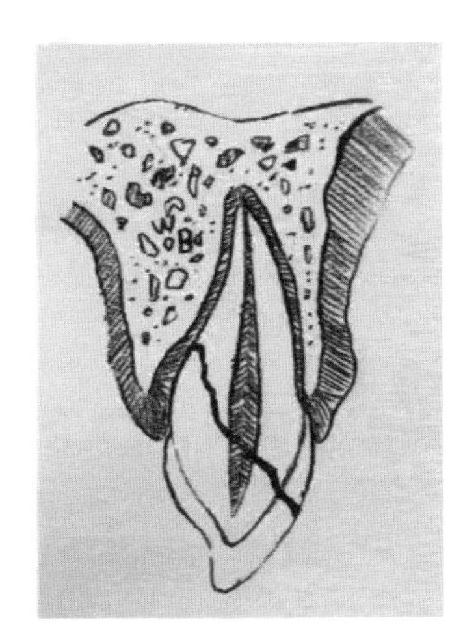

图5-16 复杂冠根折

（二）牙脱位的临床表现及治疗

1. 牙脱位的临床表现[8]

根据以往的临床经验，外伤牙松动移位多是牙脱位的表现。出现牙脱位必然伴有疼痛、松动、出血、移位，同时出现咬合障碍，所以一旦出现牙脱位应该尽快就医。如果条件适合，可将松动移位的患牙先复位再尽快就医，倘若患牙仅存在移位并无松动，切勿自行处理，以免造成二次损伤。

根据外力大小、方向和牙齿脱出牙槽窝程度的不同，牙脱位的临床表现也不相同。

（1）嵌入性脱位。患牙牙冠较同名牙冠短，嵌入牙槽窝中，多无明显松动。受伤严重时，常伴有牙槽骨壁折断。

（2）脱出性脱位。患牙松动明显，伸长，但尚未完全脱出牙槽窝，在咬合时有早接触创伤，疼痛明显。有时 2～3 个牙同时发生。

（3）侧向脱位。患牙向唇、舌或近远中方向移位，常伴有牙龈撕裂和牙槽窝侧壁骨折。

（4）完全性脱位。临床表现完全性脱位时，牙周膜及血管神经完全断裂，牙与牙槽骨完全分离，牙槽窝内空虚。当患牙从牙槽窝中脱出，牙完全离体或仅有少许软组织相连，常伴牙龈撕裂和牙槽骨折，多为单个牙，有的患者手拿牙就诊，有些患者则将患牙遗弃。

2. 牙脱位的治疗

（1）部分牙脱位：应在局麻下复位，再结扎固定 4 周。术后 3、6 和 12 个月进行复查，观察期间发现牙髓坏死，应及时做根管治疗。

（2）嵌入性牙脱位：在复位后 2 周患牙应行根管治疗术，因为这类患牙常伴有牙髓坏死，容易发生牙根吸收。若年轻恒牙发生嵌入性脱位，不可强行拉出复位，避免二次损伤，继而诱发牙根的吸收及边缘牙槽突的吸收。因此，仅对症治疗，持续观察，任其自然萌出是最佳的选择，一般在半年后患牙能萌出到原来的位置。

（3）完全牙脱位：再植需在 30 min 内完成，90%患牙可避免牙根吸收。因此，牙脱位后，可即刻将患牙放入原位，如果牙齿已落地污染，可用生理盐水或无菌水冲洗，遂即放入原位，冲洗过程中尽量不要触碰牙根部分。如不能立即复位，可将患牙放置于患者的舌下或者口腔前庭处，也可放在盛有牛奶、生理盐水或自来水的杯子内，尽量保持牙根湿润，切忌干燥，并尽快到医院就诊（图 5–17）。[8]

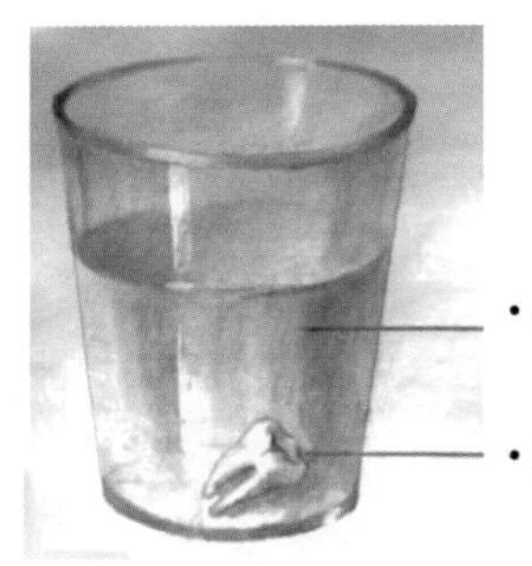

图5–17 完全脱位牙

对完全牙脱位，还应根据患者的年龄、离体时间的长短，做出具体的处理方案。[8, 9]

①根尖发育完成的脱位牙：若能迅速就诊且复位及时，应在术后 3 ~ 4 周行根管治疗术。因为再植后的患牙，牙髓无法重建血液循环，牙髓逐渐坏死，进而引起炎症性的根尖周病变甚至牙根吸收，患牙再植后 3 ~ 4 周，松动度会降低，而炎症性吸收又刚好开始，所以根管治疗的最佳时期为患牙再植后 3 ~ 4 周。如果脱位在 2 h 后就诊者，牙髓和牙周膜内细胞已发生坏死，牙周膜不可能重建，根管治疗术只能在体外进行，并且根面和牙槽窝需在刮治后，才可将患牙植入固定。[10]

②年轻恒牙完全脱位：若就诊迅速或自行复位及时者，牙髓可能继续生存保持活力，不必贸然拔髓，一般疗效是好的。当然，若无法及时就诊及复位，则需要在体外完成根管治疗术，需要搔刮牙槽窝和根面后再植，此类患牙预后欠佳。

五、其他牙体疾病

（一）为什么我刷牙时感到特别酸软?

有些人经常吃凉食或者刷牙时感到牙酸，以为是蛀牙闹得，殊不知很可能是错误的刷牙方式导致的楔状缺损（图5-18）或者是咀嚼等其他原因引起的牙齿磨耗。

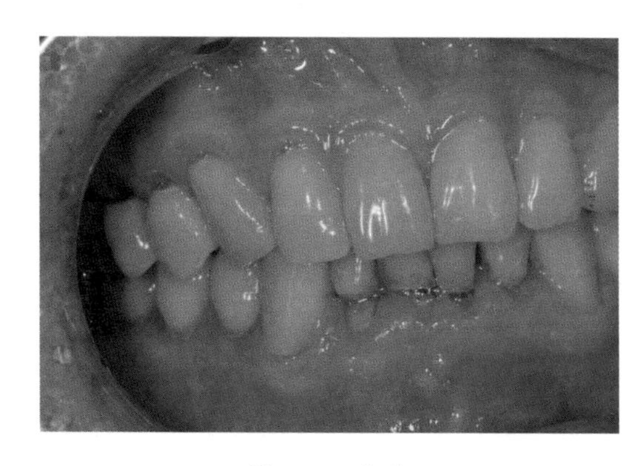

图5-18　楔缺

1. 楔状缺损

（1）楔缺的病因及临床表现

①刷牙方式不正确：长期横向刷牙、用过硬牙刷、刷牙过猛等错误刷牙方式，都导致牙颈部磨损。

②临床上看，牙颈部楔缺更多是位于上下颌正中牙齿分别向后数第三，四颗。这些牙处于牙列拐角处，因此刷牙时受到的力也是最大的。

③牙颈部结构薄弱：牙颈部釉质和骨质连接处的结构比较薄弱，容易被磨去。

④酸性物质的腐蚀：部分楔缺，是由于牙龈沟内的酸性渗出物引起的。

⑤长期咀嚼：牙齿唇颊侧颈部咬合应力集中区，长期咀嚼，使牙体组织疲劳，于应力集中区出现损坏。

（2）楔缺的防治

既然主要是由于日常的不良生活习惯导致的楔缺，那么预防和避免发生牙齿缺损，首先就得养成良好的生活习惯。

①改正刷牙方式，避免拉锯式横向刷牙，并选用刷毛较软的牙刷和颗粒较细的牙刷。

②尽量减少进食酸性食物，在接触酸性饮食后，应立即用清水漱口，而不是立即刷牙。

③积极治疗消化系统相关疾病，预防如胃酸反流等情况侵蚀牙齿。对于缺损深及牙髓，导致牙髓炎症状及根尖炎症状，需要进行根管治疗。

2. 其他类型牙齿磨损

（1）不良的咬合习惯。因某种职业或习惯，用较大的力度反复咬某种硬物也会导致牙齿的磨损。木匠、鞋匠用牙咬持钉子，缝纫者用牙咬持针或用牙断线，长期、大量嗑食瓜子，叼烟斗，用牙齿撑开发夹，用牙齿咬开啤酒瓶盖、咬开核桃等，都会造成牙齿特定部位的明显缺损。

（2）磨牙症（图5-19），也称夜磨牙，是在非进食情况下发生的不自主的咀嚼运动，多在夜间睡眠中发生。因无食物的缓冲，缺乏唾液的润滑，加之往往用力大、速度快，会导致明显的牙齿磨损。

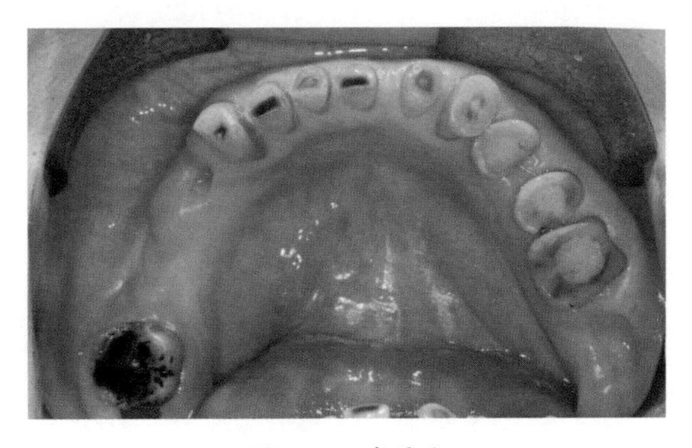

图5-19　磨牙症

3. 牙齿磨损的防治

（1）戒除不良的咬合习惯。

（2）发现高耸的牙尖和锐利的边缘，应通过调磨纠正。

（3）食物嵌塞者，应通过调整咬合习惯、恢复接触关系等措施加以改善。

（4）牙本质敏感、牙髓根尖周病和颞下颌关节症状出现时，应做相应处理。

（5）磨牙症患者应通过戴咬合垫、肌电反馈治疗等方法加以改善。

（二）为什么我咀嚼时特别疼痛?

在吃东西时，如果某一颗牙的“特定位置”发生疼痛，粗略一看，这种牙似乎没有什么问题。但仔细检查，会发现一道隐匿的裂纹，就像碗底出现裂纹一样，我们称为牙隐裂。牙隐裂是牙体硬组织出现的细微裂纹，比较典型的症状有吃到某些食物牙齿会敏感，或者咬到牙齿某个位置会非常疼痛。

1. 牙隐裂的病因及临床表现

（1）牙齿本身结构薄弱

有些人的牙齿天生就有较深的发育沟裂或者陡峭的牙尖斜面，导致牙齿结构出现薄弱环节以及应力集中，抗裂能力较低。这种情况下，即使是正常的咬合力也可能导致牙隐裂的发生。

（2）不当的咬合力

不小心吃到碎骨头或者小石头，习惯用牙齿开瓶盖、咬硬物等，都会有过大的咬合力。这种情况下健康的牙齿就会发生牙隐裂。

（3）某些牙齿治疗

根管治疗后，某些牙齿龋损修复后也容易发生牙隐裂。

2. 牙隐裂的防治

（1）预防

①不要用牙齿开酒瓶或者咬硬物。

②如果牙齿早期有轻微裂纹，一定要及时就医，避免牙裂纹加深。

③补充钙质，防止因为缺钙而牙齿抗裂强度不足。

④做完根管治疗的牙齿及时做牙冠或者嵌体。

（2）治疗

①牙隐裂的治疗早期可以采取调磨高陡的牙尖，降低咬合力，定期观察。

②如有浅龋，则去除龋坏，制备洞形，充填。

③如隐裂已累及牙髓，则需进行彻底的根管治疗，治疗结束后应行全冠修复，预防牙折。

④再严重的话，需要拔牙治疗。

（三）为什么我对冷、热、酸、甜的食物很敏感?

在吃着滚烫的火锅，喝着冰爽的冷饮的时候，你有没有感受过牙齿短暂的酸痛、刺痛？你有没有想过为什么我对冷、热、酸、甜的食物这么敏感呢？牙齿敏感到底可不可以自愈呢?

1. 牙敏感的概念

牙敏感，是指牙齿受到生理范围内的刺激（包括机械、化学、温度、渗透压等）时出现的短暂尖锐的疼痛或不适的现象。症状一般伴随着刺激而来但也会迅速消失，持续时间较短。常在刷牙、吃硬性食物时出现酸疼，累及数个牙齿甚至于全口牙，牙敏感不是一种疾病而是一种症状。通常是由于牙齿的保护层牙釉质、牙龈或者牙骨质的缺失使牙本质暴露导致的。

2. 哪些因素导致牙敏感?

（1）龋齿，也是俗称的蛀牙。牙洞形成以后，洞底累及牙本质深处时，会造成冷热酸甜刺激产生敏感的情况。

（2）楔状缺损，是在牙颈部的牙本质敏感，由于不良刷牙习惯、酸蚀或者应力集中等原因造成的颈部形成两个光滑斜面。由于牙本质的暴露，造成牙齿的敏感。

（3）随着年龄的增长，牙齿的咬合面出现生理性的磨损，或者一些存在夜磨牙症状的患者，牙釉质完全磨透造成牙本质的暴露，而产生冷热酸甜刺激敏感，甚至于咀嚼无力等症状。[4]

（4）牙周炎（图5-20）导致牙槽骨流失后，牙根暴露，牙根里的牙本质小管发生压力变化也会刺激牙神经出现刺激性的症状。另外，有些人牙颈部部分区域缺少牙骨质和牙釉质的保护，牙本质直接暴露，所以当牙根暴露时，也会直接刺激牙本质导致牙齿敏感。

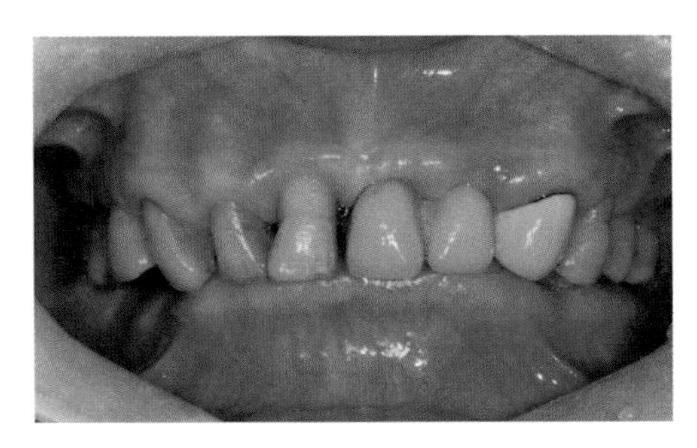

图5-20　牙周炎

（5）牙隐裂。是发生在牙冠表面不易发现的裂纹，可由牙齿结构的内因和较大咀嚼力的外因引起的。隐裂纹可深及牙体不同的部位，当深及牙本质深层或髓腔时可造成敏感或更严重的症状。

3. 牙敏感的处理

牙齿敏感要及时到医院就诊，查明诱因，根据不同的病因，对症治疗。龋病和楔状缺损可以进行充填治疗，磨耗及牙根暴露等可以进行脱敏治疗，隐裂牙可进行降𬌗或冠修复等，但是无论是哪一种病因导致的，都应该尽早找到病因并及时处理，否则牙齿可能会导致不可逆性的损害。平时可以使用抗过敏的牙膏刷牙，保持口腔的卫生洁净，尽量不要吃生冷寒凉刺激性食物。

参考文献

［1］周学东.牙体牙髓病学［M］. 北京：人民卫生出版社，2020.

［2］孙红蕾.渗透树脂联合Beyond冷光美白仪治疗氟斑牙的临床效果评价［J］. 全科口腔医学电子杂志，2018，5（08）：23-24.

［3］高秀秀，王富珍. 氟斑牙危险因素的研究进展［J］. 系统医学，2017，2（15）：152–153+156.

［4］王妍.老年人牙病的预防与治疗［J］. 中国社区医师（医学专业），2012，14（12）：55.

［5］王玉婷，王剑. 前牙牙体缺损修复方法的最新进展［J］. 北京口腔医学，2020，28（06）：349–354.

［6］李景，张明竹. 心源性牙痛误诊1例［J］. 实用口腔医学杂志，2008（04）：521.

［7］李鑫，张宁，杨卫东. 2种用于根管治疗后牙体修复树脂的临床疗效对比分析［J］. 口腔医学，2019，39（09）：819–822.

［8］龚怡. 规范牙外伤诊疗　与国际接轨［J］. 中国实用口腔科杂志，2015，8（06）：338–343.

［9］白洁，姬爱平. 恒牙外伤的牙髓保存和牙髓治疗［J］. 中国实用口腔科杂志，2015，8（06）：329–332.

［10］王俊，郭芳，黄硕，等. 青少年前牙外伤治疗的临床观察［J］. 中国美容医学，2010，19（11）：1682–1684.

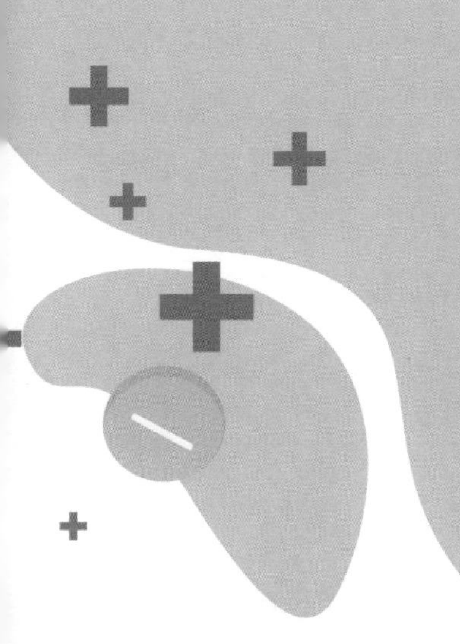

第六章 牙周保健

一、牙龈炎和牙周炎的差别

（一）牙龈炎的介绍

1. 何谓牙龈炎？

牙龈炎即在牙龈乳头及游离龈部位发生的炎症，龈缘附近牙面堆积的牙菌斑是其始动因子，是一种极为普遍的牙龈疾病。

2. 临床表现（前牙区多见）

（1）刷牙或咬硬物时牙龈出血。

（2）游离龈和龈乳头变为鲜红或暗红色。

（3）龈缘变厚，不再紧贴牙面，龈乳头变圆钝肥大。

（4）牙龈松软脆弱，缺乏弹性。

（5）当牙龈有炎症时，龈沟的探诊深度可达 3 mm 以上。

（6）龈沟探诊出血。

（7）龈沟液量增多。

（二）牙周炎的介绍

1. 何谓牙周炎？

在龈牙结合位置定植的牙菌斑诱发的牙龈炎症，若是无法及时对其开展有效治疗，将导致其牙龈炎性病症逐渐向牙周深部组织进展，引起牙齿支持组织破坏，涵盖牙龈、牙骨质、牙槽骨及牙周膜，形成牙周袋，伴随炎症的发生，存在附着丧失及牙槽骨吸收等表现（图6–1）。

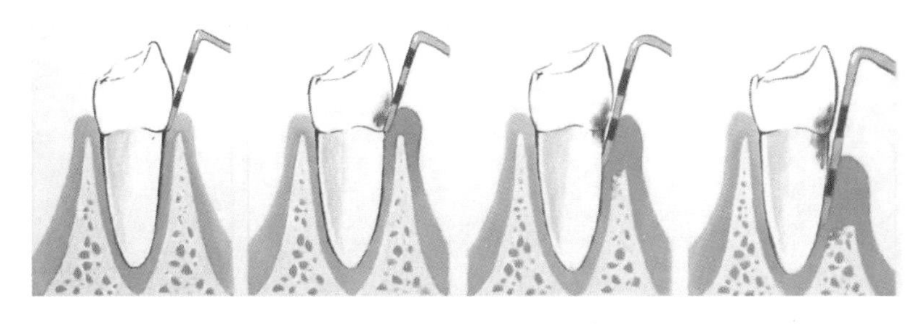

图6–1　牙龈炎转向牙周炎的病变过程

2. 临床表现

（1）牙周袋 > 3 mm，并有炎症，多有牙龈出血。

（2）邻面临床附着丧失 > 1 mm。

（3）牙周袋探诊后有出血。

（4）牙槽骨有水平型或垂直型吸收。

（5）晚期牙松动或移位。

伴发病变包括口臭、继发性咬合创伤、逆行性牙髓炎、食物嵌塞、根面龋、牙龈退缩、牙根敏感、牙周脓肿及根分叉病变等病症。

（三）牙周炎的自我检测

当出现以下情况时应及时选择于牙周科就诊。

（1）刷牙或咬硬物时出血、自发性出血。

（2）口腔异味。

（3）食物嵌塞。

（4）牙龈退缩、牙缝变大。

（5）牙根敏感。

（6）牙龈肿痛。

（7）牙齿松动。

二、牙龈炎、牙周炎怎么治疗？

（一）牙龈炎的治疗

“龈上洁治术”，即大家所熟悉的“洁牙”，用于清洁沉积在牙面上的牙菌斑、牙结石。这些钙化团块质地较硬，附着较紧，无法通过刷牙去除。

1. 洁牙会损伤牙齿吗?

可以肯定地回答，“不会”。

洁牙是通过超声波洁牙机高频振动，振荡牙面上的牙结石使其松脱，这个过程并不会对牙釉质造成损伤。

2. 洁牙出血怎么办?

洁牙及日常刷牙出血最根本的原因是牙菌斑、牙结石刺激牙龈发炎，炎症状态的牙龈松软脆弱，容易出血，而不是因为洗牙导致的出血。在经过完善的牙周治疗，并定期牙周维护，牙龈会恢复健康，这时刷牙就不会再出血了。

3. 洗牙后“牙缝变大/牙齿变松”是怎么回事?

通常牙结石（图6–2）沉积较多的人会感觉清洁后牙缝变大或是松动，这其实是因为牙周炎进展引起的牙槽骨吸收、牙龈萎缩所致；去除牙结石后，原本的牙缝展现出来。

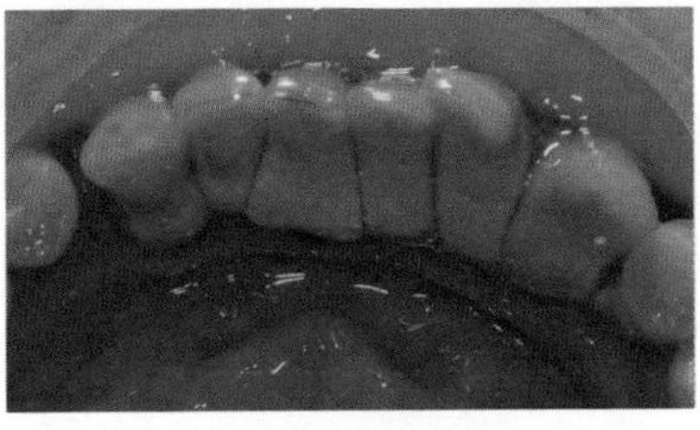

图6–2　牙结石

对重度牙周炎患者而言，原本厚重的牙结石将牙齿绑定在一起，造成一种“稳固”的假象，在洗牙后没有了牙结石的支撑，才会觉得牙齿变松了。

那是不是为了不让牙齿的松动暴露出来，就该避免洗牙呢？当然不是。如果放任牙结石的存在，只会导致牙槽骨进一步吸收，牙龈继续萎缩，最终将面对牙齿掉落或者不得不拔牙的情况。

（二）牙周炎的治疗

治疗程序分四阶段（图6-3）。

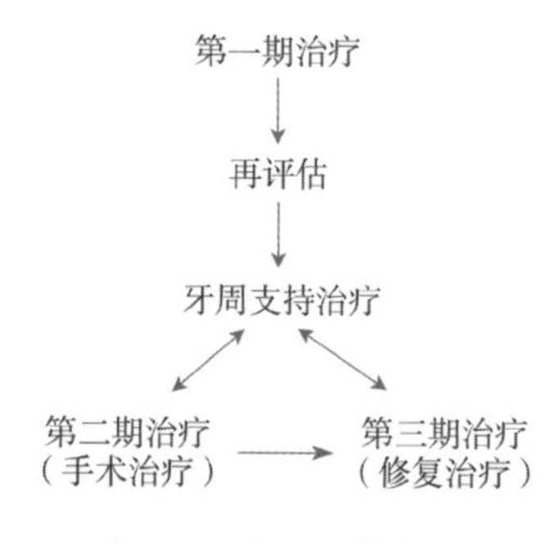

图6-3　牙周治疗过程

1. 基础治疗

往往有人会对医生给出的牙周治疗的方案产生疑问——我已经洗过牙了，为什么还要再洗一次，而且费用还更高？

牙周基础治疗，不仅包括洗牙，即龈上洁治术，还包括龈下刮治术和根面平整术，即更深层次的清洁，将深埋在牙龈下方牙根根面的牙菌斑、牙结石去除，从而实现有效治疗。如图6-4，拔除的患牙可见龈下根面牙菌斑和牙结石。

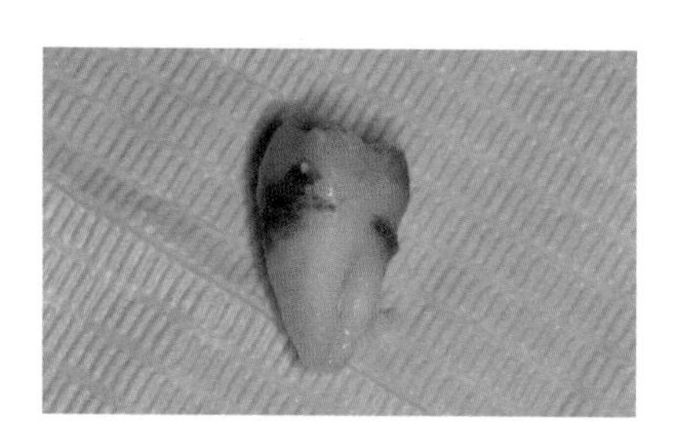

图6-4　牙周炎拔除的患牙

患者可能会问，可以直接给我开点药吗？不就是炎症，消炎就可以了吧。

国内外都没有治疗牙周病的特效药，药物并不能达到控制牙周病的目的，长期使用还可能引起其他不良反应。

只有彻底清除牙菌斑和牙结石才是控制牙周病的有效方法。

2. 牙周手术治疗

中重度牙周炎患者在开展基础治疗后的 1～3 个月时间内，再次进行评估，仍存在 5 mm 以上的深牙周袋且可能伴随出血或根分叉病变，这种情况是无法通过单纯的洁治或刮治彻底清除牙周袋深部的感染物质的，应酌情进行相应牙周手术：如翻瓣术、植骨术、GTR、甚至膜龈手术。

牙周手术和拔智齿一样都是门诊小手术，术后反应有时甚至更小，在局部麻醉下把牙龈翻开，在直视的情况下彻底清除牙根表面菌斑结石，同时去除增生的炎症感染组织，再进行缝合。

具体是进行单纯清创手术还是可以进行再生手术需要在牙周基础治疗后复查时根据患牙具体情况才能确定，这也是对每个牙周炎患者强调复查的原因之一。

牙周手术后通常 1～3 d 内可能术区会有些许疼痛或肿胀不适，其后不适症状逐渐消失，并不会影响正常工作、学习。

3. 修复治疗

牙周炎患者经过规范的基础治疗和（或）手术治疗后，使得炎症控制，病变停止进展，可对缺失牙进行修复，即俗称的“镶牙”。

根据不同的需求和口腔条件，常见的有可摘义齿、固定义齿和种植修复几种方案。

4. 牙周支持治疗

口腔医生都会对患者强调定期复查、牙周维护的重要性，往往有很多患者感到不出血了，牙齿变得稳固了就将这事抛在了脑后。

牙菌斑是不断形成的。牙周炎患者单纯的自我口腔保健不足以维持口腔健康。故定期的复查维护可以更好地监督口腔的卫生健康，当有问题发生时也能在早期及时地处理，这样才能更好地保护牙齿。

（三）伴发全身疾病的牙周治疗

宿主的防御机制会对牙周炎产生影响，全身疾病也会对牙周炎的治疗效果产生影响。随年龄增长，罹患心血管疾病和糖尿病等概率增加，因此，诊治牙周炎不再是口腔局部问题，口腔医师应充分了解患者全身病史，根据患者全身病情制订合理计划。

1. 糖尿病

（1）牙周治疗时的注意事项

①为降低低血糖的发生概率，须在胰岛素的活性高峰期前或者后开展牙周治疗，尽量在服用降糖药物后或者早饭后治疗，治疗时间尽量控制 2 h 以内。

②尽量采用非手术治疗。

③必要时根据血糖控制水平和稳定性决定手术时机。注意控制焦虑情绪，避免因焦虑导致肾上腺素增高，胰岛素利用增加，从而胰岛素水平降低，血糖升高。

④防止低血糖发生。

⑤如用药后未进食或进食已较长时间会增加低血糖发生率。

⑥加强牙周维护。维护期缩短至 1 ~ 3 个月，加强日常护理。

（2）根据血糖控制状况制订牙周治疗计划

①糖化血红蛋白低于6.5%，空腹血糖在4.4 ~ 6.1 mmol/L 之间的血糖控制理想人员，牙周治疗与健康人员相同。

②糖化血红蛋白在 6.5% ~ 7.5% 之间，空腹血糖在 6.1 ~ 7.0 mmol/L 之间的血糖控制良好人员，牙周治疗应尽可能选择非手术形式。

③糖化血红蛋白高于 7.5%，空腹血糖在 7.0 mmol/L 以上的血糖控制较差人员，牙周治疗应选择非手术，并预防性地应用抗生素干预。

④空腹血糖在 11.4 mmol/L 之上的血糖控制较差人员，牙周治疗必须待其血糖稳定后开展常规干预，仅对急性炎症进行处理。

总而言之，糖尿病患者需要将血糖控制在一定范围才能进行相应牙固治疗。

2. 心血管疾病

（1）牙周病患者合并各种心血管疾病，若无明显心血管指标异常或者非急性期病症患者，牙周治疗时，与单纯牙周病患者治疗形式相同。

（2）合并人工心脏瓣膜者、先天性心脏病或者风湿性心脏病患者，必须预防性应用抗生素，降低感染性心内膜炎的发生率。

（3）不稳定心绞痛病史患者，一般仅进行急症处置，在内科医师指导下择期其他治疗。

（4）脑血管意外或者心肌梗死患者，必须在其病情稳定半年以后开展牙周治疗。

（5）安装心脏起搏器的患者，要了解起搏器类型，老式起搏器单电极会受到牙科器械（超声洁牙机、电刀等）影响。

（6）高血压患者。

舒张压水平：80 ~ 89 mmHg，收缩压水平：120 ~ 139 mmHg 的高血压前期患者，牙周治疗形式与健康人群相同。

舒张压水平：90 ~ 99 mmHg，收缩压水平：140 ~ 159 mmHg 的一期高血压患者，进行内科咨询后，对其精神压力进行缓解，牙周治疗形式与健康人群相同。

舒张压水平：100 ~ 110 mmHg，收缩压水平：160 ~ 180 mmHg 的二期高血压患者，牙周治疗形式为选择性治疗，行常规检查后，采取非手术形式治疗，若是其舒张压水平超过 110 mmHg，收缩压水平高于 180 mmHg，必须即刻开展内科治疗，只针对急症进行干预。

3. 需放疗的头颈部肿瘤患者

（1）放疗可能降低机体抵抗力，导致局部骨组织和软组织损伤，牙周组织对高剂量放射线敏感，可影响骨愈合甚至发生骨坏死，故放疗前应进行系统口腔检查和必要的口腔治疗，无保留价值的患牙尽早拔除。

（2）牙周治疗应在放疗前 1 ~ 2 周完成。

4. 女性患者（妊娠，哺乳）

（1）育龄期女性，孕期与孕前口腔卫生良好性的维系十分关键，口腔维护的预防性开展必须尽早进行。如需牙周洁刮治者通常安排在妊娠 4 ~ 6 个月时进行；当存在急性感染脓肿等不论在妊娠哪期均要进行及时干预。

（2）在有效防护下，局部 X 射线检查一般是安全的，必需时可采用，但应尽量避免或减少。

（3）对于妊娠期女性创伤大的手术尽量延迟到分娩后。

三、牙周炎不治疗有哪些危害？

（一）局部危害

牙周炎如果不治疗最直接危害的就是口腔健康。牙周炎会导致局部的牙龈红肿、疼痛、出血，牙槽骨吸收，牙根暴露，牙齿松动、移位甚至脱落，严重影响咬合功能；牙周炎还会导致反复牙周溢脓，口腔异味，有碍美观，影响社交活动（图6–5）。

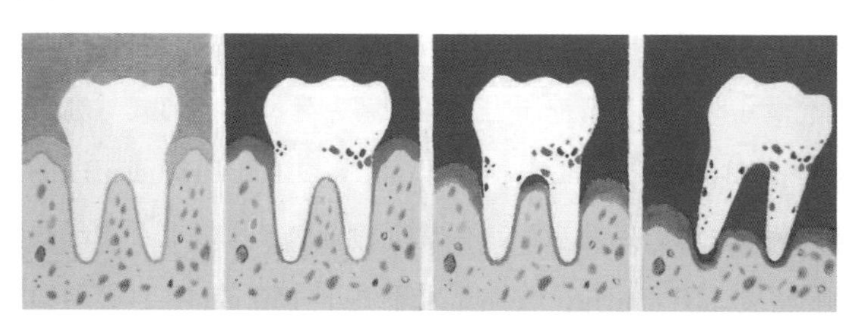

图6–5 牙周炎发展过程

（二）对全身健康的影响

（1）咀嚼功能异常将导致胃肠道负担加重，对消化系统正常功能产生不利影响。

（2）牙周炎如果加重会导致糖尿病的血糖控制更难。

（3）类风湿性关节炎、慢性胃炎、慢性阻塞性肺疾病及心血管病症均与牙周炎相关。

（4）孕妇若是存在严重牙周炎疾病，极易导致低体重新生儿及早产等妊娠风险的提升。

（5）一旦发现存在牙周炎病症，必须及时进行诊治，并长久进行维护。

四、牙周炎患者的自我口腔卫生维护

（一）刷牙方法（BASS刷牙法）

（1）在牙龈与牙齿交接位置放置牙刷，确保牙齿与牙刷之间的夹角为 45° ，将刷毛向牙齿部位轻压，使刷毛形状为圆弧状。

（2）定位牙刷位置以后，短距离地水平运动，每次刷牙的颗数为 2 ~ 3 颗，来回前后刷，反复刷约 10 次。

（3）由于后牙舌侧部位刷起来难度较高，刷毛仍需和牙龈与牙齿交接部位对准，可以将刷柄部位稍向大牙靠近。

（4）刷咬合面时，同样每两颗牙一组，稍用力。

（5）刷门牙时应将牙刷竖起，上下来来回回刷。

（6）按照一定顺序进行清洁，保证刷到每一颗牙齿，每个区域约 30 s。

刷牙必须以三个“三”原则开展，早、中、晚刷牙分别一次，每次刷 3 min，确保牙齿三个面均可被刷到。

挑选牙刷主要注意刷头的大小和刷毛的柔软度，通常建议选择长度能覆盖 2 个牙齿（2.5 ~ 3 cm）左右的刷头。常见牙刷刷毛分为软、中、硬三种，其中，软毛更为适合患有牙周疾病的人群。

对于刷牙方式不正确的人，电动牙刷可比手动牙刷平均多清除11%的牙菌斑，若是刷牙方法姿势正确，采用手动牙刷和电动牙刷无显著差异。

（二）牙 线

（1）抽取长度约 30 cm 的牙线，将线两端分别在两手的中指部位缠绕。

（2）用拇指与另外一只手的食指将牙线绷紧，两个手指之间的距离维持在 5 cm。

（3）进而，在牙面部位贴紧牙线，使之呈现“C”字形，缓慢地由牙根方向向牙冠方向刮剃，次数以 5 次左右为宜，即可清除附着在牙龈面上的残留物，直至牙面清洁为止。

（4）用缓和的拉锯样的动作，将牙线拉入两颗牙齿之间。牙线在两牙接触点之间轻轻通过，使牙面能够与牙线紧贴，内外上下地移动牙线。

（5）以拉锯形式取出牙线，进行漱口，对遗留的食物残渣及牙菌斑进行去除。

（三）牙缝刷

牙缝刷也被称为牙间隙刷，可对牙间隙进行清洁，可对难以清洁的邻面和牙间隙菌斑进行清除，适用于佩戴间隙保持器、牙周夹板、种植牙、固定修复体及矫正器牙周炎牙缝较大的位置。

1. 适宜使用牙缝刷的人群

（1）牙周病患者牙缝比较大，容易食物嵌塞者。

（2）正畸患者，因为戴着托槽不方便使用牙线，所以使用牙缝刷伸入牙缝将食物残渣带出。

（3）因机械性或病理性刺激，导致牙龈及牙邻面牙龈乳头严重萎缩的患者。

2. 牙缝刷的类型

市面上可以看到不同形状以及型号的牙缝刷。牙缝刷主要在“I”形（图6-6）和“L”形（图6-7）两种，“I”形牙缝刷主要用于前牙，“L”形主要用于后牙。

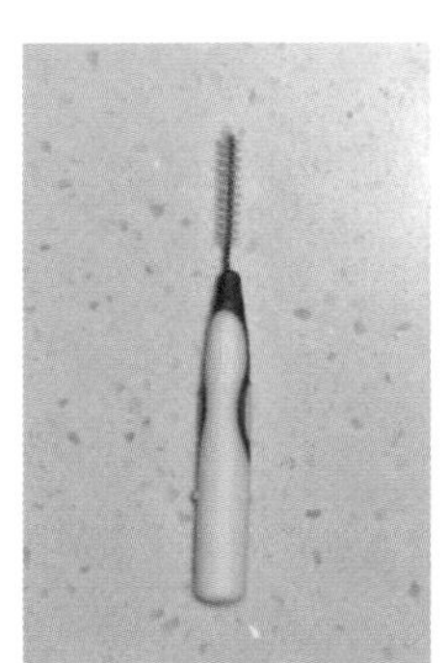
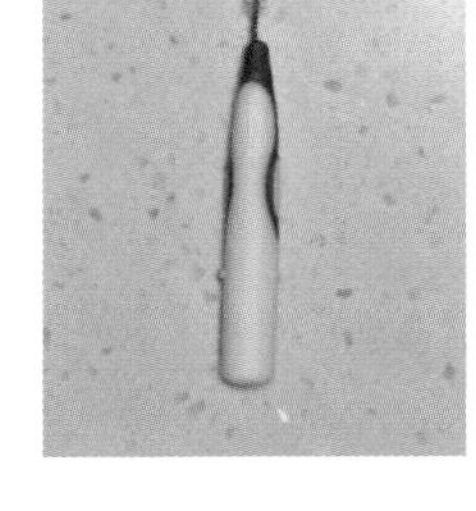

图6-6 “I”形牙缝刷

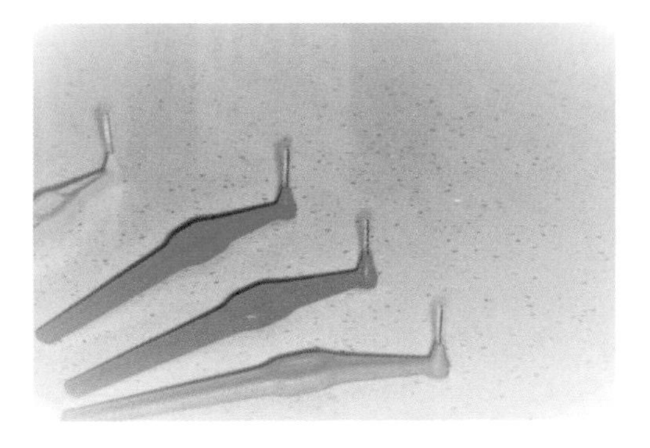

图6-7 “L”形牙缝刷

3. 使用方法

直径太大的牙缝刷会损伤牙龈，甚至让我们的牙缝越来越大（图6–8）。但直径太小又起不到清洁的效果（图6–9）。当你来回移动牙缝刷，能感到轻微阻力，那么恭喜你，你找到了合适你的“天选之刷”。

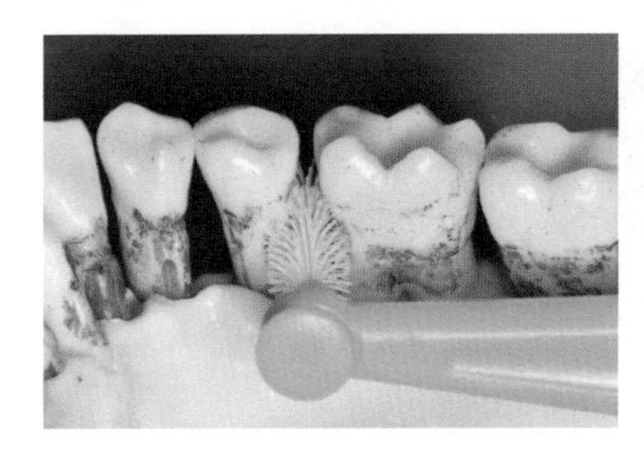

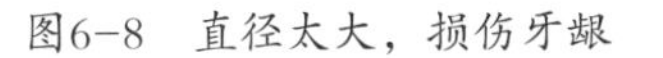

图6-8 直径太大，损伤牙龈

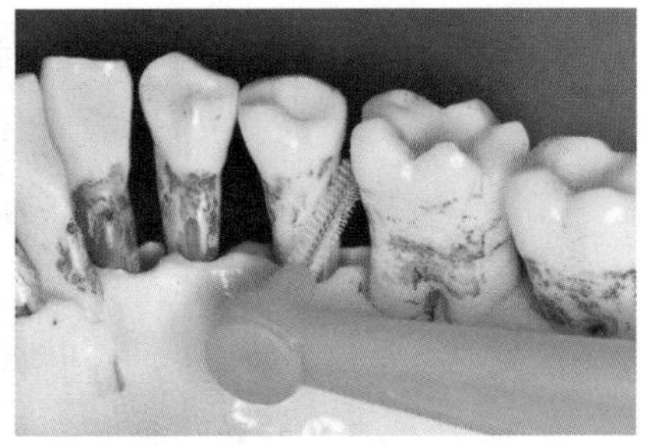

图6-9 直径过小，无法清洁

牙缝刷插入时不要将嘴张到最大，可以在微微闭合状态下，用刷头从内侧推开脸颊，为牙缝刷的使用创造条件。清洁上牙牙缝隙时，牙缝刷的刷头要微微向下，而清洁下牙牙缝隙时，牙缝刷的刷头要微微向上，主要是为了便于刷头的插入也防止损伤牙龈，尽量使得刷毛贴近牙齿根部与牙龈边缘，插入后沿着两颗牙齿侧面的弧线内外移动 2～3 次，牙齿内侧也用同样方法清洁。注意插入间隙后不要旋转刷毛，以免刷毛脱落。使用后清洗刷毛，尽量放置于通风处晾干刷毛。如果出现刷毛变性、磨损、金属弯曲，请及时更换新的牙间隙刷。

五、何为洁牙？

（一）洁牙的概念

洁牙也有洗牙之称，又名龈上洁治术，指的是采取洁治器械，对牙龈以上部位的色渍、菌斑和牙石进行清除，对牙面进行抛光，使得牙石沉积及菌斑附着速度减缓。

（二）洁牙的介绍

最早期的洁牙是通过手工刮治器使牙石、菌斑等去除。自1952年美国的Balamuth专利介绍了用超声波能有效地除去固体物质后，1958年，美国Dentsply公司制成了Cavitron 超声波洁牙机（图6–10）。由于它能击碎牙石，去除烟斑，施术时不费力，患者感到舒适，因此备受青睐。

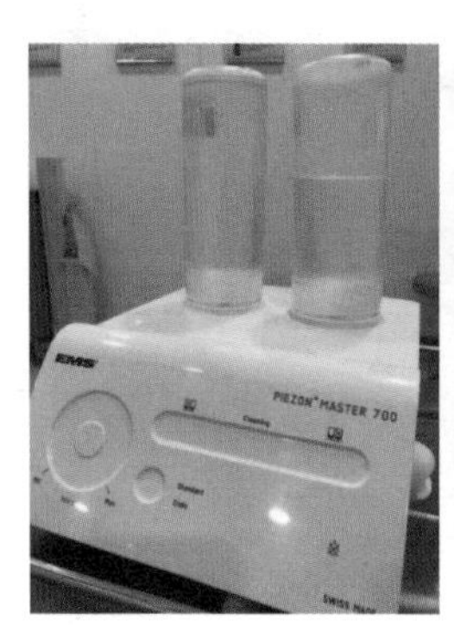

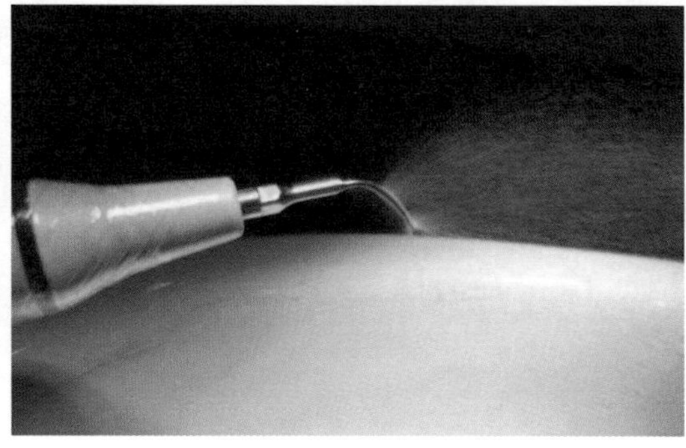

图6–10　超声波洁牙器

（三）超声波洁牙术的原理

超声波洁牙术系用高频率电振荡经换能器把电能转换成机械振动，使牙石及菌斑脱落。

（四）超声洁牙的步骤

术前身体状况评估，一般情况下用 3% 过氧化氢溶液含漱 1 min，超声波洁牙机高频率振荡去除牙石，喷砂去除菌斑、色渍，使用橡皮杯或小毛刷抛光牙面，术后再以 3% 过氧化氢溶液冲洗龈缘及龈袋，炎症严重者予牙龈处放置药物以促进消炎（图6–11，图6–12）。

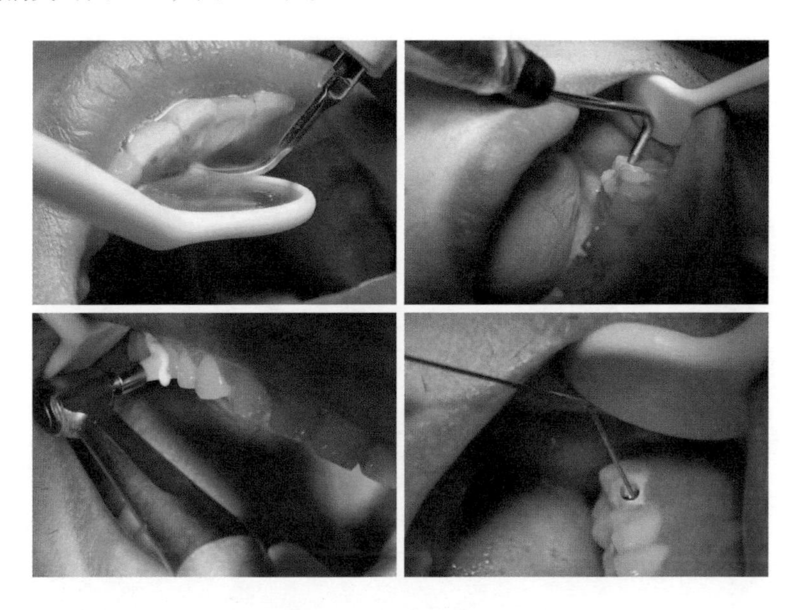

图6–11 超声洁牙过程

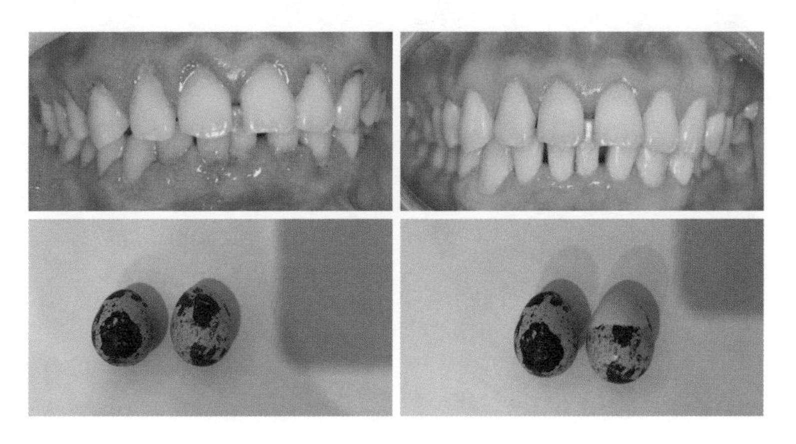

图6–12 超声洁牙前后对比临床照

（五）洁牙后注意事项

（1）洁牙后2～3 d 内尽量避免过冷过热的饮食刺激，以减少敏感症状。如症状明显者可使用抗过敏牙膏，一般会在 1～2 周逐渐消失。

（2）去除邻面的牙结石后，会感到牙缝隙增大，应正确使用牙线、牙缝刷及时去除食物嵌塞。

（3）洁牙后，会有少量出血，不必使劲漱口，多在数小时后自发停止。避免用舌头舔舐或用手指触摸牙龈以免导致再次出血。

（4）洁牙后应加强日常自我口腔卫生维护，如采用 BASS 刷牙法刷牙，使用牙线、牙缝刷等，以控制菌斑的形成

（5）如洁牙后突发出血不止，请及时联络口腔医生。

（六）对洁牙的认识误区

1. 洁牙后牙缝变大

当牙缝内被牙石及食物残渣填满时，由于牙龈被长时间压迫刺激，处于红肿充血状态，此时并不会觉得有牙缝，但牙槽骨却因长时间被炎症刺激而不断被破坏。当牙石及食物残渣去除后，牙龈炎症开始消退，原本感觉不到的牙缝就出来了。

2. 洁牙会损伤牙齿

正确使用超声器械洁牙不会损伤牙齿，在洁牙过程中牙面会产生轻微划痕，通过抛光可恢复。

3. 洁牙后牙齿会酸软敏感

牙齿是否会敏感，取决于自身牙齿情况（牙龈是否有退缩，牙体是否有缺损等），如牙结石过多，导致牙龈退缩，当去除后对一些温度刺激会相对敏感（好比冬天时，脱掉外套会感觉冷，待身体适应后会有所缓解）。一般会自行恢复，严重者可行脱敏治疗缓解症状。

4. 洁牙后会使牙齿松动

牙齿是否松动，取决于自身牙周情况，如牙周炎症较重，牙结石较多，牙槽骨吸收较多，洁牙后数天内会有松动感，待牙周序列炎症消退后会稳固一些。

（七）为何要洁牙？多久洁牙一次？

洁牙是预防牙周病发生的一项措施，牙周病会导致牙龈出血，口气加重，牙缝增宽，严重者牙齿松动脱落，所以定期洁牙是很有必要的。一般 0.5 ~ 1 年

洁牙一次，牙周情况严重者 1 ~ 3 个月要进行一次洁牙维护。

（八）洁牙后如何护理

掌握正确刷牙方法，一天刷牙 2 ~ 3 次，每次不少于 3 min，洁牙后 3 ~ 5 d 避免喝茶、咖啡等色素过重食品，定期复诊。

六、什么是牙冠延长术？

（一）牙冠延长术的介绍

牙冠延长术（surgical crown lengthening，SCL）其主要建立在生物学宽度原理之上，通过手术，对龈缘、牙槽骨位置降低，使得健康牙体组织暴露，利于牙齿修复或解决美观问题，通俗来讲就是通过手术方法将残根或折裂到龈下的部分暴露出来便于后期修复或者通过冠延长术改善临床冠根和牙龈曲线从而解决前牙区美观问题（图6–13）。

（二）牙冠延长术的适应证

（1）牙折裂或龋坏达龈下影响修复（图6–13）。

（2）破坏生物学宽度的修复体（图6–14）。

（3）前牙临床牙冠短，笑时露龈，需要改善者（图6–15）。

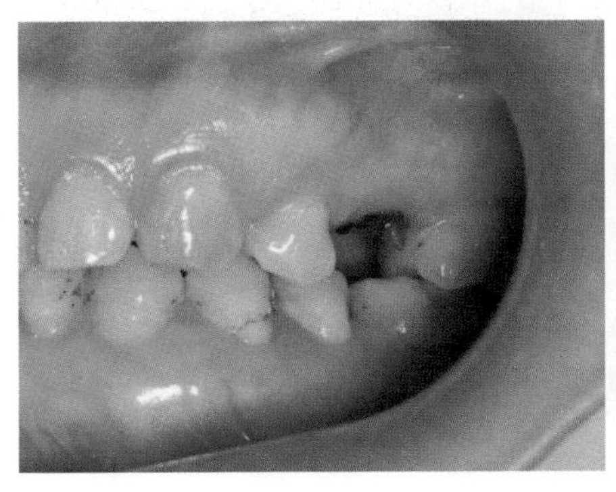
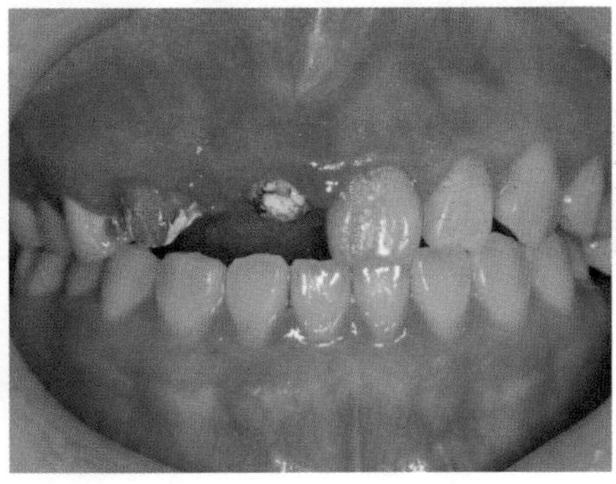

图6–13 残根牙冠延长术

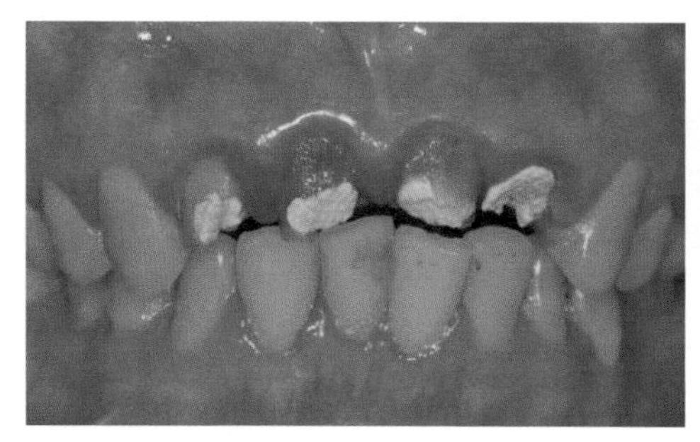

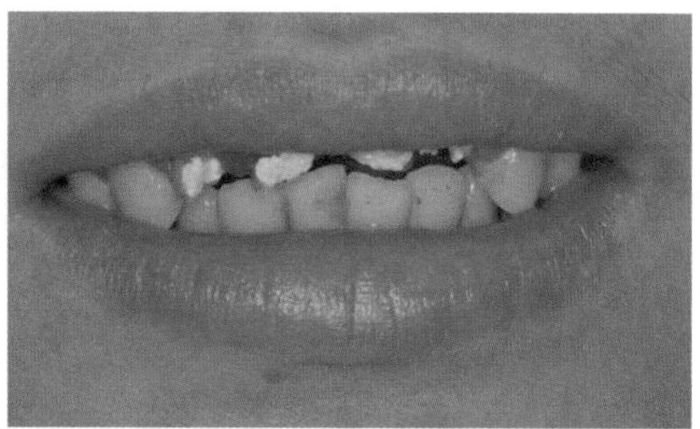

初诊

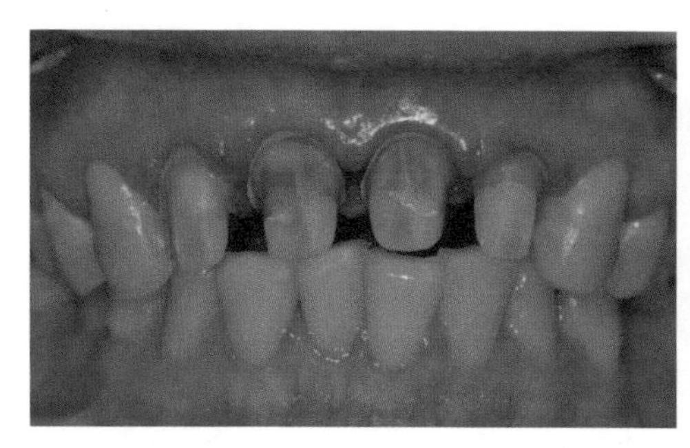

术后1周

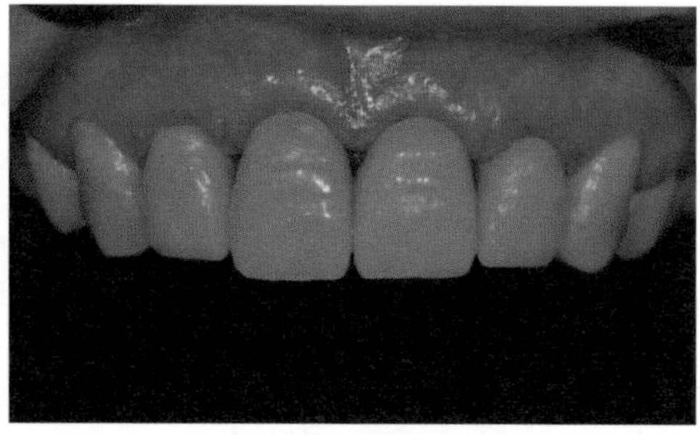

术后1周临时冠塑形

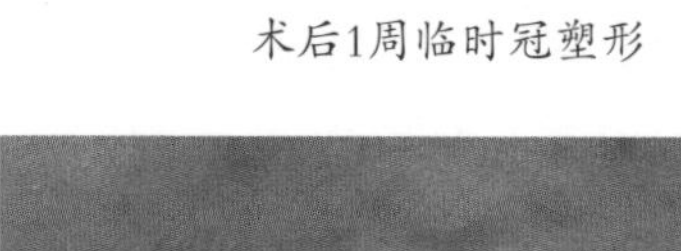

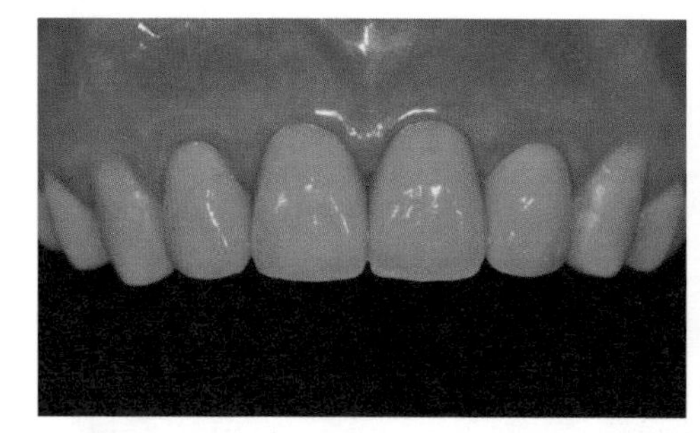

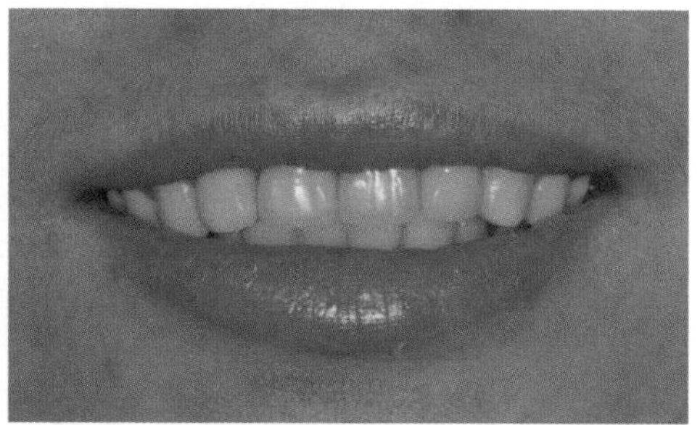

永久修复

图6-14　原烤瓷冠破坏生物学宽度，残根断缘于龈下

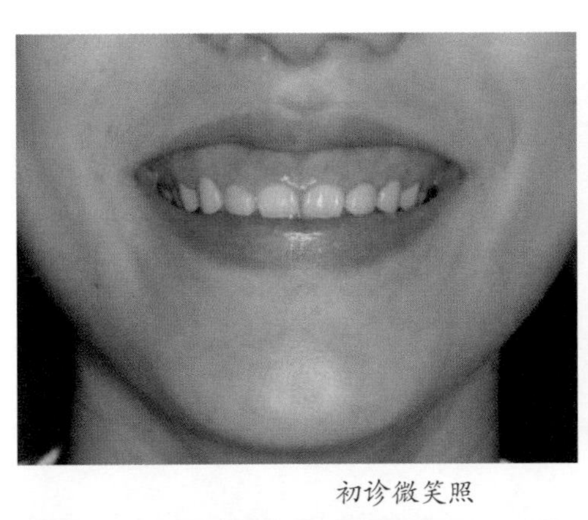

初诊微笑照

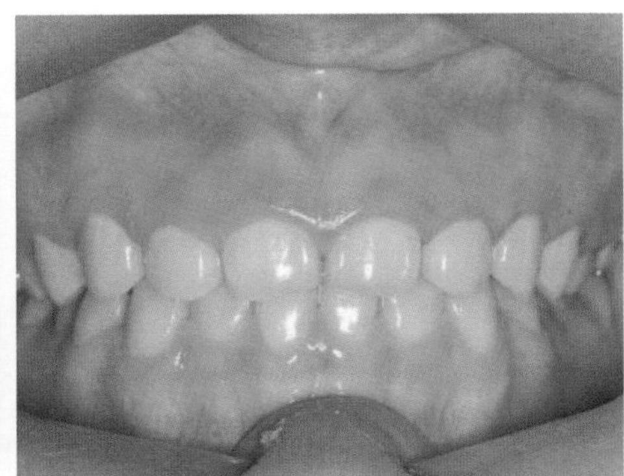

初诊口内照

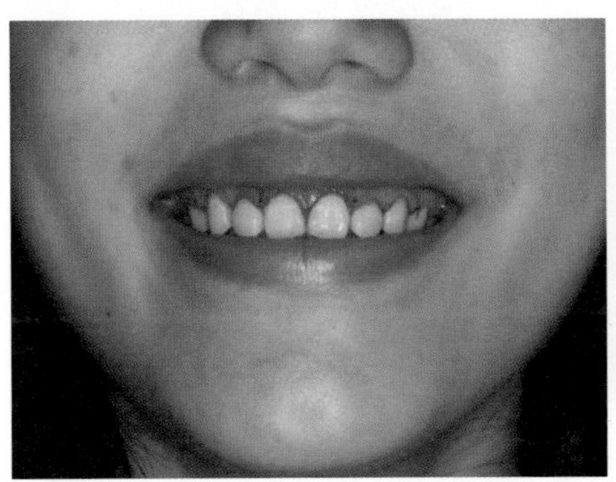

术后即刻微笑照

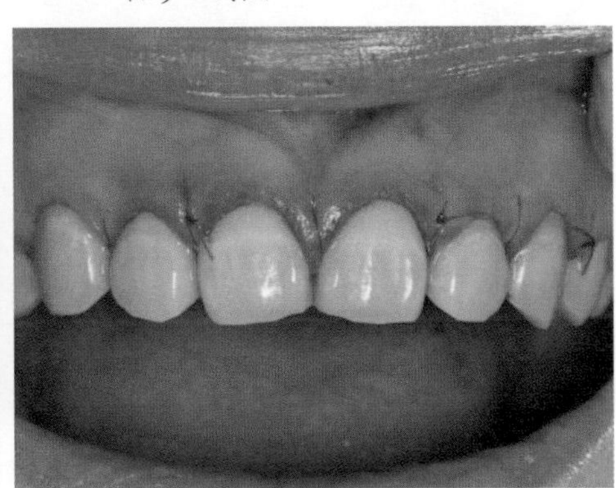

术后即刻口内照

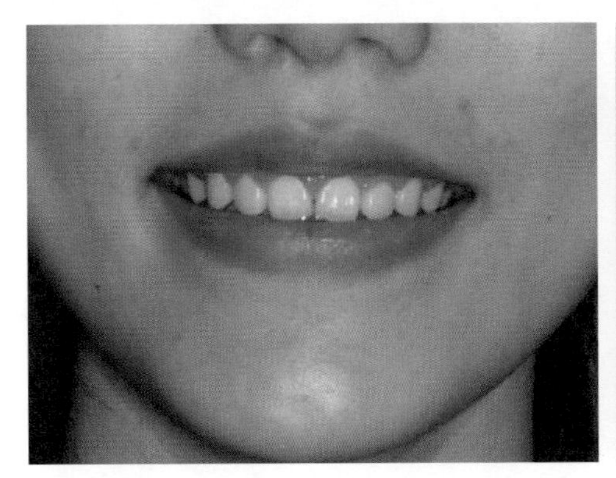

术后1个月微笑照

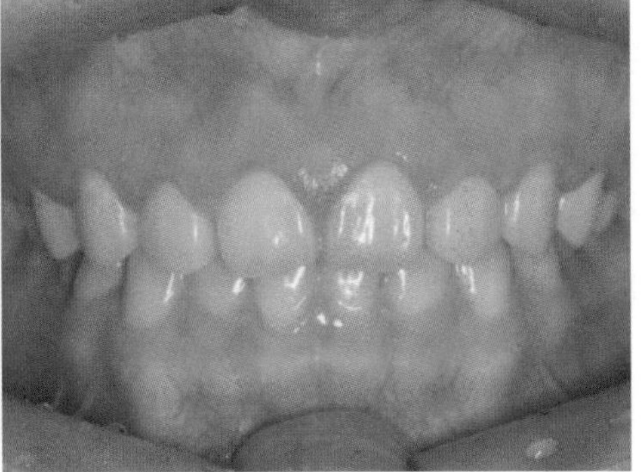

术后 1 个月口内照

图6-15 临床牙冠短，露龈笑影响美观行美学冠延长

七、什么是牙龈瘤？

（一）牙龈瘤的介绍

生长于牙龈位置的局限性增生物即为牙龈瘤，其为口腔常见疾病，主要以牙缝中间生长最为普遍，甚至覆盖牙面的球形、半球形牙龈增生物，颜色偏红，多由于局部牙结石及机械刺激所致，属于瘤样病变，但并非真正肿瘤。

（二）牙龈瘤的发病原因

不良修复体、残根、牙结石及菌斑等局部刺激，诱发慢性炎症易导致牙龈瘤的发生，除此以外，内分泌因素也与牙龈瘤的发生息息相关，如妊娠牙龈瘤，其在孕妇分娩以后，体积缩小，生长停止。

（三）牙龈瘤的分型

牙龈瘤根据其病理生理变化一般分为三型。

1. 肉芽肿型牙龈瘤

牙龈颜色以暗红色或红色为主，牙龈质地柔软，出血概率较高。与炎性肉芽组织相似，存在较多纤维细胞及新生长的毛细血管，存在炎性细胞浸润表现，假上皮瘤样增生为牙龈黏膜上皮的主要表现（图6–16）。

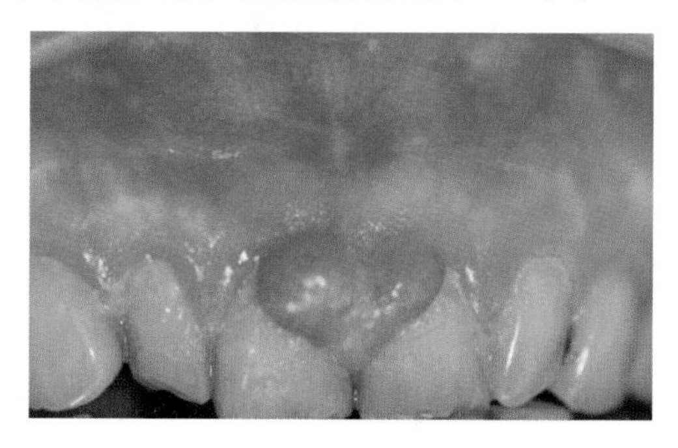

图6–16　肉芽肿型牙龈瘤

2. 纤维型牙龈瘤

表面光滑，颜色接近正常牙龈，不容易出血，肉芽组织纤维化，细胞血管成分少，纤维组织增多。

3. 血管型牙龈瘤

瘤体以鲜红色为主，出血风险较高，血管较多，与血管瘤类似，血管间的纤维组织可存在黏液性改变及水肿，存在炎性细胞浸润表现。

（四）牙龈瘤的临床表现

女性患者中多见，尤其是中年和青年女性，其大都在牙龈乳头发生，在前磨牙区发生率较高，极少发生于舌腭部位，一般情况下发生在单个牙。肿块存在局限性，体积不同，一般为椭圆或者圆形，部分情况下为分叶状，部分瘤蒂形状为息肉状，部分无蒂。肉芽肿型和血管型的瘤体色红，质地柔软，纤维型的颜色粉红，质地较韧，肿块生长速度较慢，女性妊娠期其增长速度较快，极易被咬伤，导致感染、出血及溃疡疼痛等情况。

（五）牙龈瘤的治疗

（1）治疗时，首先需要去除局部刺激因素。这些刺激因素会导致慢性炎症，因此要进行牙周相关治疗及口腔卫生的宣教和维护。

（2）手术治疗须在局部刺激因素（包括不良修复体、残根、牙结石及菌斑等）去除后进行，确保切除可达到骨面位置，涵盖骨膜，对瘤体去除后，对相应位置的少量牙槽骨进行去除，降低复发风险。

（3）牙龈瘤的发生还有其他原因：如孕妇由于激素水平的变化，再加上多次进食导致口腔卫生不佳，会发生妊娠瘤；某些药物会导致牙龈的增生成瘤，因此，牙龈瘤的治疗首先要考虑能不能从病因上终止病变。

（六）牙龈瘤的预防

（1）针对菌斑、牙结石等病因：建议半年到一年进行洁牙或者牙周维护治疗，去除菌斑结石，以减少牙龈瘤的发病概率。

（2）针对不良修复体及残根等因素：必须尽快对残根进行拔除，对不良修复体进行拆除，开展重新修复，降低牙龈瘤病症的再复发。

（3）针对妊娠瘤：女性需孕前在口腔医院进行专业的口腔检查、洁牙和口腔维护治疗，孕期为牙龈瘤的高发时期，应格外注意口腔卫生情况。

（4）针对药物性龈瘤：需及时更换更适宜的药物。

八、牙周病患者的种植治疗

（一）治疗前的准备

我国范围内，具有较高的牙周疾病发生率，是成人失牙的首要原因。我国第四次（2017年）全国口腔健康流行病学调查结果显示：35～44岁的青壮年人群中约有1/3存在牙齿缺失；65～74岁老年人群中80%左右的人存在缺牙，其中，大约有一半人群没有进行修复。65岁以上的人口中，其中，5～10%的全口缺牙（无牙殆）患者，恢复其咀嚼功能，提升其美观度的最有效的方式为种植修复治疗（图6-17，图6-18）。在有缺失牙的牙周炎患者中进行种植治疗时，如果存留牙仍有牙周病变，这些部位的牙周致病菌会快速定植于种植体。牙周疾病患者植入种植体之前，必须保持牙周的健康状态，其属于成功种植的关键。另外在种植治疗之前，还必须进行全面的临床和放射学检查，并进行仔细的危险因素评估，才能制订出合理的种植治疗计划。

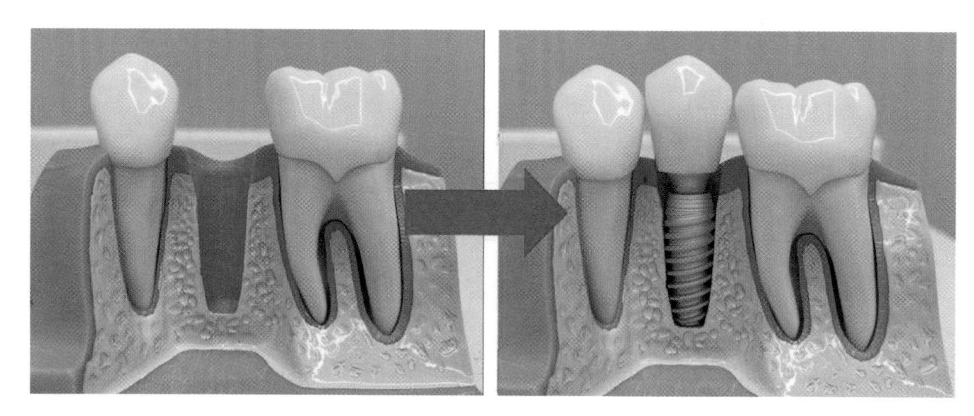

图6-17　种植修复缺失牙

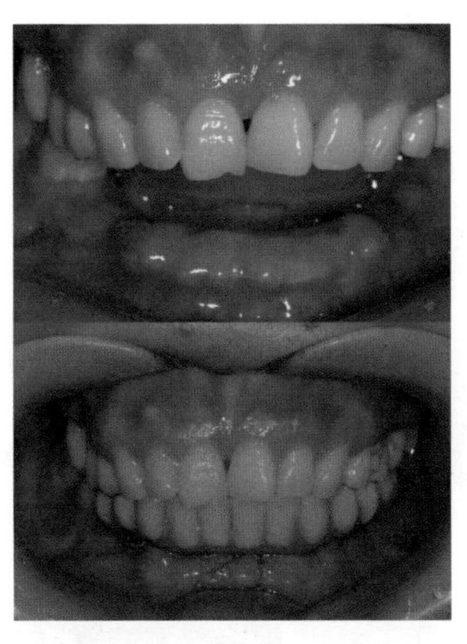

图6-18 即刻种植修复缺失牙（种植后当天戴牙）

（二）治疗中的特点

由于牙周病等导致牙齿丧失的缺牙区域，牙槽骨存在已有缺损或愈合过程中的牙槽骨改建等，使得缺失牙后种植治疗需要的“地基”条件（包括硬的骨组织和表面软组织）塌陷和不足，可能给种植治疗带来困难。如果患牙难以维持长期疗效或不能行使功能，应考虑拔除，尽早进行种植修复，以免将来影响种植体的长期功能及预后。若是后牙缺牙区域骨量欠缺，大多需要应用医用材料，以手术形式，增加骨量，以对种植治疗需求进行满足。对于前牙不能保留的患牙应尽早就医，尽可能保留和修复拔牙区的骨量，节省后期时间及保证修复、美观效果。对于有牙齿移位的情况，可能需要牙周、正畸和修复多学科联合治疗。除硬组织缺损外，还可能存在牙龈等软组织问题，为获得相对理想的修复效果和美观效果，还需要采用软组织移植方法来解决。种植修复前一定要做好必要的术前检查和准备，评估手术条件后再做决定（图6-19，图6-20，图6-21）。

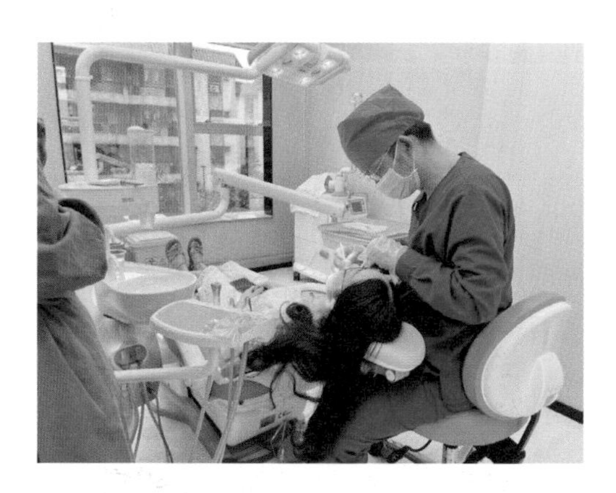

图6-19　详细口内检查

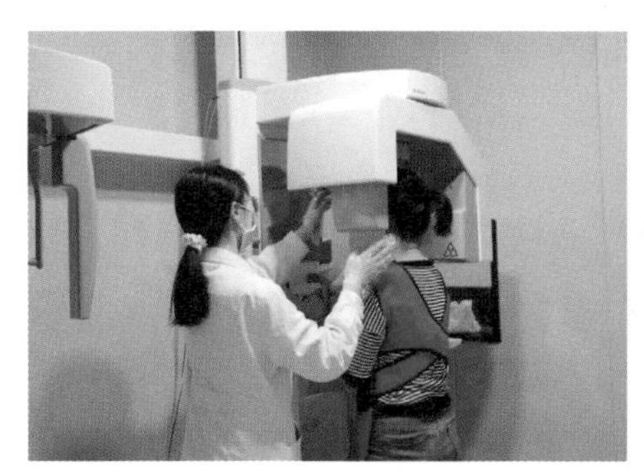

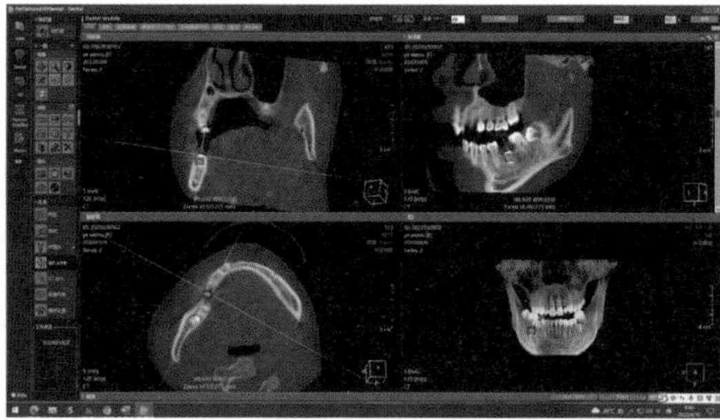

图6-20　种植术前影像学检查

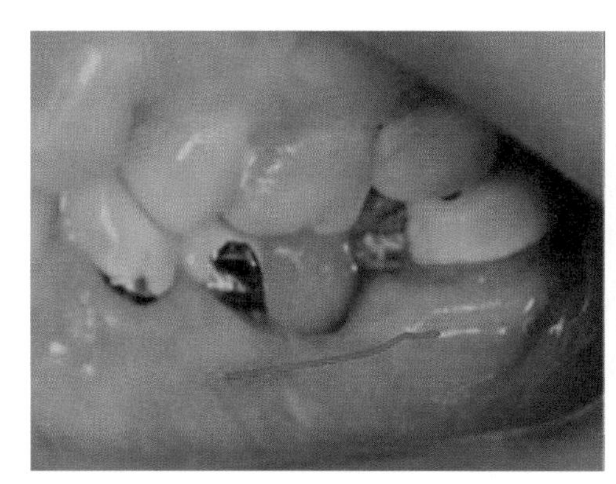

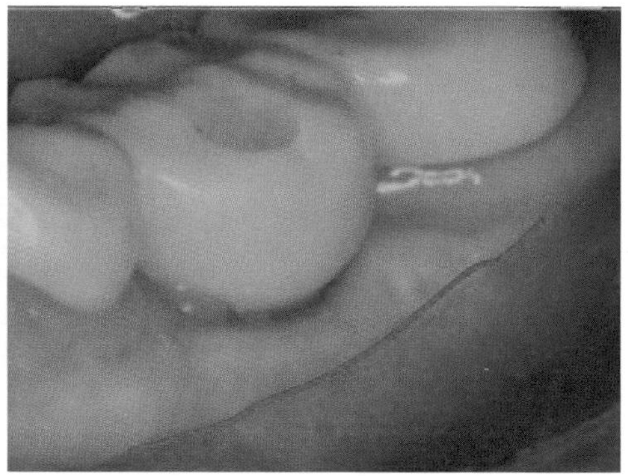

图6-21　种植区域软组织增量

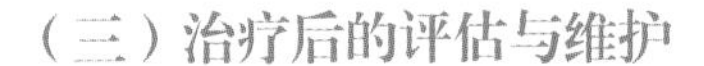

（三）治疗后的评估与维护

牙周病患者在完成种植治疗之后，必须规律地定期复查和维护，其种植治疗才能获得长期成功。种植治疗的有效性与种植体周围组织的维护与健康状态息息相关，口腔卫生维护良好程度，专业化的维护，关系到种植体周围组织的健康程度。牙周炎患者最好每 3 ~ 6 个月复查1次，向医生反馈种植牙的使用情况。医生也会通过临床检查诊断种植牙的健康状况，提出一些指导和建议。想与种植牙共度余生，离不开定期检查、维护。如果余留牙的牙周状况差，种植牙也会被波及，进而出现种植体周病。一旦出现种植体周病，会导致炎症持续、种植牙脱落，治疗难度非常大（图6–22）。对牙周病患者而言，天然牙和种植牙可谓是“一荣俱荣，一损俱损”。

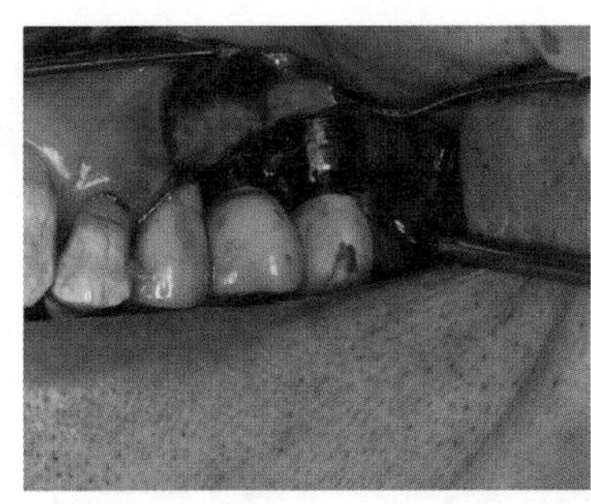
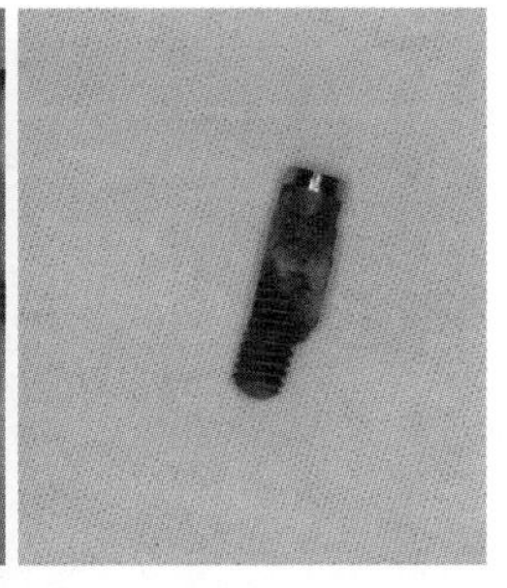

图6–22 种植体周围炎拔除植体

所以，刷干净种植牙尤为重要。但刷牙看似简单，做起来并不容易（图6–23）。仅用一把牙刷是很难做好种植牙的清洁工作的。需要根据自己的情况，配合使用牙线（图6–24）、牙间隙刷（图6–25）、种植牙专用牙线、冲牙器等工具，才能保持种植牙的清洁。如果长时间不能保持良好的口腔卫生和种植牙的清洁，那么种植牙周围的牙龈就会发炎，进而影响“地基”（牙槽骨丧失），导致植入的人工牙根一步步走向失败、脱落。到那个时候，种植牙就无法为我们服务了。所以，思想上的重视和行动上的维护都很重要。

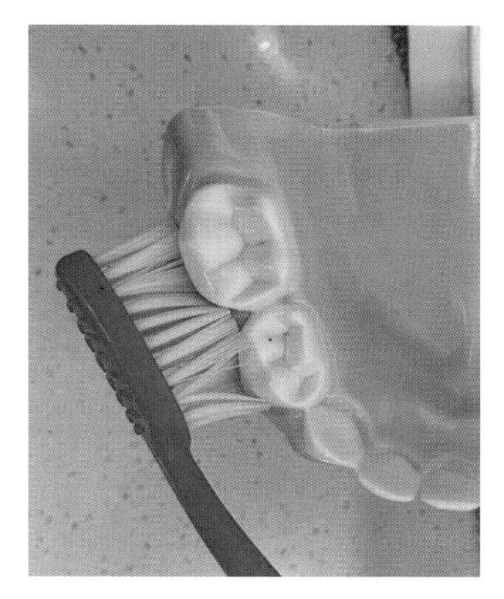

图6-23　正确刷牙

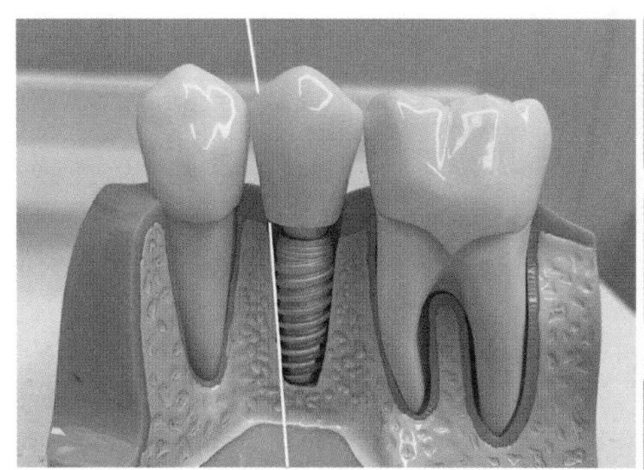

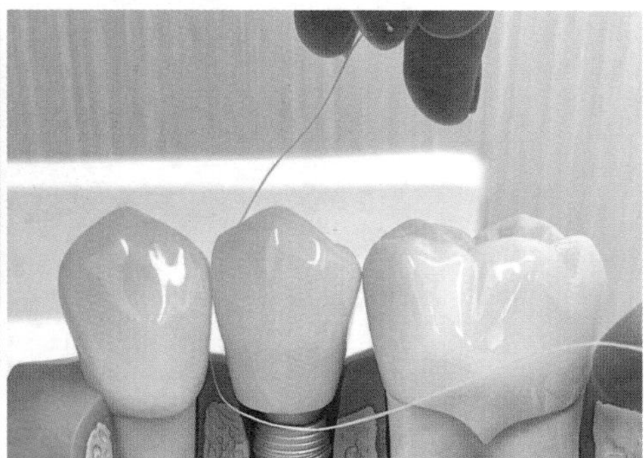

图6-24　使用牙线

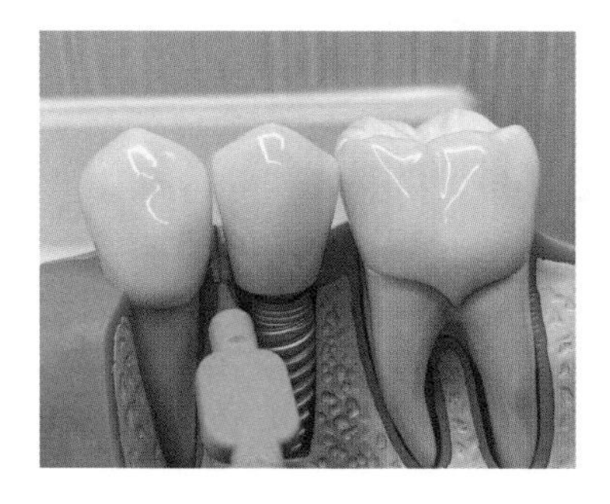

图6-25　使用牙间隙刷

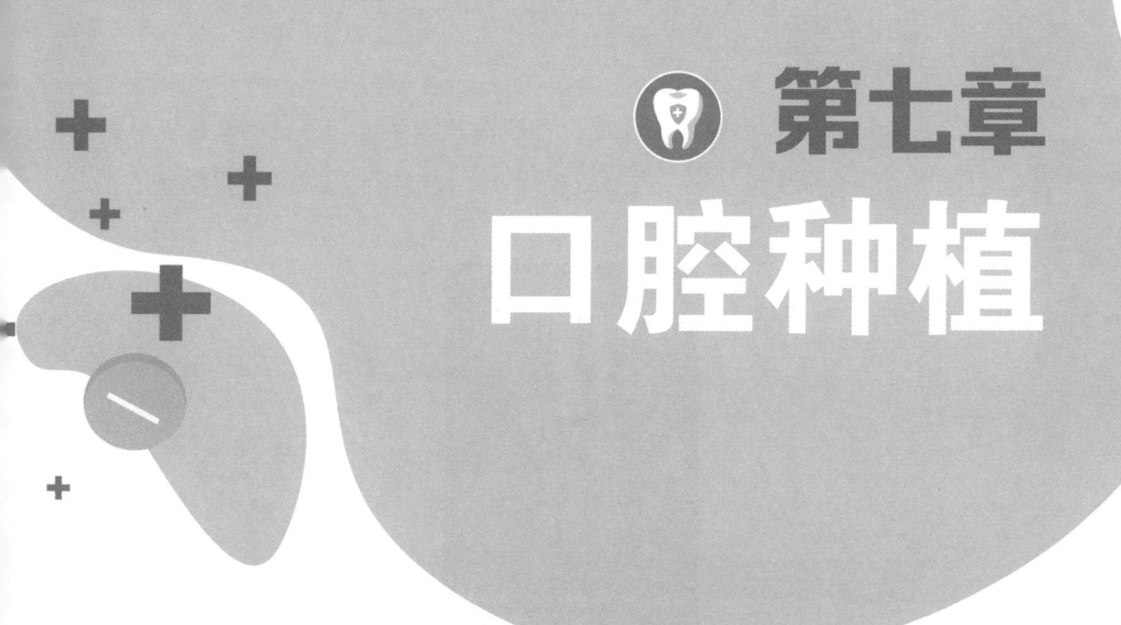

第七章 口腔种植

一、什么是种植牙?

（一）种植牙的介绍

1952年，瑞典的 Branemark 教授通过实验偶然发现钛和骨头发生了非常坚固的结合，随后提出了种植体与骨组织“骨结合”理论，极大推进了近代牙种植学的发展进程。

那么到底什么是种植牙呢?

种植牙是将人工牙根通过外科技术放置于我们缺失牙齿的天然牙槽骨里面并与其产生“骨结合”稳定后，上端连接基台与人工牙冠以恢复缺牙区美观、发音、咀嚼功能的过程。

（二）种植牙的结构

目前，全球已有上千种种植系统，不同的种植系统有各自的结构设计特点，但常用的种植系统包括三个主要组成部分：种植体、基台和上部结构（图7-1）。

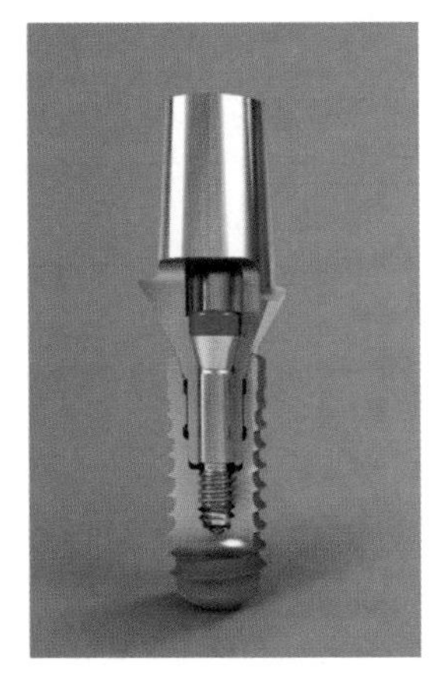

图7-1　种植系统三部曲

1. 种植体

种植体（图7-2）通常被称为人工牙根，早期的人工牙根有多种不同的形态，经过大量的实验与研究，目前圆柱形与牙根形成为主流种植体形态。在科技、工艺飞速提升的现代，不同的种植体表面处理方式增加了早期“骨结合”的成功率，从而增加种植牙于牙槽骨内的存活率，已有文献报道，10年种植体留存率高达95%-97%。

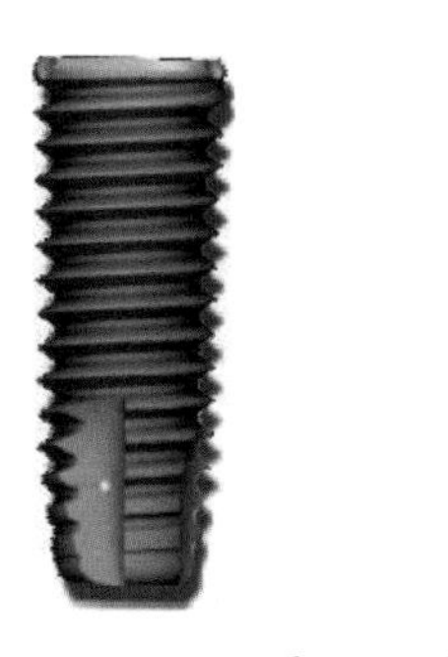
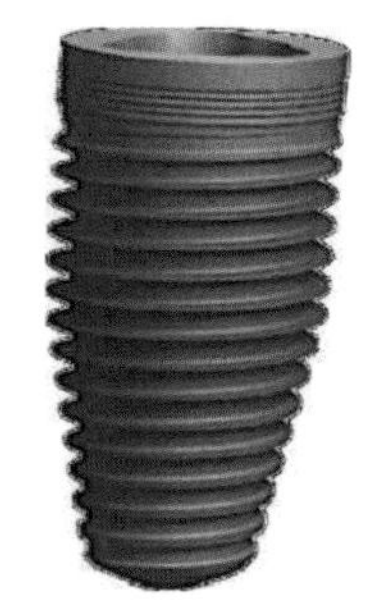

图7-2　种植体

2. 基台

种植体与上端结构通过基台（图7-3）来连接、支持与固定，根据固位方式、制作材料、修复时机与用途等可将基台进行分类。医生会根据不同的时机与适应证来选择最适合的类型。

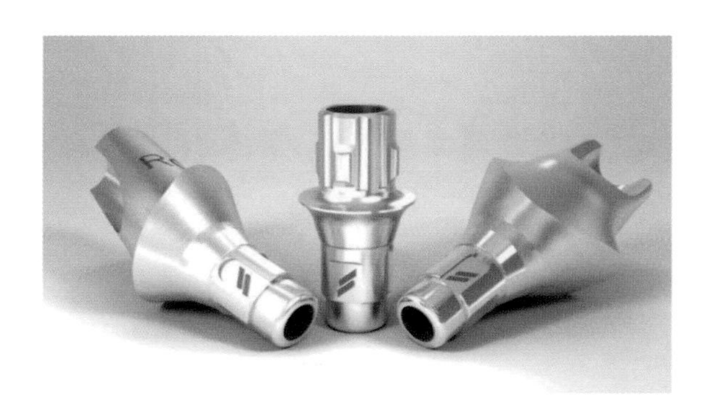

图7-3 种植修复基台

3. 上部结构

上部结构通常包括单冠、连桥、活动义齿等。医生会根据缺牙数量、牙槽骨的状况、患者全身健康状况，选择合适的上端修复体结构，在种植体与牙槽骨结合稳定后，通过基台与其相连接，达到缺失牙修复的目的。

（三）种植牙的优点

（1）不破坏旁边的牙齿：种植体种在牙槽骨内，独立行使功能，不需要磨除旁边的天然牙搭桥，对邻牙没有伤害。

（2）坚固稳定：种植体与骨头结合牢固后，上方的假牙能承受正常的咀嚼力，恢复患者良好的咬合。坚固耐用，稳定性强，假牙在口内固位力良好，不容易发生松动。

（3）舒适感强：体积小，固定修复不需要设计基托，异物感小，不影响美观和发音。

二、种牙会痛吗？

（一）术　中

种牙之前一般常规口服止痛药，手术区域需要注射麻药，因此整个过程基本无痛。一般来说，种植牙仅仅需要局部麻醉，不需要住院或者全身麻醉，但如果需要合并身体其他部位的手术，则有全身麻醉的可能性。

（二）术　后

麻醉效果逐渐消散，根据手术的情况和个人体质的不同，局部可能会有肿胀疼痛，辅助先冰敷（前 48 h）后热敷（48 h 后），术后服用止痛药，可有效缓解疼痛。

三、种植牙使用效果如何？

（一）外观如何？

埋在骨头内的种植体和连接的基台一般不可见，仅露出上方的假牙，因此，假牙宛如从牙龈里“穿出”一样，逼真、美观（图7–4）。

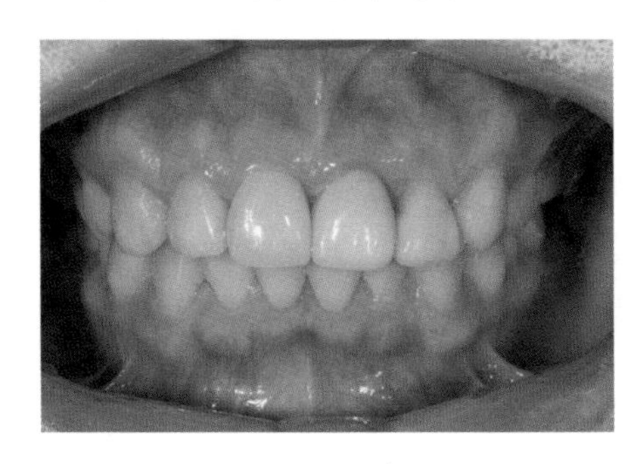

图7–4　种植牙外观效果

（二）发音会有影响吗？

种植牙模拟天然牙的形态，排在正确的位置上，对发音是没有影响的。对发音要求高的职业，如歌唱家、老师等，可以通过调整假牙的形态和排列，同时进行发音训练，耐心适应，不会对发音产生影响。

（三）咀嚼效率怎么样?

种植体和牙槽骨牢固结合在一起，上方假牙将承受的咀嚼力传递到种植体，在此过程中，种植体几乎不动，保持坚固稳定，咀嚼效率比传统假牙高，能够最大限度地恢复口腔功能。

（四）对旁边的牙会有影响吗?

（1）种植牙不需要磨除旁边的牙齿来做依靠或者搭桥，对旁边的牙齿没有伤害。

（2）如果缺牙时间久，旁边的牙齿会向缺牙侧倾斜，对颌牙齿伸长（图7-5），会影响咬合功能，严重者会造成咬合混乱和关节不适，因此，及时进行种植牙修复有利于维持邻牙和对颌牙的位置。

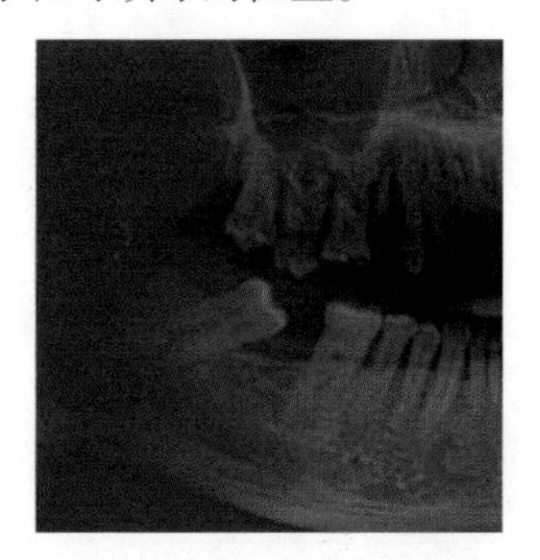

图7-5　邻牙倾斜，对颌牙伸长

四、种牙需要多久?

种牙花费的时间和很多因素相关：缺牙数目、缺牙位置、骨头条件、牙龈状况、患者开口度和配合度、医生熟练程度等。当各方面条件都很好的情况下，0.5～1 h 就可以完成一颗牙的种植手术，若情况复杂，则需要更长的时间或者分次手术。

种植修复的流程如下：种植一期手术→种植二期手术→取模→戴牙（图7-6～7-10）。单颗牙或者2～3颗牙的种植修复，患者就诊次数4～6次；多颗牙或全口牙的种植修复，就诊次数和时间会相应增加，示具体情况而定。最简单的病例，需要3～4个月完成；复杂的病例，需要多次手术的，可能需要耗时1～2年。

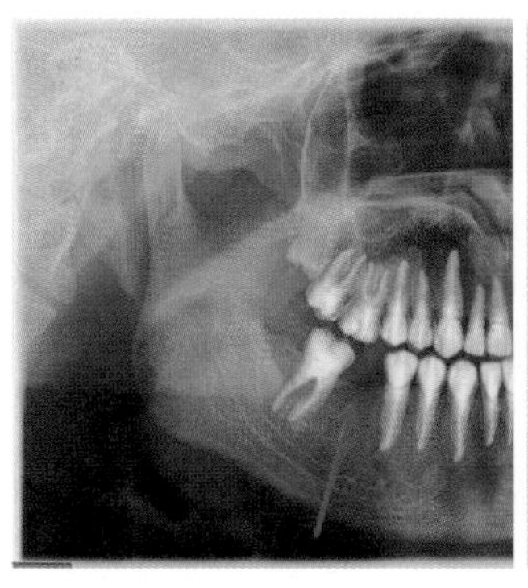

图7-6　种植术前影像片

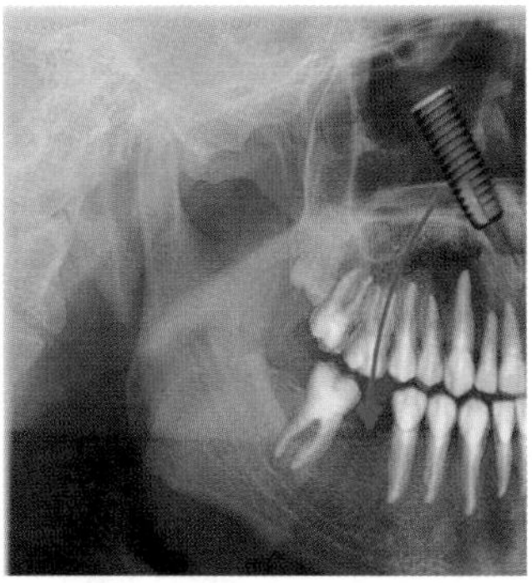

图7-7　种植一期手术

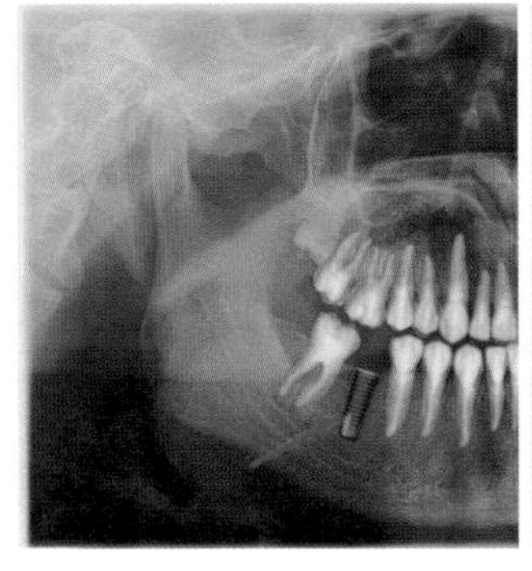

图7-8　种植一期手术

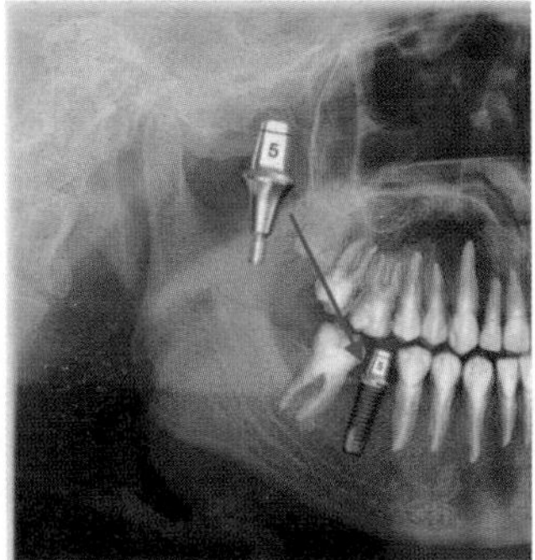

图7-9　种植二期修复戴入修复基台

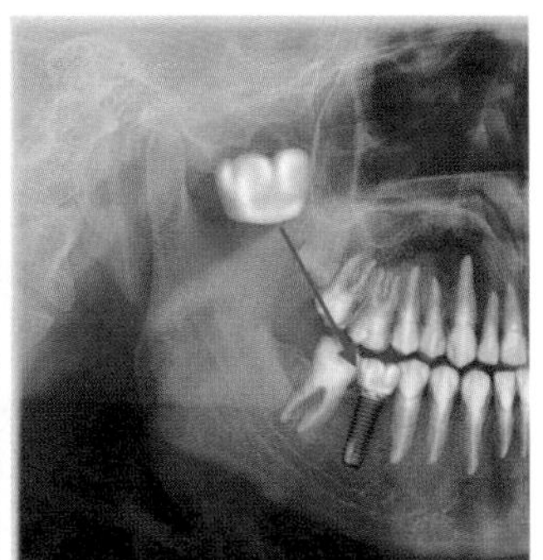

图7-10　种植二期修复戴入牙冠

五、我能种牙吗？

（一）种植牙的适应证

（1）从全身状况来看，全身情况良好、身心健康的成年人，或骨和牙齿发育已定型的青年人，无严重全身系统性疾病和骨质疏松症。

（2）一个牙、多个牙甚至全口牙缺失者。

（3）口内骨严重吸收，戴用传统假牙有困难、无法咀嚼食物者。

（4）对假牙美观、功能有特殊要求者，或末端无牙不能行传统固定假牙者。

（二）种植牙的禁忌证

（1）全身健康状况不佳，糖尿病未受控制，血糖高于 8.88 mmol/L，血压大于 180/100 mmHg 的患者。

（2）血液系统疾病，如严重贫血、凝血机制障碍等。

（3）心血管系统疾病，不能耐受手术的。

（4）长期服用特殊药物影响凝血或伤口愈合者。

（5）严重的免疫系统疾病，如系统性红斑狼疮、类风湿性关节炎等。

（6）过度嗜好烟酒、神经及精神疾患者。

（7）妊娠期。

（8）受口腔局部条件限制的。

（9）其他手术禁忌患者。

六、什么时候可以种牙？

拔牙创口的愈合是一个复杂的过程，其中的几个时间节点非常重要，那就是：刚拔完牙，拔牙后 1 个月、3 个月和 6 个月。

这 4 个时间节点分别对应了种植体植入的 4 个时机。医生会结合病例的具体条件，选择具备更好的预期，风险最低的种植时机。

（一）即刻种植（Ⅰ型种植）

Ⅰ型种植是拔牙的同时进行种植手术，多数应用在口腔美学区，一般是前牙，最基本的要求是：

（1）需要种植的区域没有急性炎症。

（2）唇侧骨壁厚度大于1 mm。

（3）可以获得良好的初期稳定性。

医生会术前仔细分析 CBCT 影像学检查，确定唇侧是否具有完整而厚的骨壁，在种植手术中尽可能地减小骨创伤。

（二）软组织愈合的早期种植（Ⅱ型种植）

Ⅱ型种植指拔牙后 1～2 个月进行种植手术，Ⅱ型种植的目的是等待软组织的愈合，增加软组织量。

有些牙齿因为久治不愈的根尖炎，或者牙周病而拔除，这样的病例是不能进行Ⅰ型种植的，牙槽窝经过 1～2 个月的愈合后，炎症基本消退，这时进行种植手术会取得更好的效果，并且缩短治疗时间。

（三）骨组织愈合的早期种植（Ⅲ型种植）

Ⅲ型种植是在拔牙后 3 个月左右进行种植手术。

经过 3 个月左右的愈合，牙槽窝内新骨形成，软组织愈合良好，这时容易获得理想的初期稳定性及创口封闭。

（四）延期种植（Ⅳ型种植）

Ⅳ型种植是指在拔牙后 6 个月乃至更长时间进行的种植手术，由于许多患者拔牙后未及时就诊，此种植时机比较常见。某些情况下，只能选择 Ⅳ 型种植，例如，青少年患者、身体条件不佳的患者、牙槽窝病理性愈合、进行性的颌骨炎症等。

在这些情况下，不得不选择 Ⅳ 型种植，建议拔牙后做牙槽嵴保存治疗，将骨吸收减少到最低，为今后的 Ⅳ 型种植提供更有利的条件。需要注意的是，缺牙后尽量早日种植修复，以免牙槽骨过度吸收。

七、我能做哪一种种植牙？

种植体所支撑的上端修复结构主要分为固定式和可摘式，其考虑因素主要为缺失牙与种植体的数量。

（一）种植体支持式固定义齿

当缺失区的牙槽骨骨量充足，桥体可设计为小于等于3个单位牙位时，上端修复可设计成种植体支持式固定义齿（图7-11），患者无须自行取戴，佩戴舒适，固位力及支持力强，美观及咀嚼功能佳，患者接受程度最高且很快能够适应并灵活使用。

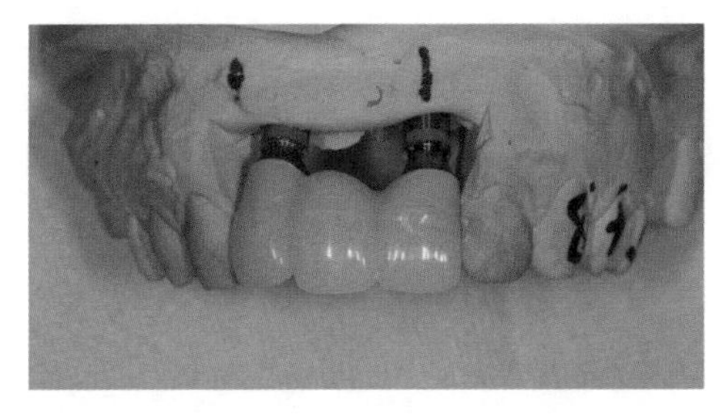

图7-11 种植体支持式固定义齿

（二）种植体支持式覆盖义齿

当缺失区的牙槽骨严重吸收，且通过骨增量的手术亦难以获得理想的牙槽骨高度或宽度，种植体可放置骨中的数量极其有限时，上端结构可选择可摘义齿修复（图7-12），通过杆卡、球帽或 locator 基台相连接，患者可自行取戴，清洁方便，能够较好地恢复面部丰满度，但咀嚼效率比固定式低。

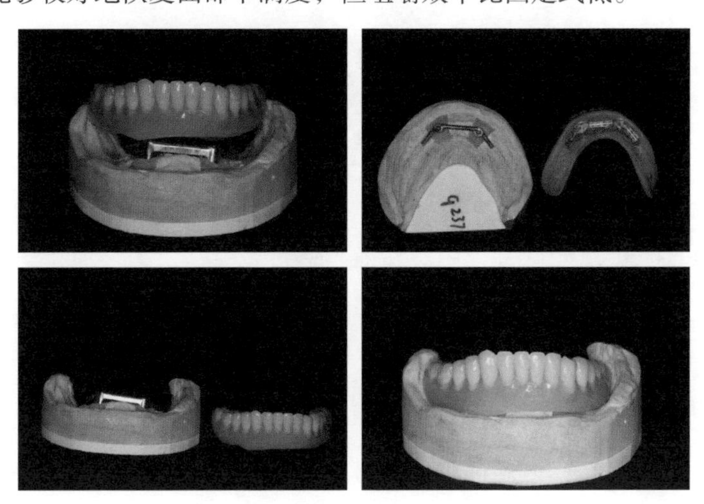

图7-12 种植体支持式覆盖义齿

八、种牙的过程是怎样的?

（一）种植术前准备

确认患者符合种植手术适应证后，在实行种植手术前，需先进行术前准备工作，包括血液常规检查（血常规、出血凝血时间、传染性疾病及血糖）、牙周治疗（无殆除外）、再次确认手术方案并签署手术知情同意书、获取患者口内资料、术前常规用药减少术后感染风险及术区严格消毒等。

（二）种植一期手术

在完成术前准备工作后，根据术前设计的手术切口及范围进行局部浸润麻醉，医生利用种植工具将缺失区的牙槽骨进行逐级预备窝洞，将种植体植入窝洞内，严密缝合，完成种植一期手术（图7-13）。

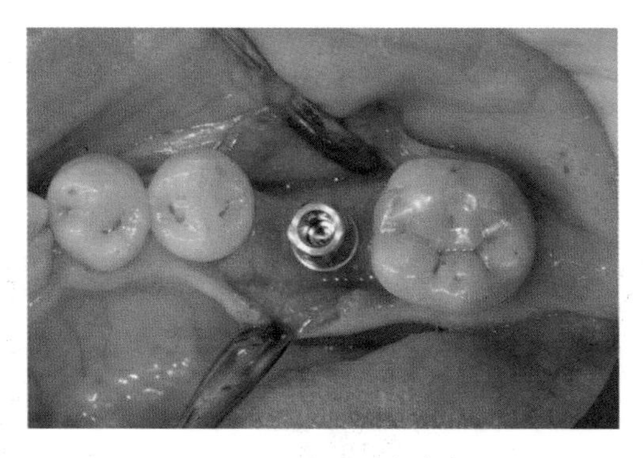

图7-13　种植一期手术

患者全程意识清醒，若术中有任何不适可及时与医生沟通，患者也应尽量配合医生，让手术过程更加顺利，从而减少操作时间，减轻术后疼痛与肿胀，避免张口时间过长而引起关节或肌肉的不适。

（三）种植二期手术

一期手术愈合后，常规种植通常 3 个月后（若术中有植骨需等待 6 ~ 9 个月）种植体与牙槽骨已骨结合，此时的种植体已具备负重的条件。通过二期手术连接愈合基台使牙龈能够愈合成圆形，方便后期进行上端修复（图7–14）。二期手术创伤较小，愈合时间短，患者术后疼痛、肿胀程度较轻。

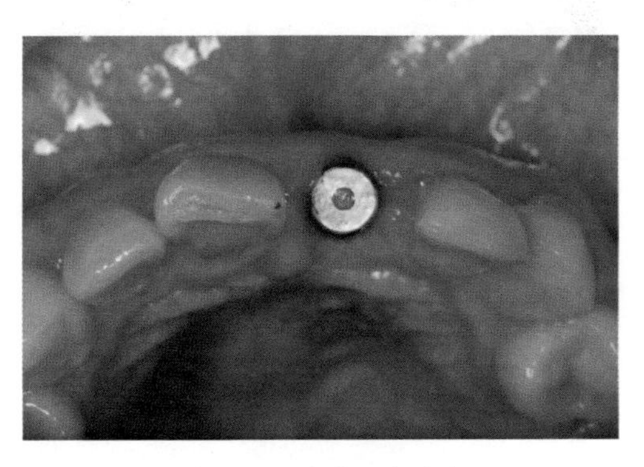

图7–14 种植二期手术

（四）术后注意事项

不论是一期手术还是二期手术，术后均应重视保持口腔卫生，局部应用漱口水预防感染，避免剧烈运动。尽量不要抽烟饮酒，轻度的水肿可在 24 ~ 48 h 内局部冰敷，严重者可口服地塞米松缓解肿胀。

九、植牙等待期

（一）前 牙

1. 活动式临时义齿

主要分为透明保持器式和卡环基托式两种，医生会根据缺牙间隙、咬合关系以及患者的美学需求进行选择。

2. 固定式临时义齿

主要分为粘接式和种植体支持式两种，当种植体初期稳定性高且咬合关系正常无干扰时，可以选择种植体支持式临时义齿（图7–15）进行过渡，无法同时满足上述两者但仍想行固定临时义齿修复的单颗前牙缺失可以选择临时牙粘接在邻牙上进行固定。

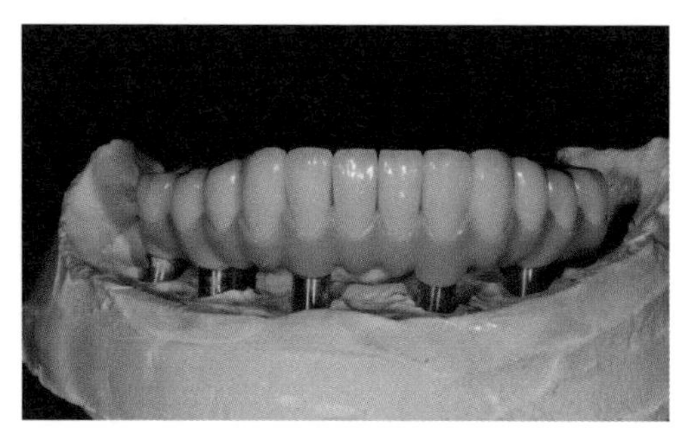

图7-15　种植体支持式临时义齿

（二）后　牙

因后牙缺失对美观上无明显影响，故一般不会制作临时义齿，让其静静等待愈合。

十、什么时候戴牙？

（一）模型制取

种植二期手术之后的 2～4 周，牙龈已经愈合稳定，开始种植牙模型的制取。

1. 常规印模

（1）先将转移杆用固定螺丝固定到种植体上。

（2）然后将盛有硅橡胶印模材料的托盘在口腔内就位，约 4～5 min 印模材料凝固后，将托盘从口腔内取出。

（3）将替代体固定在转移杆上，再放回印模内，注入牙龈材料，然后灌注石膏模型。

2. 数字化口扫

运用先进的数字化设备在患者口内进行电子扫描成像，相比传统的硅橡胶印模，数字化口扫不仅可以在更短的时间内实现口腔 360° 全方位扫描，还可以深入口腔内部获取数据，在电子显示屏幕上形成口腔 3D 动态模拟，免除传统取模带来的不适感。

（二）修复体戴入

1. 邻面接触

医师使用牙线或薄的咬合纸检查邻面接触，合适的邻面接触为牙线可通过但稍有阻力。若接触稍紧，可对牙冠邻接触区进行少量磨除并抛光。

2. 美观

调整牙冠的颜色和形态，对于颜色太浅的，可通过染色和再次烧结进行改善。

3. 边缘密合性

保证牙冠和基台边缘密合，不容易刺激牙龈造成牙龈炎症。

4. 咬合

最后一步即咬合调整，医师用不同厚度的咬合纸判断在各种咬合关系中需要调整的量，达到均匀、协调的咬合关系。

（三）戴牙后该注意什么?

（1）初戴种植牙时有轻度不适感患者应耐心练习使用，逐渐适应。

（2）初戴时应吃软的食物，适应后再吃正常食物。

（3）烤瓷牙受到超过它的应力范围的压力会碎瓷，所以不要咬太硬的食物，比如山核桃一类的东西。

（4）初期与修复前相比，上下牙尖对位可能会有变化，要缓慢进食，逐渐适应，以免咬伤颊舌黏膜。

十一、种植牙怎么保养?

（一）日常家庭维护

1. 饮食建议

由于种植体与周围骨组织的结合需要一个过程，刚戴上种植牙 1 年之内需要从软到较硬食物的过渡，逐渐负重，使种植义齿负重逐渐正常化。

2. 谨防撞击

外力撞击有伤到牙根的可能，一旦发生后发现疼痛、出血等情况，应该立即到医院检查和处理。与天然牙相比，种植体周围龈组织受菌斑的影响较大，一旦黏膜封闭遭到破坏，致病菌便获得直达种植体根面的通道，将造成牙槽骨吸收、种植体松动甚至种植义齿的失败。

3. 牙刷

一般主张早晚各刷牙一次，每次不少于 3 min，也可在午饭后增加一次，原则是小的刷头，刷毛要有弹性，刷面平坦，质地最好是软毛，刷毛 2 ~ 3 排，使用 BASS 刷牙法效果会更佳。

4. 牙线、牙签、牙间隙刷

尽量避免用牙签剔牙，推荐使用牙线，每次饭后进行清理。间隙刷主要用于清洁较大牙缝，如有必要，戴牙后根据医嘱选择不同型号间隙刷。

5. 漱口水

推荐使用 0.12% 的氯己定含漱液，每次 15 mL，每天 1 ~ 2 次，同时和盐水交替使用，效果理想。

6. 水冲式洁牙器

冲牙器运用高频脉冲冲洗原理，通过泵体对水加压，产生超细高压脉冲水柱，再经喷嘴冲刷到口腔内部位，清洁包括牙刷、牙线、牙签等不易达到的“死角”，在用餐后只要冲洗 1 ~ 3 min 即可获得理想的效果。此外，冲牙器采用非固体接触式清洁，其高压脉冲水流产生的冲击是一种柔性的刺激，不仅不会伤及种植体及其周围组织，还可以按摩牙龈、避免牙龈萎缩、活化牙周组织、促进种植义齿长期健康。

7. 其他

长期吸烟的患者，若口腔卫生维护不当，容易堆积烟菌斑及其他细菌。因此建议患者应在完成种植手术后尽早戒烟。

（二）诊室维护

（1）认真执行医嘱，定期回医院复诊。一般戴牙后 1、3、6、12 个月时复诊，以后需要每年一次复诊，进行口腔检查，检查种植体的情况、咬合的变化等，并根据具体情况安排口腔洁治去除牙石。

（2）如果在使用过程中发现有异常情况，如种植牙松动、牙龈发红、疼痛、刷牙出血等应该及时就诊。

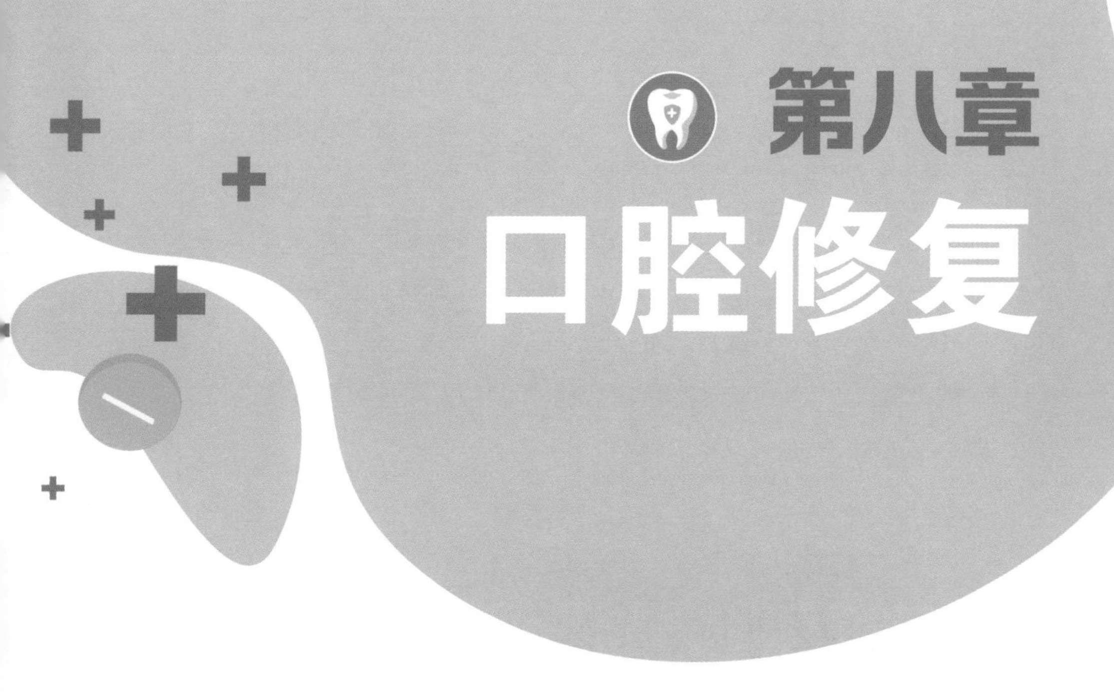

第八章 口腔修复

一、牙体缺损

（一）根管治疗后为什么要冠修复?

牙齿根管治疗以后的硬度下降和受力改变都会增加牙体折裂的风险，临床中经常见到患者根管治疗后因没有及时进行冠修复而把牙齿咬裂的情况（图8-1），甚至导致本来可以保留的牙齿最后拔除了。

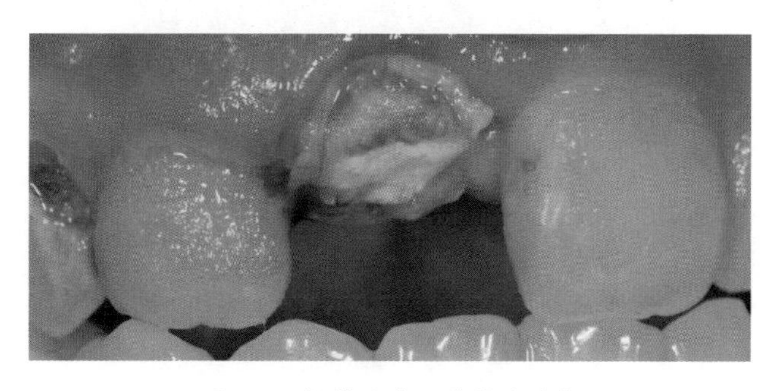

图8-1　根管治疗后劈裂的牙齿

因此，为了保护脆弱的牙齿，牙医们就会在做完根管治疗后，建议患者再给牙齿做一个牙冠，就像给牙齿穿上了盔甲一样，扛起咀嚼的重担。主要原因有以下几点。

1. 患牙不能支持咀嚼的力量

根管治疗（图8–2）是以药物以及器械的操作来将根管内的残渣以及细菌尽可能地清除消毒干净，这样牙体就会减少很多。所以大部分的牙齿一旦进行根管治疗，则可能因没有足够支持咀嚼的力量而断裂，单纯用材料已经没法恢复功能，即使能恢复，长远效果也不好。

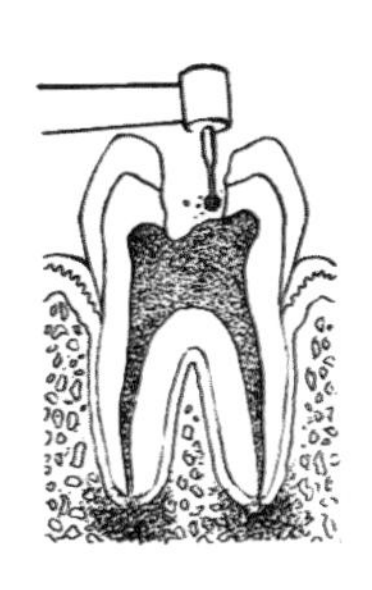

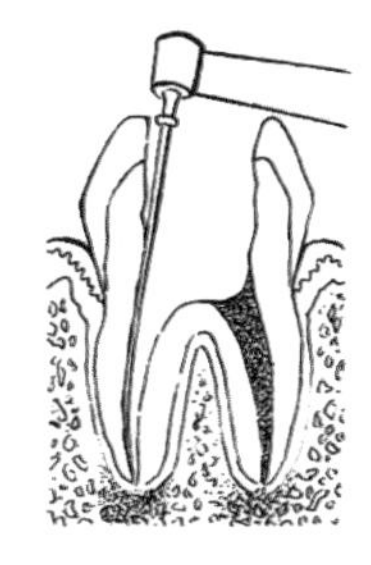

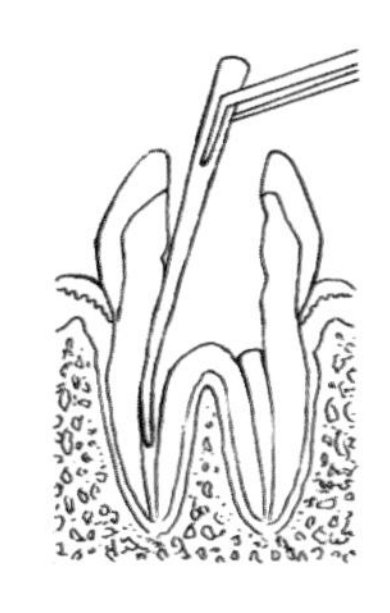

图8–2　根管治疗

2. 牙齿脆性增加，易劈裂

经过根管治疗后的牙齿失去了来自牙髓的营养供应，就像失去树根的树木一样，慢慢枯萎变得很脆弱，造成牙齿的脆性增加，易劈裂（图8–3）。

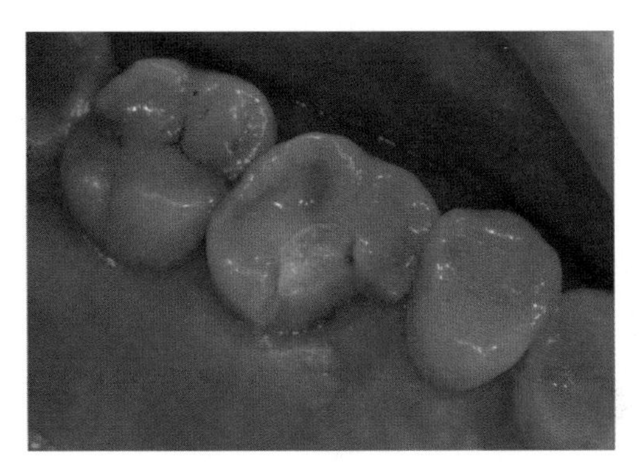

图8–3　牙齿劈裂的图片

3. 牙体缺损，容易折断、裂开

因为需要进行根管治疗的牙齿一般已是龋病（虫牙）、缺损很大，这时虽然根管治疗完成，但是其所剩的牙体组织是很脆弱的，非常容易折断、裂开，最终可能要拔掉。

（二）牙冠修复后可以用多少年?

牙冠不可能是终身的，就像你买辆车，不可能终身不坏。烤瓷牙最大的缺点就是崩瓷。据研究显示，90%的牙冠在 5 年之内不需要进行重大处理，50%～80% 的牙冠可以保持 15～20 年。如果使用烤瓷牙套超过了10年，应该去医院进行烤瓷牙套和整个口腔的检查，让医生检查咬合情况、周围的牙有没有烂、牙齿有没有松动等情况。牙冠和真牙一样，寿命长短取决于护理情况。

主要原因有以下几点。

1. 牙冠材质

牙冠的材质会影响到使用时间，加工厂有完善的质量保证，制作出来的烤瓷牙冠使用时间也会更久。

2. 牙体状况

牙冠的使用时间和牙体状况关系密切，通常来说，如果牙齿本身情况较好、牙体缺损范围较少、剩余牙体组织多等，做了烤瓷牙冠以后使用时间就更长。

3. 医师技术

寿命长久的烤瓷牙必然有优良地密合性，因为牙冠和真牙之间越密合，越有益于保护自然牙齿。而临床医生的专业水平是评估烤瓷牙寿命地关键因素，能把牙预备成优良的形态，满足加工要求。

4. 个人护理情况

在日常进食时应尽可能避免咀嚼过于坚硬或黏性食物而损坏牙冠，同时还需注意保持口腔卫生，如早晚刷牙，使用牙线、漱口水，定期看牙医等，以保持牙齿的干净和健康。

（三）烤瓷牙和全瓷牙有什么区别?

做完根管治疗后或者牙齿出现隐裂、严重磨损时医生都会建议做一个牙冠来保护自己的牙齿。而牙冠的选择又有很多种，目前最多的两种就是烤瓷冠和全瓷冠。两种材质不同，从而价格相差甚多，一般来说，烤瓷冠比全瓷冠便宜很多。那么，我们该如何来选择呢？下面就来讲讲这两者的区别。

最显而易见的就是，烤瓷冠的内冠为金属，即烤瓷冠由金属和瓷两者结合而成，而全瓷冠内部是没有金属的。如图8–4，图8–5所示。

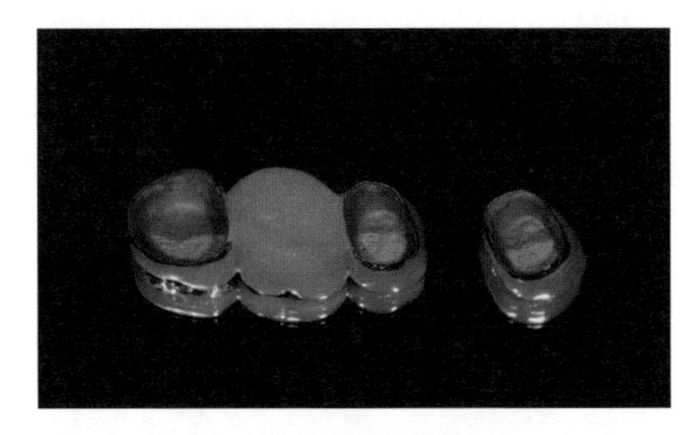

图8–4　烤瓷牙

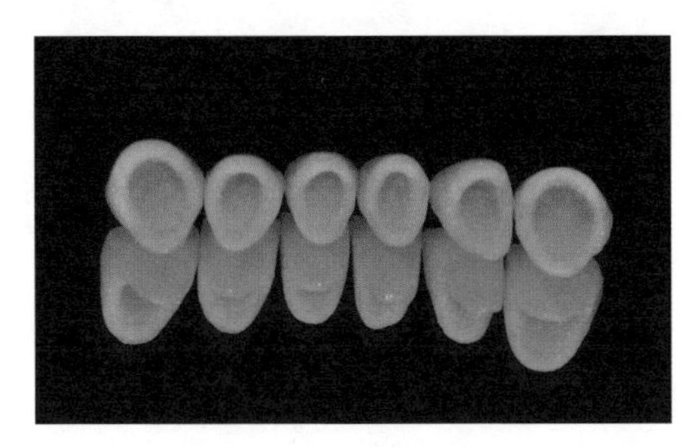

图8–5　全瓷牙

由上述一点区别可引发以下一系列的效果及预后差别。

烤瓷冠是由金属和瓷结合而成，与牙龈紧密接触，大多数金属在口腔这种湿环境中性能均不太稳定，久而久之，部分金属离子析出，然后被牙龈吸收，从而会形成难看的牙龈黑线，如图8–6所示。

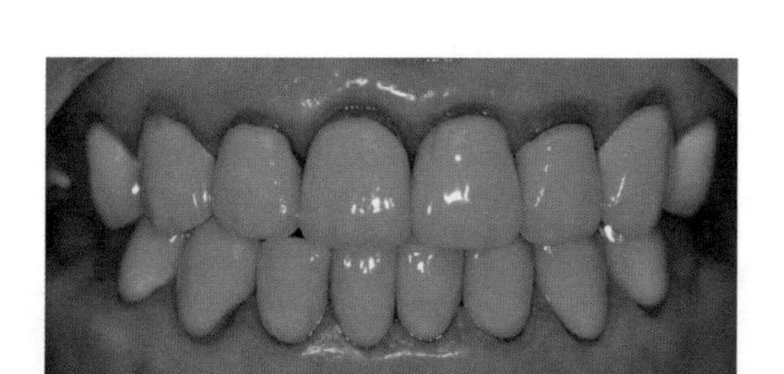

图8-6 牙龈黑线

烤瓷冠内部含有金属，并固定在牙齿上，大脑与口腔距离较近，假如需要做颅脑的CT或者MRI等，金属烤瓷冠有可能影响影像结果，所以有时医生会要求在做检查之前将金属烤瓷牙拆除。

烤瓷冠内部是金属，外部是瓷粉堆成的，他们是靠物理化学结合。但是烤瓷冠长期是在口腔里的，口内长期处于阴暗、潮湿的环境，对金瓷结合还是有影响的。所以说，有人会发现，用了很多年之后，烤瓷牙莫名其妙就掉了一块下来，露出不太美观的金属面。像下面这样的（图8-7）。

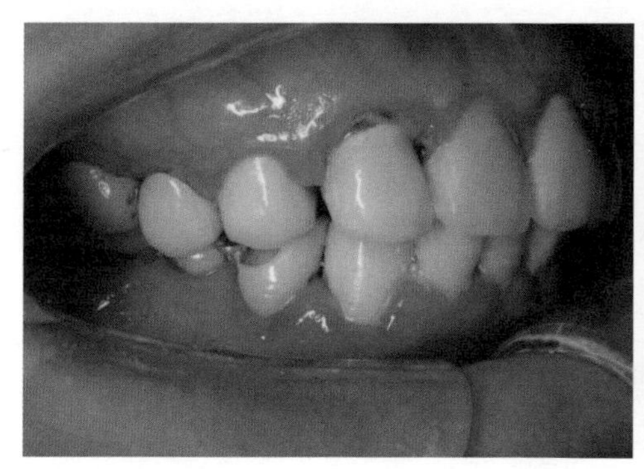

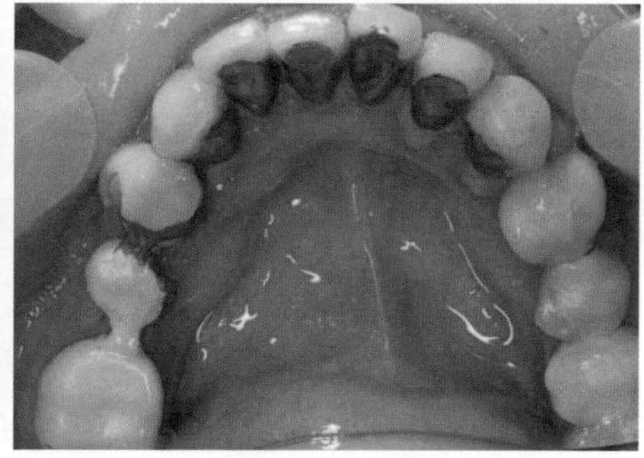

图8-7 烤瓷崩瓷

因为烤瓷冠金属内冠的不透明，需用不透明瓷遮盖金属基底，从而会影响修复体的透明度，使得烤瓷冠修复后有明显的白垩色，苍白，虚假。而全瓷冠则用透明性与折光性良好和高强度的内冠，完美解决了这一美容顽症，同时也可使牙颈部达到良好的美观效果。

部分烤瓷冠的金属，对牙龈有较严重的刺激，部分人（尤其是女性）对其过敏，可造成牙龈肿胀、出血，甚至有患者对贵金属也过敏；全瓷冠则基本没有发现敏感病例。如图8-8所示。

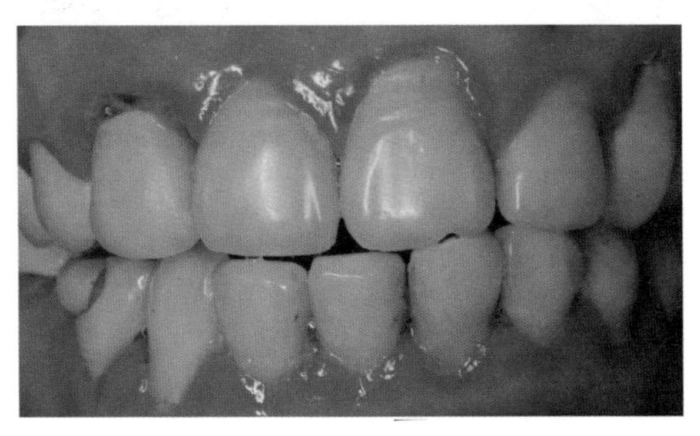

图8-8　烤瓷牙造成牙龈红肿

（四）做了牙冠怎么维护?

（1）尽量少嗑坚果、咬硬物，吃核桃、松子等硬壳食物，以及咬钉子、铁器之类东西，避免造成假牙磨损、崩裂、错位或脱落。

（2）少吃黏性和韧性食物，各种黏食如糯米糕团、粽子、软糖等均可能黏脱假牙或影响咬合，其他如冷的油条、韧的牛皮糖等。

（3）给予牙齿营养，每日摄入钙量至少 1 200 mg，摄入一定量的维生素 C能有效维持牙周结缔组织的健康，维生素D有助于维持骨细胞功能，调节血清钙的水平，能有效使钙质沉积到牙槽骨和牙齿内，对牙龈健康也有帮助；在秋冬季节，更应多补充新鲜水果、蔬菜；适当补充有一定硬度和粗糙的食品。

（4）在使用方面，某些患者（尤其是后牙缺失者）初戴假牙时，常易造成偏嚼现象（即只用一侧牙齿咀嚼食物），这样就会影响假牙固定，不能达到正中咬合位，久而久之影响假牙的使用功能，缩减使用寿命。

（5）定期进行牙齿检查，洁牙等，如果发现好的牙齿发生病变，如牙龈炎、牙周炎等，也会累及假牙，而当假牙出现松裂、磨损时，表示到了修补或更换的时候了。

（五）嵌体和补牙的区别

人的牙齿是身体中最坚硬却又不能自行愈合的器官，如果牙齿出现了缺损、龋坏就需要人为的修修补补，否则伤及牙髓和根尖就有拔牙的可能，因此补牙就显得尤为重要，而当牙齿龋坏面积过大，单纯的补牙不能有效修复时，嵌体修复就起到关键作用，那么嵌体修复和补牙有哪些不同呢？

1. 嵌体的特点

嵌体和以往填充修复最大的区别在于，嵌体是在口外精细雕刻而成，可以雕刻出牙合面的任何形态并与对牙合协调，且有效恢复邻面接触点的部位、大小等；避免修复中受唾液影响，密合度不高造成的继发龋（图8-9）。除此之外，嵌体修复还具有以下优点。

（1）坚固耐用。对于牙齿龋坏面积较大但剩余牙体较多较健康时，填充修复的效果不明显且易脱落，而嵌体可以很好地固位和抗力，恢复牙齿原本形态和功能；另外，嵌体能修复传统补牙不易修补的邻面龋坏。

（2）选择性多。嵌体材料主要包括合金嵌体、树脂嵌体和瓷嵌体三种。对于后牙可以选择合金修复，对于前牙可以选择树脂或瓷嵌体修复，不影响美观且可恢复牙齿正常。

（3）保持清洁。嵌体可以高度抛光，避免菌斑、牙结石、食物残渣或色渍的堆积，减少牙齿龋坏概率。

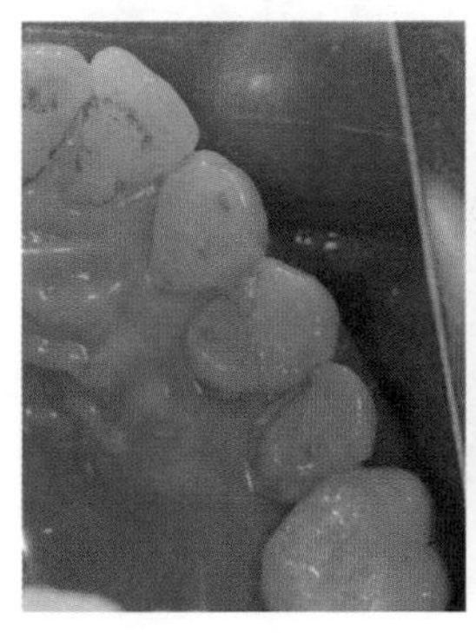
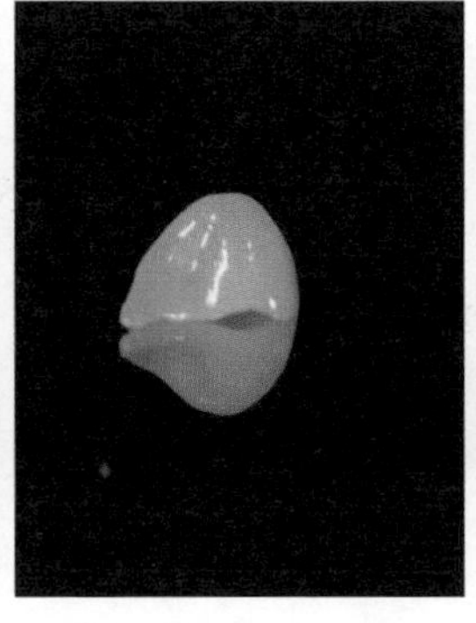
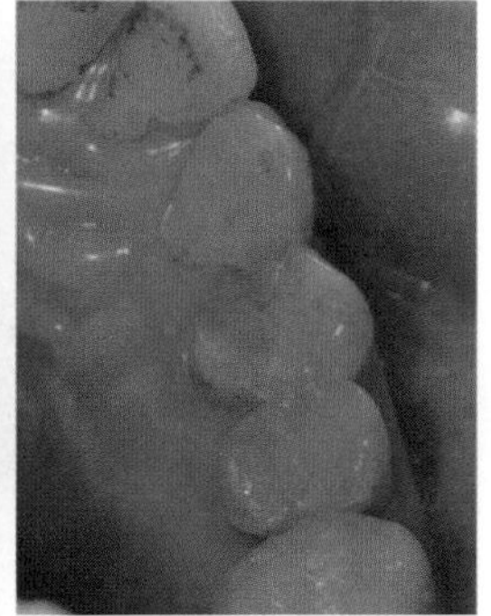

图8-9 全瓷嵌体修复

同样，嵌体修复也有缺点，选择嵌体修复的朋友应当权衡利弊做出正确选择。

（1）要求比较高，只有当龋坏的牙齿剩余足够体积的健康牙体时，才能做嵌体修复；另外，嵌体的制作工艺较复杂，对医生的要求较高，尤其是后牙修复难度更大；患者的后期清洁要求也较高。

（2）嵌体脱落的可能性比烤瓷牙更高，可能会因为无意间地撕咬硬物脱落，也可能因为边缘龋坏引发继发龋导致脱落等。

2. 补牙的特点

（1）补牙时需磨除的牙体组织较少，特别是应用复合树脂充填时，可不必制备严格的洞型。

（2）补牙材料包括复合树脂、玻璃离子水门汀、银汞合金等，可分层充填，直至材料充满窝洞。

（3）补牙可一次性完成，操作时间较短。

（六）牙齿吃东西崩掉一块怎么办?

经常有人会经历一不小心咬到硬东西，牙齿崩掉一块（图8-10），没有疼痛和出血，就觉得是小事。但牙齿的风险一直存在，并在扩大，甚至最后可能要拔掉。所以我们要及时就医，配合医生一起完成牙齿的治疗。

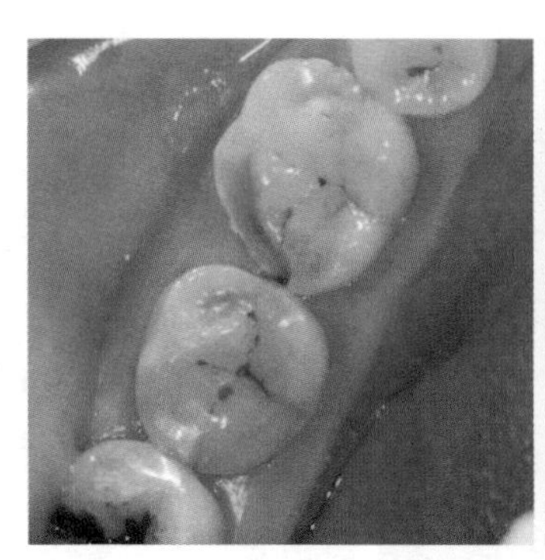
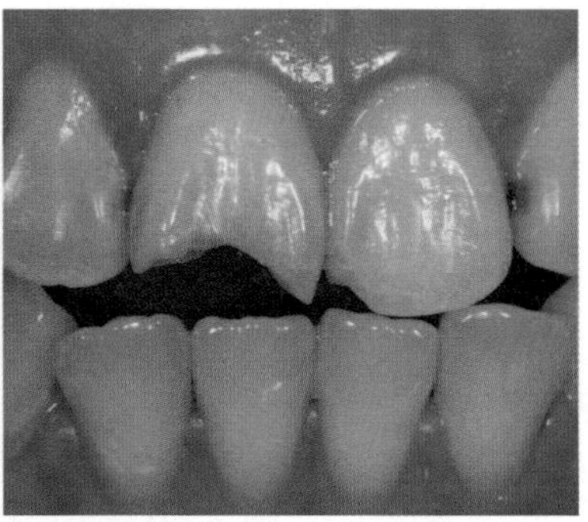

图8-10　牙齿崩裂

那么牙齿崩掉一块，可以做哪些修复呢?

（1）当牙齿缺损比较小，没有累及切缘以及受力处的时候，选择树脂修复。树脂修复比较简单，磨牙量比较少，而且能够即刻修复，价格也会比较低。

（2）当缺损面积比较大累及切角，而且需要关闭牙缝，改变牙齿形态、牙齿颜色的时候，可以选择贴面（图8–11，图8–12）。贴面也是一种比较微创的修复方式，它主要是用瓷来恢复，比较容易清洁，能够保持牙龈健康，长期稳定性比较好。

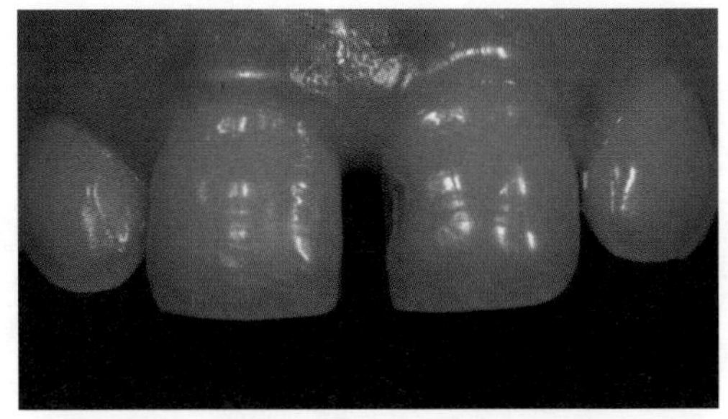

图8–11 贴面关闭缺损牙缝（修复前）

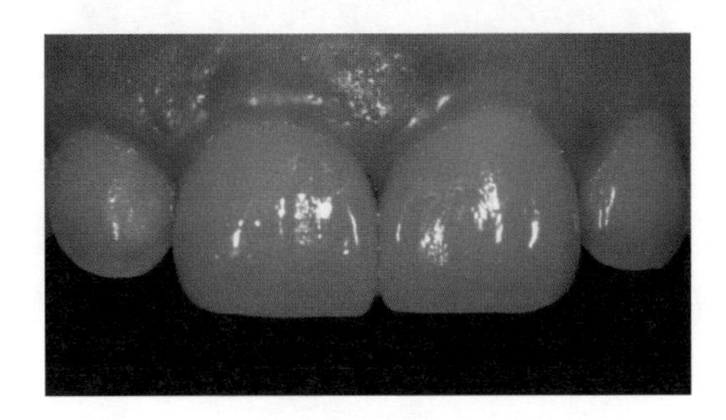

图8–12 贴面关闭缺损牙缝（修复后）

（3）当牙齿缺损比较多或者进行牙髓治疗，牙齿形态差异较大，或者牙齿颜色过深，此时需要选择冠修复，通过冠修复来改变牙齿形态，保持牙齿受力，改变牙齿颜色，能够有比较好的效果。

（七）为什么要做临时牙?

（1）如果基牙是活髓牙，也就是有牙神经的，临时牙可以起到保护牙髓的作用，减少牙髓受到外界刺激，形成牙髓炎的可能。

（2）由于基牙已经进行预备，与邻牙及对颌牙存在间隙，临时牙可以保留这些预备间隙，防止牙齿发生微小的移动和对颌牙伸长。

（3）临时牙可以对牙龈进行塑形，恢复良好的牙龈形态。

（4）临时牙是模仿正常牙齿制作的，可以帮助患者较早地适应最后的假牙。

二、牙列缺损

（一）牙齿为什么会掉？

正常情况下，牙齿是可以伴随我们终身的，但为什么有些人在40甚至30岁后便开始出现牙齿脱落的现象呢？大多数人认为年纪大了就会掉牙，属于正常现象。这些其实都是错误的认知。牙齿的脱落多半是牙周病所致。牙周病，即发生在牙周组织的疾病。正常情况下，牙齿稳固地存在于我们的牙槽骨内，而发生牙周病时，最初可能只是表现为牙龈的炎症、出血，继而出现牙周袋的形成、牙槽骨的吸收、牙齿的松动脱落等现象。牙结石和菌斑则是口腔内的“恶魔”组织，它们会慢慢破坏牙周组织，最终导致健康牙齿完全脱落。牙齿缺失后不处理，会有什么影响？

1. 影响面容

前牙缺失时，对面容影响最大，它使上下唇部塌陷松弛。全口缺牙时，唇部内陷，舌头因没有真牙的限制而变大，面下三分之一变短，面颊部肌肉因失去牙弓的支撑使得皱褶增加，口角下垂，呈明显的苍老面容，影响患者社交，不利于心理健康。

2. 饮食受累

当个别牙齿缺失或牙列缺失后，咀嚼效率随之降低或丧失，唾液分泌减少，胃肠蠕动减慢，未嚼碎的食物进入胃肠，胃肠系统的负担随之加重，从而导致胃肠功能紊乱，影响人体对营养成分的吸收，严重者机体可出现消化系统的疾病。

3. 余牙受累

牙齿承受的咀嚼力是有一定限度的，当个别牙齿缺失后，咀嚼力集中在余留牙上，由于咀嚼力超过了余留牙的承受限度，致使余留牙齿造成创伤而产生牙周膜水肿、牙龈萎缩、牙槽骨吸收、牙齿松动等牙齿疾患。与此同时，造成邻牙倾斜、移位，对牙合牙伸长或下垂，破坏邻牙接触关系造成食物嵌塞，亦是导致牙周病的病因之一。

4. 发音不清

当缺牙多，尤其前牙常引起发音不清，讲话漏风，齿音发不出来。

5. 关节损伤

由于未及时镶牙，造成邻牙倾斜、移位，对牙合牙伸长或下垂，破坏邻牙接触关系，咬合关系紊乱，偏侧咀嚼，引起面形不对称，颞颌关节病等。

（二）活动牙、固定桥、种植牙的区别

当牙齿由于各种原因拔除、松动、缺失后，通常有以下三种修复方式：固定桥，活动牙和种植牙。

1. 固定桥

固定桥是利用缺牙间隙或一端的天然牙或牙根作为基牙，在其上制作固位体并与人工牙连成整体，利用黏结剂将固位体粘固在基牙上，患者不能取摘的修复体（图8-13）。

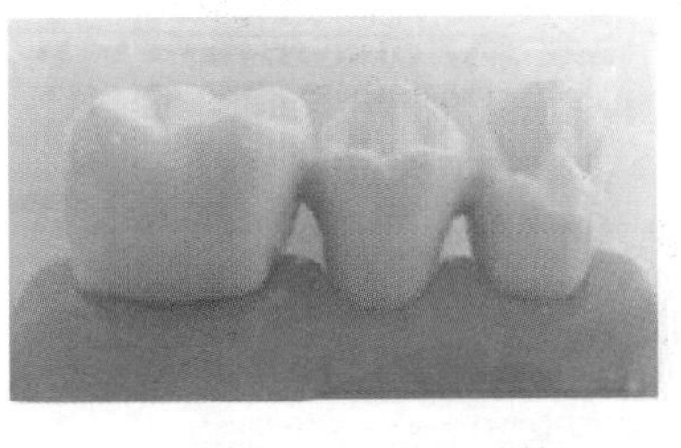
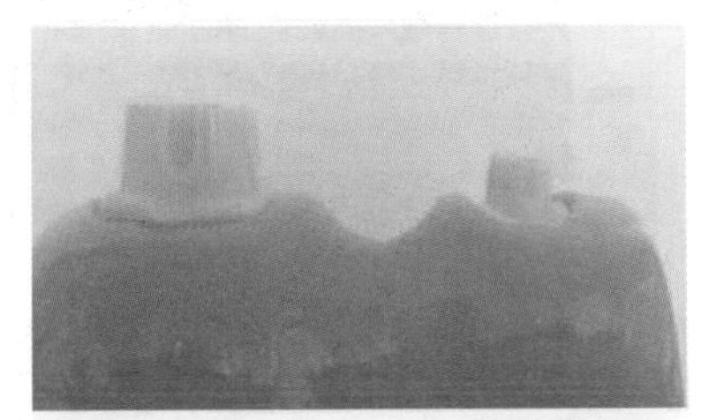
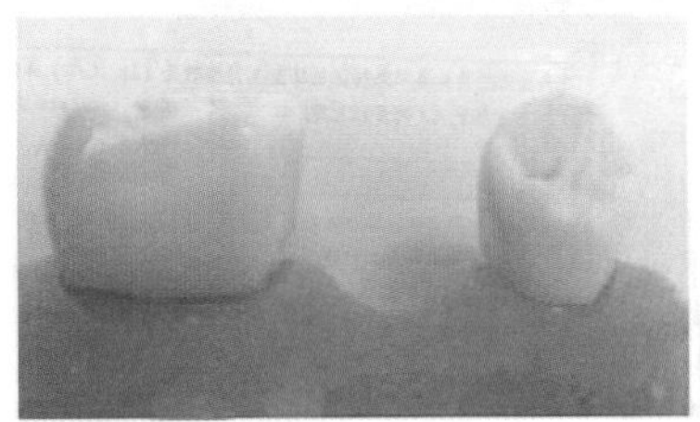
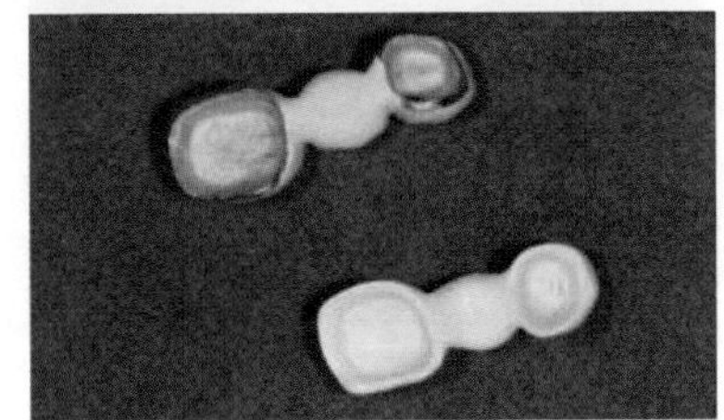

图8-13　固定义齿

优点：固定于口内无须摘带，易清洁，无明显异物感，不影响发音，美观。固定桥修复价格在三种修复方式中居中。

缺点：烤瓷牙修复要借用邻牙做着力点，要把缺失牙相邻的健康牙磨小，再做一组连冠套上去，简单来说就是缺一个牙就要做 3 个牙冠，如果以后这个健康的邻牙也老化松动了，整组烤瓷牙都要重新做，这也是烤瓷牙修复的最大弊端，并且固定桥不适合缺牙数目过多、牙周不健康的患者。

2. 活动牙

活动牙是一种患者可以自行摘戴的牙列缺损修复体，利用天然牙，黏膜及骨支持，通过固位体卡环和基托将义齿固定在牙列内，恢复缺失牙及其周围缺损组织的解剖形态和生理功能（图8–14）。

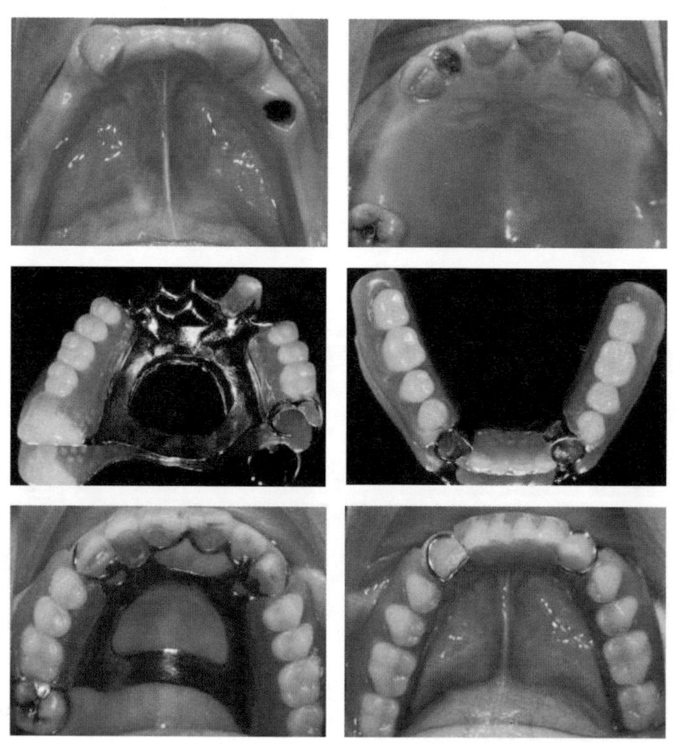

图8–14　可摘局部义齿

优点：修复适用范围广、少磨牙，费用较固定义齿低，缺失牙后可酌情在原义齿上添加人工牙。

缺点：活动假牙需要天天清洗，佩戴时有异物感，易塞食物，咀嚼性能无法与种植牙和固定桥相比，使用寿命有限，一般使用 3～5 年就要更换，不适用于无正常行为能力，生活不能自理，有误吞义齿危险的患者，如偏瘫、痴呆、癫痫、严重精神障碍者。

3. 种植牙

种植牙指的是一种以植入骨组织内的下部结构为基础来支持，固位上部牙修复体的缺牙修复方法，包括下部的支持种植体和上部的牙修复体两部分（图 8–15）。

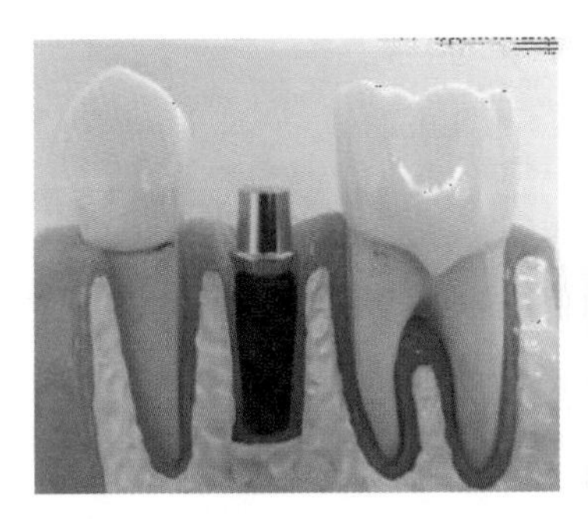
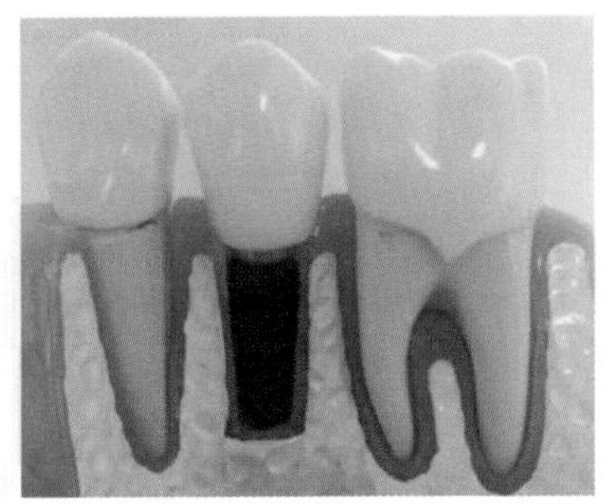

图8–15 种植牙

（1）优点：不损伤邻牙。种植牙是在缺牙处的牙槽骨内植入种植体，以此为基础修复缺失牙，单颗缺失单颗修复，不涉及邻牙，更不会损伤邻牙。

稳固牢靠。种植体（即人工牙根）与牙槽骨通过骨结合连接在一起，像真牙一样扎根在患者的口腔里，十分坚固，不亚于人的天然牙根。

咀嚼功能强。种植牙有和真牙一样稳定和牢固的牙根，所以咀嚼功能大大优于传统假牙，可达到和真牙相同的咀嚼功能。

舒适美观。与自然牙齿一样美观，无传统假牙的基托与卡环等结构，口腔内无异物感，有利于保持口腔卫生，感觉舒适。

（2）缺点：种植牙相对其他两种修复方式价格较高。整个种植周期较长，需半年到1年。

（三）缺了一颗牙，旁边牙倒了怎么办?

首选是通过正畸的方法将倾倒的邻牙排齐，但正畸花费时间长，费用高，患者比较难以接受。如倾斜程度不大，固定桥修复可以取得共同就位道，尽量少磨除牙体组织，活动义齿修复则可以改变义齿就位道或调磨倾倒牙齿近缺隙侧邻面来获得足够的修复间隙。若倾斜严重，在获得患者同意后，可以将牙髓失活后桩核冠改变牙冠轴向并用作基牙，或用套筒冠来改变基牙的轴向。

三、牙列缺失

（一）吸附性义齿和常规义齿

1. 吸附性义齿（图8-16）的优缺点

（1）优点

①即刻修复：吸附性义齿适应周期短，可即刻佩戴、即刻进食。

②稳定牢固：吸附性义齿吸附力强，较普通活动义齿稳定牢固、不易脱落。

③健康舒适：吸附性义齿是根据患者自身牙槽骨条件，从力学、牙合学等全方位设计，为患者量身定制，继而通过运用精湛技术和专业材料制作而成，因此较普通活动义齿舒适、健康，不易损伤口腔黏膜软组织等。

④美观自然：相较于拥有基托、卡环等金属物质的普通活动义齿，吸附性义齿的外观设计是为患者量齿定制的，因而其极具美学效果，较其他活动义齿美观自然。

（2）缺点

①价格比常规全口义齿贵。

②吸附性义齿的边缘扩展较大，基托面积也会更大，初戴时不适感较强。

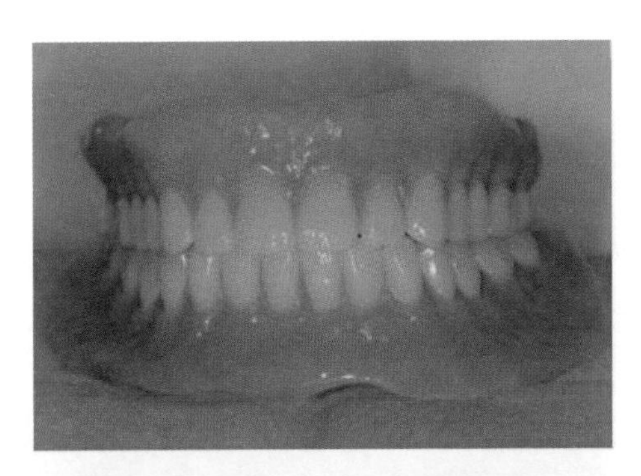
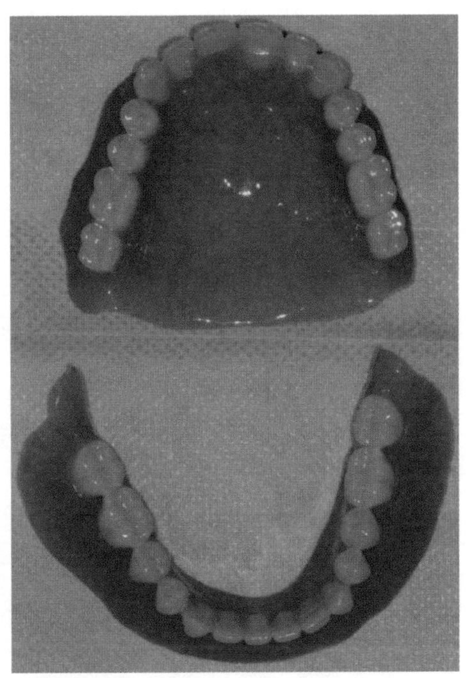
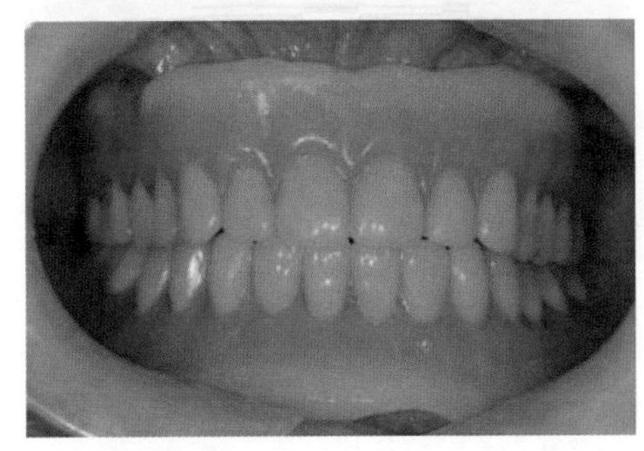

图8-16 吸附性义齿

2. 常规全口义齿的优缺点

（1）优点：价格亲民。

（2）缺点：

①容易松动脱落。

②面积较大，有一定的异物感。

③占据舌头活动空间，影响发音。

④咀嚼效率相对较低。

（二）活动性义齿能用多久？

1. 活动性义齿用什么材质制作？

活动义齿主要由人工牙、基托和卡环三部分组成。人工牙有两种，一种为树脂牙，另一种为瓷牙。基托有树脂基托和金属基托。树脂人工牙和树脂基托均由甲基丙烯酸甲酯树脂为原料。金属基托主要有普通钴铬合金、高钼钴铬合金和纯钛金属三大类。普通钴铬合金价格低廉，但没有高钼钴铬合金和纯钛金属制作的基托轻巧舒适。

2. 患者自身的维护情况

在牙齿脱落后，牙槽骨会不停地发生吸收。使得活动义齿稳固的力量中有一种称为大气压力，即当两物体之间产生负压而周围空气不能进入时，外界的大气压力将两个物体紧压在一起，起到固位作用。当牙槽骨发生吸收后，牙槽骨与活动义齿之间的负压环境遭到破坏，使得义齿容易脱落，因此通常建议活动义齿每 3 ~ 5 年需要更换一次。

（三）做了活动牙后期如何清洁维护？

（1）避免咬过韧、过硬的食物。

（2）活动牙戴入时应避免用牙咬就位。

（3）清洁时用软毛刷轻轻刷洗，晚上睡觉时应摘下，将其浸泡在冷开水或含假牙清洁剂的溶液中，不可用烫水、酒精、盐水、消毒液等浸泡。

（4）早上戴牙时要尽量先清洗活动牙。

（5）尽量在进食后，将活动牙取出用清水将食物残渣冲洗干净。

（6）定期复诊，做全面的口腔检查，每 6 个月检查一次。假牙建议每 3 ~ 5 年更换一次。

（四）做假牙之前为什么要把残根拔掉？

我们经常说的残牙根，指的是牙冠被破坏以后所剩余的牙根。这部分牙根由于失去了正常的咬合功能，所以在日常的咀嚼活动中不能发挥作用，在前牙区则会影响美观，有时甚至会疼痛、发炎，影响口腔健康和自身生活质量。

随着技术提高与观念改变，恒牙只要形态良好，没有明显的吸收和松动，都会先进行彻底的根管治疗，控制感染，然后考虑通过根管打桩进行修复恢复其外形和功能，或保留进行覆盖义齿修复。因为这样不仅义齿的功能效果好，时间短，而且减少一次拔牙创伤，还可以避免拔牙后的颌骨吸收，所以我们才说残根残冠要尽量保留。如牙槽骨内有残根，残根条件合适，经过良好的治疗后可以作为活动义齿的辅助固位部分。但是前提是没有明显的“吸收和松动”以及“控制感染”。因为牙齿有可能会被蛀牙摧毁成“残垣断墙”式的残冠残根（图8–17），它们有的像锋利的刀片，有的像尖锐的“朝天钉”。这样的残根残冠会持续不断地刺激口腔黏膜，引起一些病变，如口腔溃疡、口腔炎症及癌变等。而且一旦形成了残冠、残根，牙齿的髓腔、根管就暴露于口腔的有菌环境之中，如果感染得不到控制，细菌可以通过根管而到达根尖，形成根尖周围炎，使牙齿成为病灶牙，进一步还可能引起全身的其他疾病。

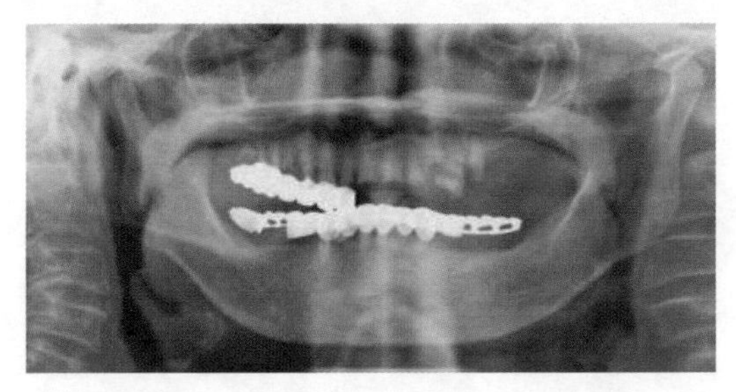

图8–17　全景片下可见左上区残冠残根

如残根条件不好，未经过完善的治疗则相当于在活动义齿下方保留着一个潜在的病灶，可能随时会诱发疼痛、炎症等（图8–18），一旦残根出现问题则需要处理残根并重新制作活动义齿，因此建议在做活动义齿前先处理残根的问题。

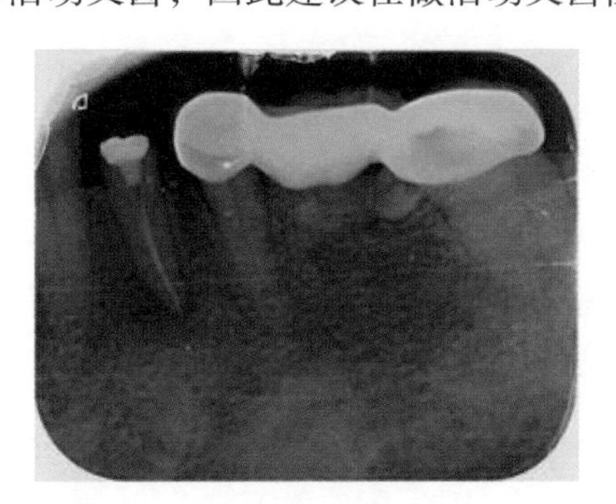

图8–17　根尖片可见残根根尖炎症

（五）全口牙掉了怎么办？如何选择修复方式？

当整个牙床上不存在任何天然牙与牙根时，可选择的修复方式有：活动牙、种植牙或活动牙+种植牙。

1. 活动牙

由人工牙和基托组成。具体如图8-19所示。

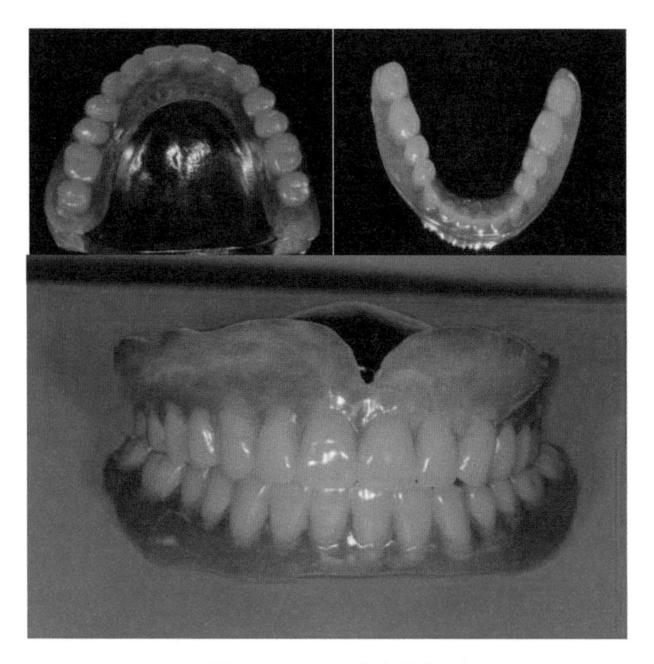

图8-19　人工牙和基托

此种修复方式价格相对较为便宜，制作周期相对较短。但是需要每天摘下清洗，咀嚼效率恢复的相对较低，且体积较大，有一定的异物感，需要 1～2 周的适应期。

2. 种植牙

由种植体、基台和人造冠组成。

此种修复方式价格相对较贵，制作周期较长，对患者的全身健康状况以及牙槽骨的条件有较高的要求。但是咀嚼效率恢复较高，日常清理方便，不需要摘下清洗，且体积较小。

3. 种植牙+活动牙

即全颌覆盖式种植义齿，由种植体、基台、人造冠、金属支架、基托及附着体组成。此种修复方式优缺点同上述种植牙。

四、美学修复

（一）为什么牙齿会变黄?

首先，要说明一点，健康的牙齿本身就是黄的，那么加重牙齿变黄的原因又有哪些呢?

1. 氟斑牙

氟牙症又称为氟斑牙或斑釉，具有地区性分布特点，为慢性氟中毒早期最常见且突出的症状。氟含量的摄入主要来源于水，其次为食物，但氟含量过高并不是造成氟牙症的唯一原因。另外，能否发生氟牙症还取决于过多氟进入人体的时机。若在 6 ~ 7 岁之前，长期居住在饮水中含氟量高的流行区，即使日后迁往他处，也不能避免以后萌出的恒牙受累，反之，如 7 岁后才迁入高氟区者，则不出现氟牙症。充足的维生素 A、D 和适量的钙、磷摄入可减轻氟对机体的损害。

氟斑牙可用磨除、酸蚀涂层法、美白（图8-20）、复合树脂修复（图8-21）和瓷贴面修复等方法处理。

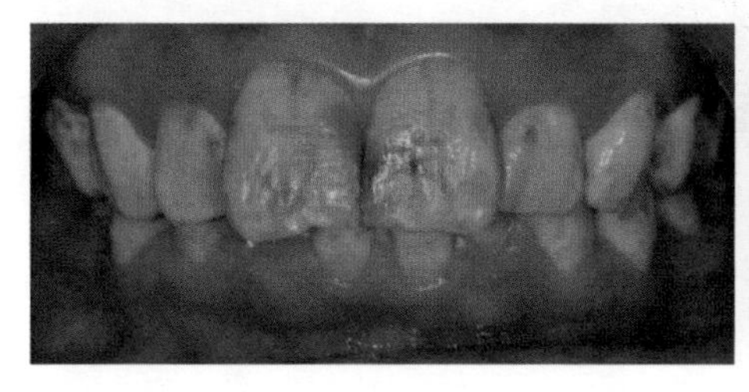

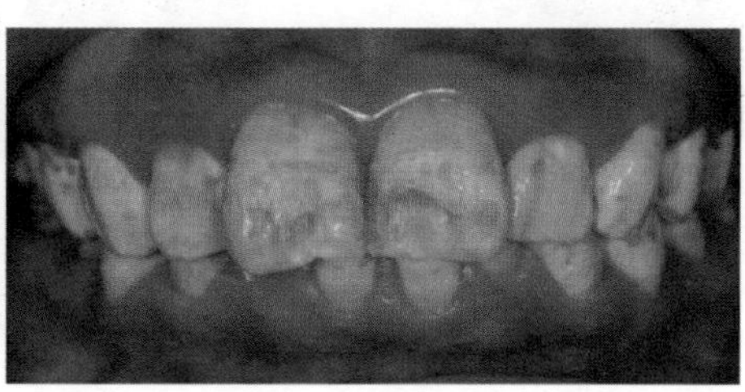

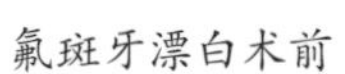
氟斑牙漂白术前

氟斑牙漂白术后

图8-20 氟斑牙漂白治疗

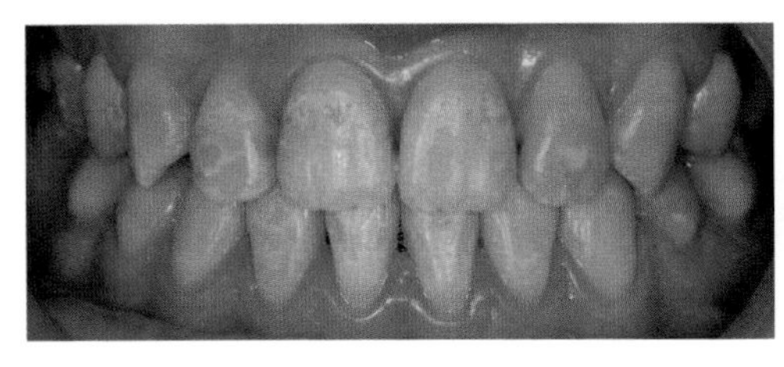
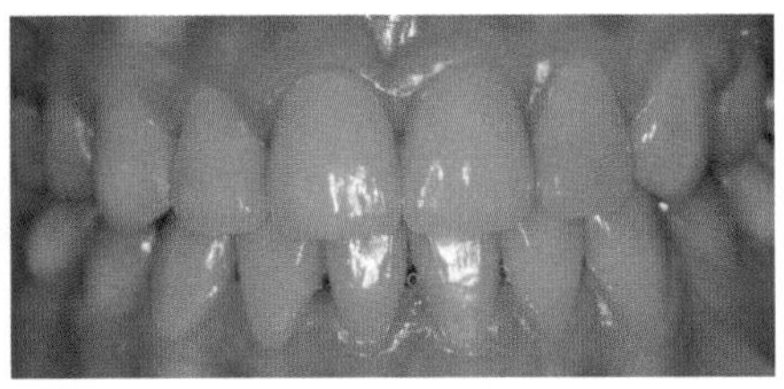

瓷贴面术前　　瓷贴面术后

图8-21　氟斑牙瓷贴面修复

2. 四环素牙

四环素是由金霉素催化脱卤生物合成的抗生素，由四环素族药物引起牙着色称四环素牙。

为防止四环素牙的发生，妊娠和哺乳的妇女以及 8 岁以下的小儿不宜使用四环素类药物。着色牙可通过光固化复合树脂修复、烤瓷冠修复或漂白等方法进行治疗（图8–22）。

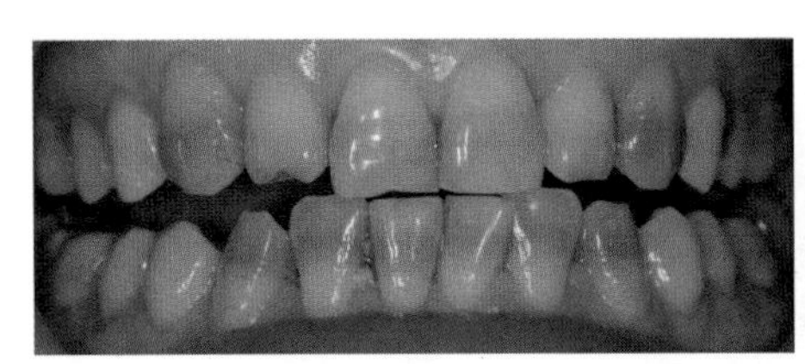
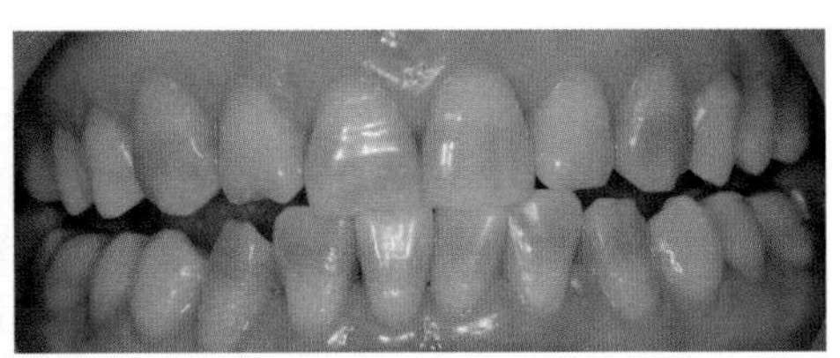

四环素牙漂白术前　　四环素牙冷光漂白术后

图8-22　四环素牙的美白修复

3. 死髓牙

死髓牙是由于龋病、外伤、牙周病等原因引起的牙髓自然坏死，也包括通过根管治疗后拔出牙髓神经的牙。死髓牙多无疼痛，牙齿呈现暗黄色或灰色、无光泽。对于这种情况，可在进行完善的根管治疗后行内漂术修复（图8–23），或进行全冠修复，以达到美观的效果。

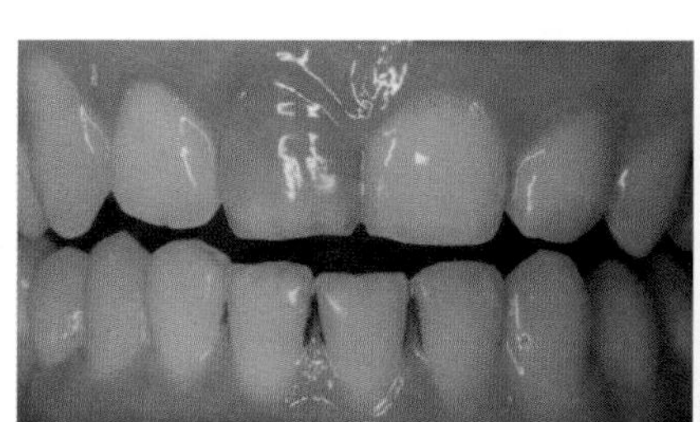

死髓牙内漂术前

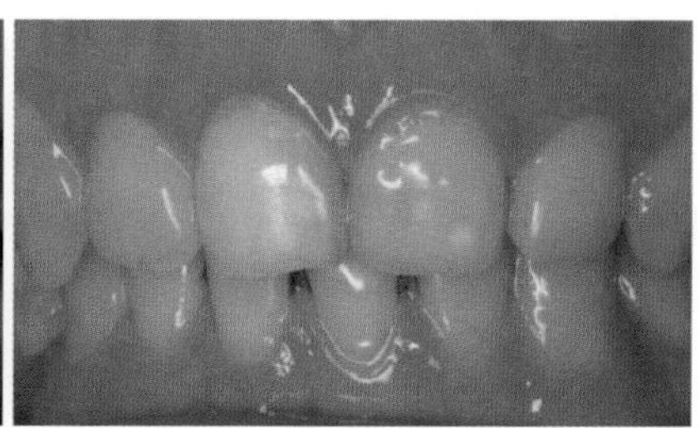

死髓牙内漂术后

图8-23 死髓牙的美白修复

4. 色素沉着

色素的沉着，会引起牙齿发黄，色素沉着与吸烟、喝茶、吃各种色素的食物、不认真刷牙、增龄性变化以及营养不良都有关系。这种情况下，一般经过冷光美白（图8-24），再加上家庭美白（图8-25）巩固后，可以达到比较好的效果。

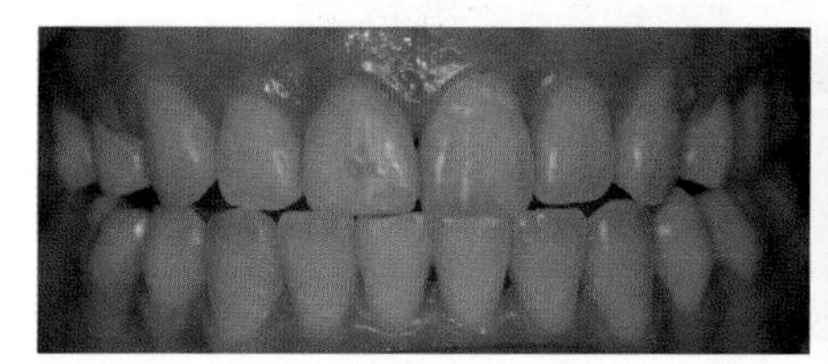

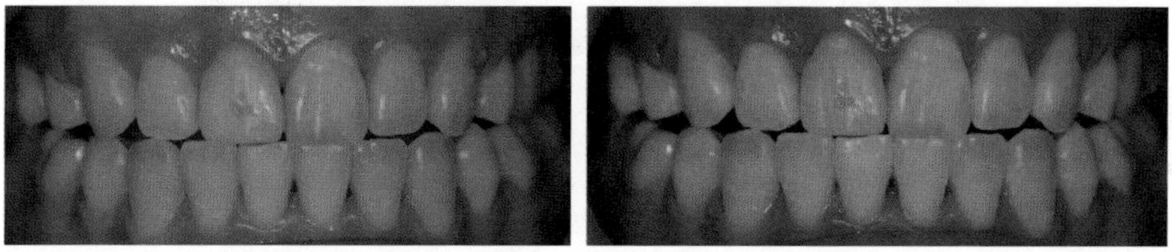

术前

冷光美白术后

图8-24 冷光美白术

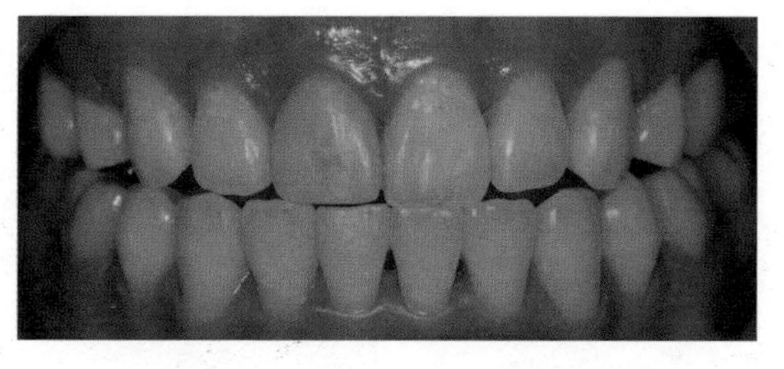

图8-25 冷光美白+家庭美白术后

（二）牙缝变大怎么处理

为什么会有牙缝出现？该如何关闭牙缝呢？

（1）不良习惯。换牙期舔牙、顶牙、吮指、咬物等容易造成牙齿前突或前牙缝隙。

（2）牙齿数量异常。牙齿先天或后天缺失，会造成牙齿排列不够紧密。

（3）牙齿先天发育异常。先天牙齿偏小（图8–26），显得排列稀疏。

（4）牙齿萌出异常。阻生牙或埋伏牙使牙龄无法紧密排列。

（5）病理性因素。如牙周炎，容易引起牙龈、牙槽骨退缩，异常的咬合力使牙齿逐渐移位。

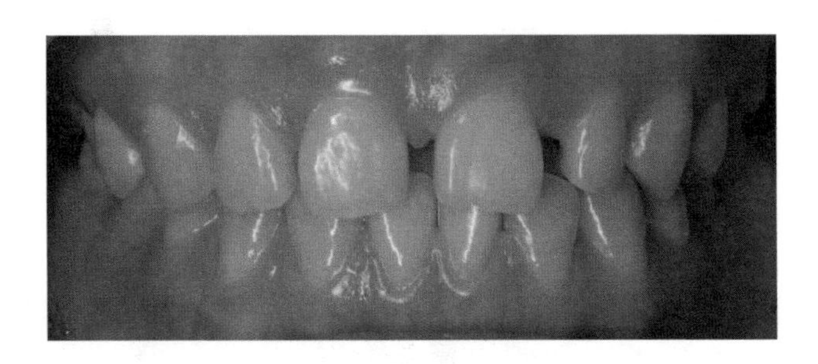

图8–26　过小牙牙缝过大

那么，牙缝过大该怎么处理呢？

1. 树脂补牙

采用黏结技术，选择合适的树脂材料，将其充填到牙齿缝隙中，通过特定的技术将其塑形成与牙齿表面相似的形状，再高度抛光（图8–27）。

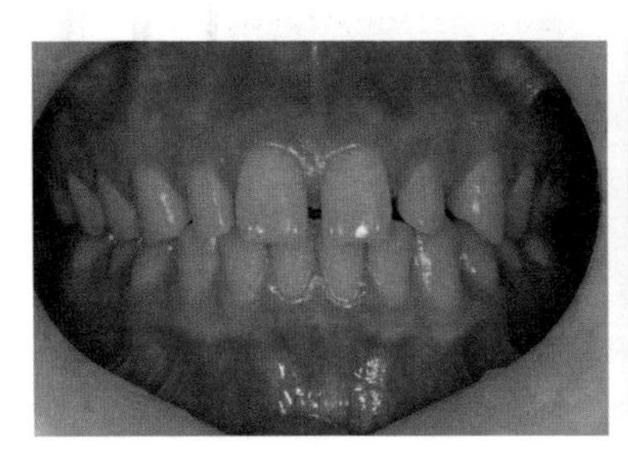

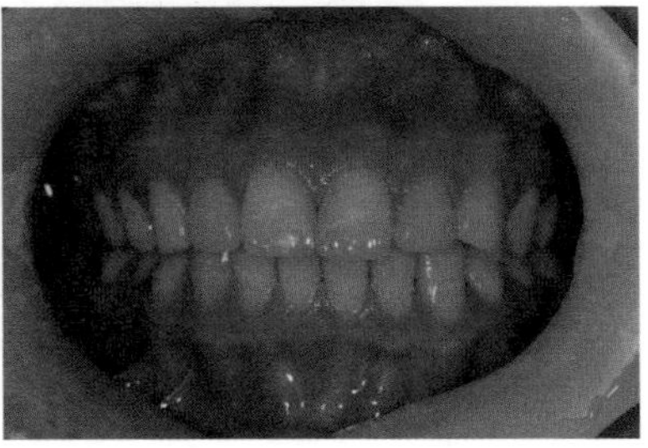

图8–27　树脂补牙

2. 贴面修复

采用黏结技术，在前牙的外表面贴上一层瓷 / 树脂贴面，可以把牙齿的小缺陷（如缺损和变色）都遮盖起来。

牙齿贴面的优势在于除了遮盖了缺陷还能改变牙齿的颜色，让牙齿整体变白，花费时间短，但是贴面的修复方式仅限于前牙，不能解决后牙牙缝大的困扰（图8–28）。

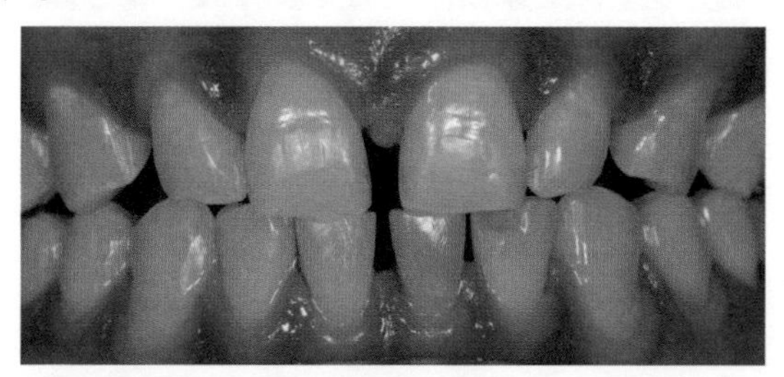

贴面修复前

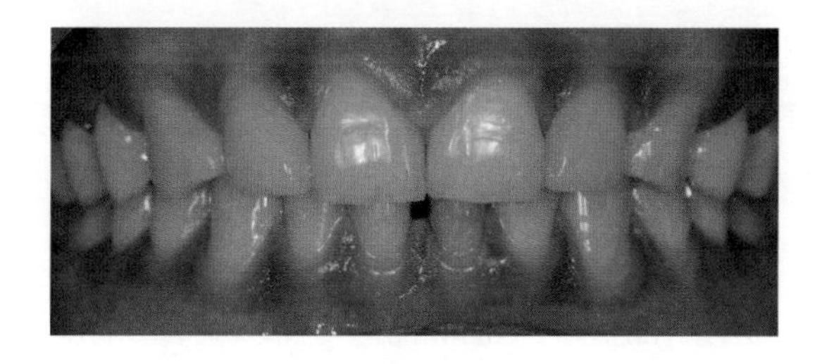

贴面修复后

图8–28 牙缝过大贴面修复效果

3. 正畸

通过外力移动牙齿，让原本歪七扭八的牙齿慢慢移动到它应该在的位置，不仅适用于牙齿牙列不齐拥挤，也同样可以解决牙缝大以及牙列稀疏的问题（图2–29）。

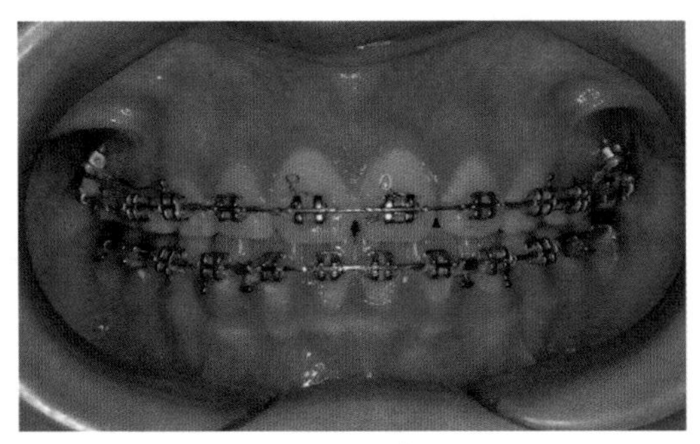

图8-29 正畸过程

（三）夜磨牙

1. 什么是夜磨牙？

85%～90% 的人群都经历过磨牙症，有人白天磨，有人夜晚睡眠期间磨。过去认为磨牙是一种病理现象，需要治疗，但现在的观点倾向于磨牙是口颌系统正常的生理功能，是人类释放心理压力和应激情绪的重要途径，受应激、酒精、药物、大脑相关疾病、个性等影响。

2. 夜磨牙的注意事项

人类在社会生活中的精神压力，可以通过磨牙得到一定程度的释放，有利于心理健康，所以磨牙本身不是疾病，不需要治疗。但是长期磨牙会损伤牙齿、肌肉和关节，表现为牙齿的磨损和隐裂、下巴和面部疼痛、耳朵疼痛以及起床后头痛。

3. 夜磨牙的治疗方法

对于磨牙症的处理，除了舒缓心理压力，还需要使用磨牙垫来保护牙齿免受损伤。磨牙垫是一种软塑料制作的保护装置，覆盖在上排或下排牙齿，缓冲牙齿之间的咬合力，防止臼齿之间相互研磨，不仅保护牙齿，还消除了牙齿摩擦产生的噪音，让家人有个好的睡眠。相对于成品磨牙垫，牙医根据你的牙模定制的磨牙垫与牙列贴合好，舒适度更高，保护力更强。

（四）运动护齿

1. 运动护齿是什么？

经常观看体育节目的人可能会注意到拳击选手在比赛间歇时，嘴里常吐出一个花花绿绿的东西，这就是运动护齿，也叫护齿器，被体育人使用了将近 100

年，在欧美非常流行。在高风险、强对抗运动比赛中，如拳击、散打、跆拳道、柔道、摔跤、篮球、棒球、橄榄球、曲棍球、滑板，山地赛车等，可能发生摔倒、头面部撞击，而牙齿是遇到外力时极易受到伤害的部位，运动护齿可以有效保护牙齿在头面部受到打击时不受伤害。

2. 运动护齿的用途

运动护齿是用特殊的弹性塑胶制成，对外力有良好的吸收、缓冲作用，可以有效防止牙齿折断、牙槽骨及颌骨骨折和口唇伤害。运动护齿和护腕、护膝、头盔、手套一样是运动中重要的防护用具。预防胜于治疗，当损伤一颗牙可能花费数千元甚至上万元替换或种植牙时，参与运动时带上量身定制的运动护齿是一个最佳选择。

3. 运动护齿的用法

定制的运动护齿，由专业的医生和技工根据不同的需要制作，保证护齿套固位精确、佩戴稳定，有效减缓冲击，最大限度地减少口腔颜面部的损伤，且舒适耐用。

4. 运动护齿使用多长时间?

随着时间的延长护齿器会受到磨损，作用也会减小，理论上应该每过一个季度更换一次。对于青少年而言，更换护齿器尤其重要，因为他们的口腔还在继续生长，在成年之前，他们的牙齿也会不断发育，建议每 3~6 个月更换。成人若使用频繁，磨损较大宜 6 个月更换一次。

（五）美白牙齿

1. 美白对牙齿是否有影响?

没有影响，因为牙齿美白剂对釉质有一过性脱矿作用，与日常饮用的酸性饮料相比，其脱矿程度属于正常范围，且随着时间的推移，釉质可以再矿化。

2. 诊室漂白和家用漂白的区别

（1）诊室漂白

诊室漂白术：是将药物置于牙冠表面进行漂白，同时，还可辅助加用激光照射、红外线照射、冷光源照射等方法增加脱色效果。适用于无实质缺损的氟牙症，轻、中度四环素牙，外染色牙和其他原因引起的轻、中度变色牙，而且主要适应于活髓牙。

诊室漂白的美白剂的主要成分为 30% 过氧化氢，10% ~ 15% 过氧化脲等药物，一次性、无刺激。优点是过程十分简单，在牙龈边缘涂上一层保护剂，然后在牙面涂美白剂，用冷光美白灯照射（根据牙齿染色程度光照 8 ~ 12 min），之后除掉美白剂，再涂一层新的美白剂，一般两次即可。治疗时间一般为每周 1 次，每次 30 ~ 45 min，根据治疗效果持续 2 ~ 6 次（图8–30）。

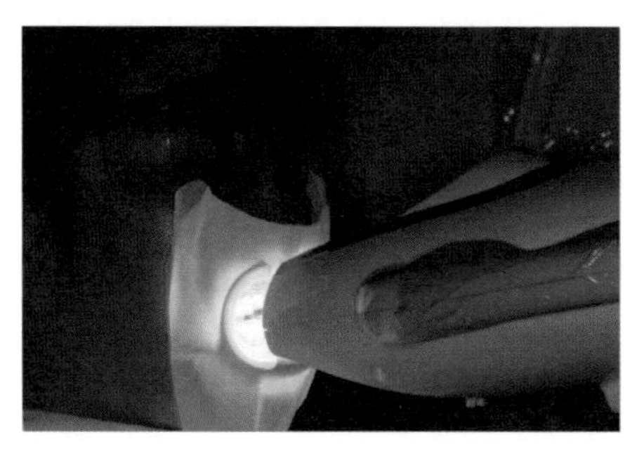

图8–30　冷光美白

优势：冷光牙齿美白技术，其效果可提高5个色阶到14个色阶；所采用的低温冷光，避免了操作过程中对牙神经的损害；操作过程完全不接触牙龈，对牙齿结构不会造成损害。

不足：冷光美白是通过冷光照射在牙齿上为其涂上一层凝胶，凝胶可以使牙齿脱色。所以说，冷光美白实际上仍旧是通过漂白药物来美白牙齿，所谓冷光只是提高上药脱色速度的辅助工具，通常在操作的过程牙齿感觉比较酸痛，做完可能会出现牙本质过敏（冷热反应）。

（2）家庭漂白

家庭漂白术又称夜间漂白技术或托盘漂白术。对于外源性着色，内源性着色和因增龄所致的颜色改变疗效均较好，对于氟牙症（图8–31）也有一定的漂白效果，但对于四环素牙，尤其是中、重度四环素着色牙效果稍差。

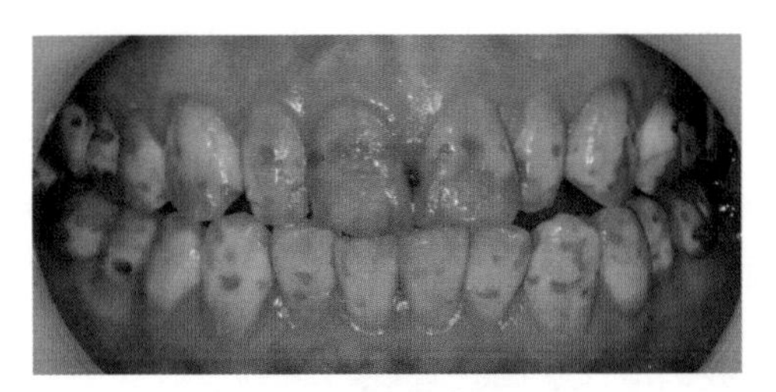

图8-31 重度氟斑牙

家庭漂白的漂白剂是 10%～15% 过氧化脲（内含 3% 的过氧化氢和 7% 的尿素），家庭漂白就是定做一个透明的托盘（图8-32），每晚睡前将牙齿刷干净，将药液挤在牙托上，戴着牙托入睡，期间勿饮水及漱口，翌日清晨取下，一般保证凝胶与着色牙接触 8 h 左右。若在白天使用，每 2～6 小时更换一次漂白剂，但每天使用不应超过 12 h。适用于中度无缺损的氟牙症和四环素牙的脱色治疗，2～6 周即可取得明显的效果，维持时间为 1～3 年。

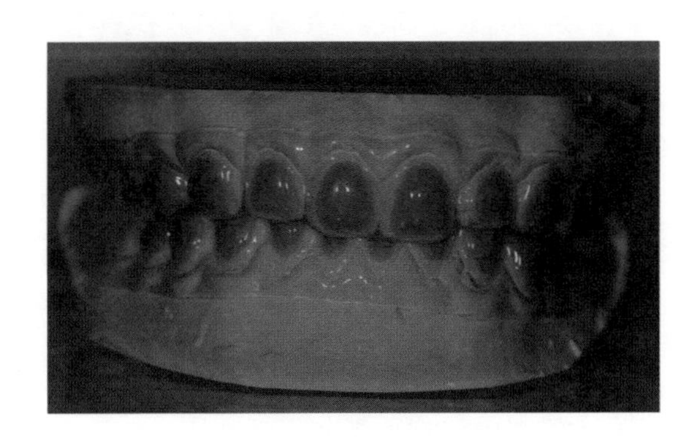

图8-32 家庭漂白托盘

优点：操作简单，患者自行操作。减少就诊次数，可同时对全口牙进行漂白。

缺点：对颜色较重的四环素牙、氟斑牙等效果较差，因为只能是表层变白，不耐久，反而容易引起牙齿敏感。并且需要注意：漂白术并非人人有效，对颜色较重的四环素牙、氟斑牙等效果较差，因为它只能使牙齿表层变白，不耐久，并且由于漂白剂对牙釉质的伤害，容易引起牙齿敏感。

3. 漂白的效果及术后护理

牙齿美白不会把你的牙齿漂得特别白，但它可以使你的牙齿在现有程度上提升几个色阶。漂白效果在很大程度上取决于牙齿变色的程度、着色的原因以及着色的时间。想要漂白效果更加明显，可以选择冷光美白 + 家用漂白。

那么，漂白之后我们应该怎么护理呢？

（1）平时饮食也应该尽量减少深色食物，注意口腔卫生，早、中、晚注意刷牙漱口，保持口腔清洁。

（2）美白牙齿后 24 h 内，牙齿很容易再染上有色物质，必须避免饮用茶、咖啡、可乐、红酒、莓果类饮料、有色牙膏、漱口水等及食用深色食物，同时要避免吸烟。

（3）建议患者使用美白牙膏，可减轻牙齿美白后食物的再着色。

第九章 口腔黏膜病

一、什么是口腔黏膜病？

口腔黏膜病这个名词虽然在生活中不太常听到，但是却能常见到，例如，吃了上火食物第二天嘴里长的溃疡，长期存在的锐利牙尖或残根、残冠摩擦脸颊或舌头形成的溃疡，那口腔黏膜病究竟是什么？

口腔黏膜病是涵盖主要累及口腔黏膜组织的类型各异、种类众多的疾病的总称。包括主要发生在口腔黏膜上的疾病；同时发生于皮肤或单独发生于口腔黏膜上的皮肤–黏膜疾病；合并起源于外胚层和中胚层的某些疾病；性传播疾病或系统性疾病的口腔表征。常见的口腔黏膜病包括：溃疡类、斑纹类和大疱类疾病，以及表现为皲裂、萎缩、糜烂等症状的唇舌疾病。

二、口腔黏膜溃疡类疾病

（一）什么是复发性阿弗他溃疡?

生活中常听见周围朋友抱怨：“又上火了，长溃疡了，好痛苦呀。”确实，作为最常见的口腔黏膜病——复发性阿弗他溃疡（recurrent aphthous ulcer，RAU）（图9-1），在现实生活中给大家带来了很大的痛苦。那么问题来了，到底什么是阿弗他溃疡。下面的图片大家熟悉吗？这就是阿弗他溃疡。

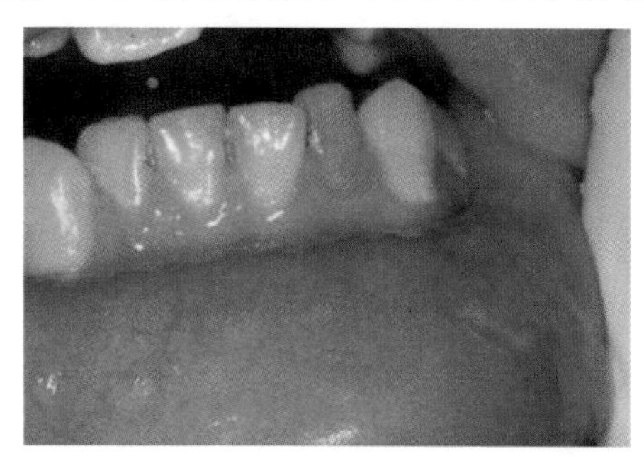
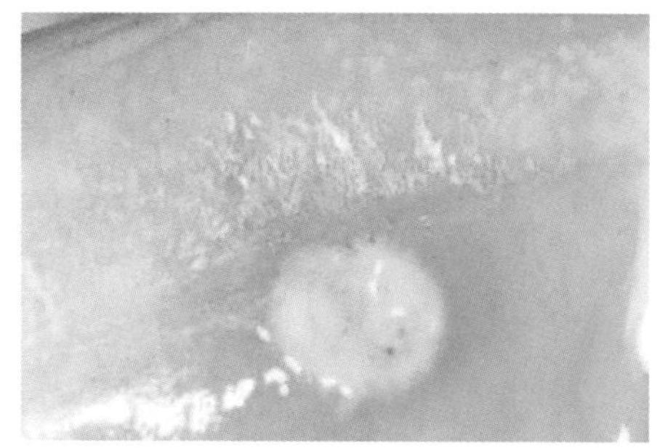

图9-1　复发性阿弗他溃疡

RAU 最大的特点是复发性，最显著的特点是“红、黄、凹、痛”。初起病变处敏感或出现针尖样大小或稍大的充血区，短期内即形成直径在2～4 mm（重型阿弗他溃疡直径可大于10 mm），圆形或椭圆形，边界清晰的浅小溃疡，中心微凹陷，表面覆有一层淡黄色假膜，溃疡周围黏膜充血呈红晕状。[1]溃疡数目一般为 2～3 个，溃疡形成后有较剧烈的烧灼痛。发病间歇时间不定，有的几个月长一次，也有的每月都长，严重者甚至病损此起彼伏，迁延不愈，让人苦不堪言。

RAU目前病因不明，但存在明显的个体差异。有人提出RAU发病的遗传、环境和免疫“三联因素论”。总之，学界的趋同看法是 RAU 的发生是多种因素综合作用的结果。近年来，大量研究提示免疫因素是RAU最重要的发病机制。

虽然发作时很磨人但是朋友们也不要太过于焦虑，复发性阿弗他溃疡还有一个特点是自限性：也就是说疾病在发生发展到一定程度后能自动停止，并逐渐恢复痊愈。虽然不治也可愈合，但用药可以减轻疼痛，促进愈合，延迟复发间歇期。

（二）口腔溃疡能治好吗？

口腔溃疡虽然不是大毛病，但是痛起来真的是让人无心做任何事，甚至连喝水都会痛。

那口腔溃疡能治好吗？对于这个问题，真的是一言难尽。首先我们得明确，口腔溃疡只是一个临床病损，并不是独立的疾病。表现为口腔溃疡的疾病很多，关键看你有没有“火眼金睛”。

首先第一类就是病毒感染所致的感染类疾病。这些疾病有一个共性那就是病程短暂，发病时往往伴有不同程度的全身症状，如发热、全身乏力、头痛、肌肉疼痛、咽喉肿痛等上呼吸道感染的症状，因为病因明确，因而疗效肯定、显著。临床上下面三种病毒感染性疾病最常见。[1]

（1）单纯疱疹（herpes simplex）：是由单纯疱疹病毒（herpes simplex virus，HSV）所致的皮肤黏膜病。临床上以出现簇集性小水疱为特征，有自限性，易复发。

（2）带状疱疹：是由水痘–带状疱疹病毒所引起的，以沿单侧周围神经分布的簇集性小水疱为特征，常伴有明显的神经痛。本病夏秋季的发病率较高。发病的前期阶段，常有低热、乏力症状，将发疹部位有疼痛、烧灼感。另外值得注意的是，三叉神经带状疱疹也可出现牙痛。

（3）手足口病：是一种儿童传染病，又名发疹性水疱性口腔炎。该病以手、足和口腔黏膜疱疹或疱破后形成的溃疡为主要临床特征。其病原为多种肠道病毒。口内颊黏膜、软腭 、舌缘及唇内侧也有散在的红斑及小疱疹，多与皮疹同时出现，或稍晚 1 ~ 2 d 出现。 口内疱疹极易破溃成糜烂面，上覆灰黄色假膜，周围黏膜充血红肿。患儿常有流涎、拒食、烦躁等症状。本病的整个病程为 5 ~ 7 d，个别达 10 d。

其次就是由明显物理或化学刺激引起的创伤性溃疡（图9–2）或者是由过敏导致的变态反应性疾病，这类疾病只要去除刺激因素，再辅以对症用药，疾病也能很快痊愈。

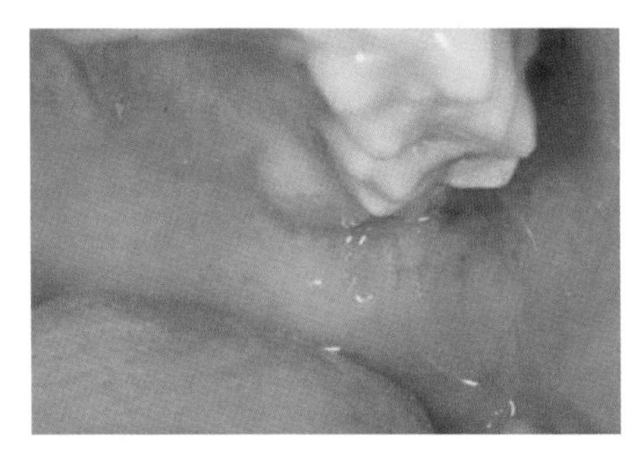
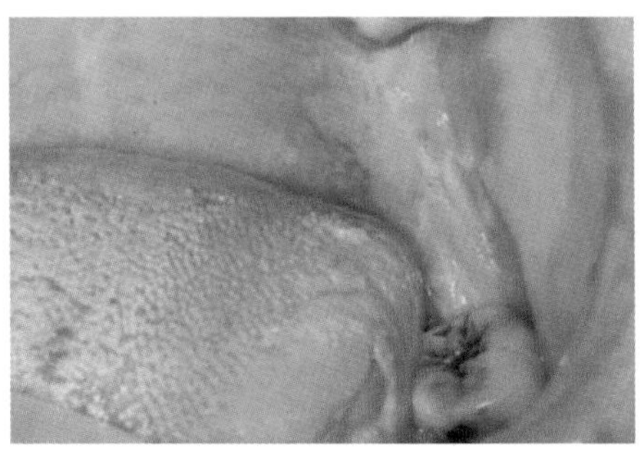

图9–2　创伤性溃疡

最难的就是复发性阿弗他溃疡和某些大疱类疾病等，这类疾病的共性是反复发作或病程长，因病因目前尚不明确，所以治疗起来也有一定的难度。

因此，口腔溃疡能治好吗？这真的是一个复杂的问题，需要辨证施治。

（三）口腔溃疡会癌变吗?

口腔溃疡这个疾病，大家肯定不会太陌生，因为当下太多人深受其害，不堪其扰，而且最重要的是，口腔溃疡也有发生癌变的可能，那么怎么样才能正确辨别普通口腔溃疡（图9–3）和癌性口腔溃疡（图9–4）呢（表9–1）？

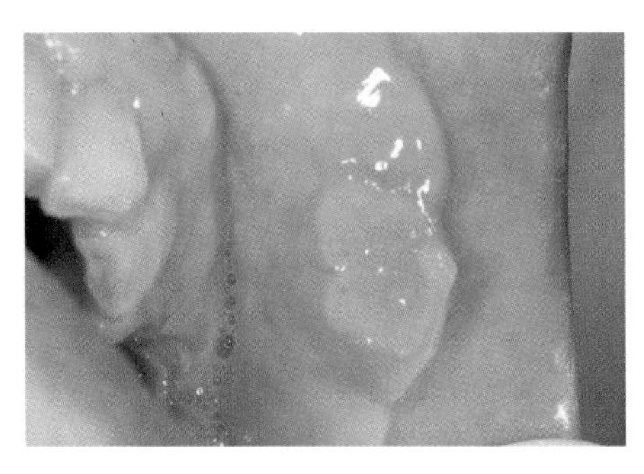

图9–3　口腔溃疡

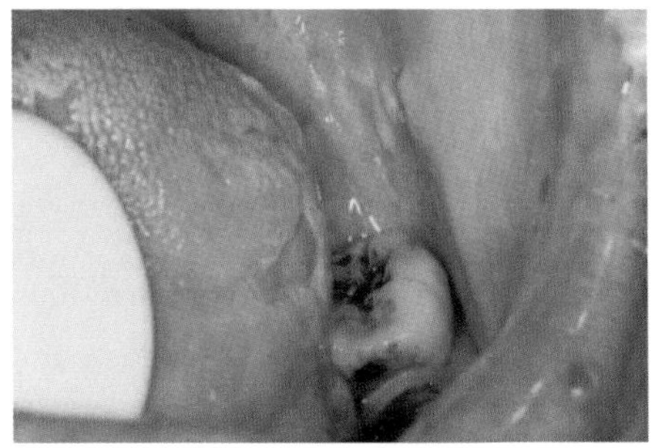

图9–4　口腔癌

表9–1 普通口腔溃疡和癌性口腔溃疡鉴别

	普通口腔溃疡	癌性口腔溃疡
发病部位	不定，随处发生	相对固定
病程	数天至数周愈合	病程持久，通常经久不愈
病损形态	形态多为圆形、椭圆形或不规则	形态多不规则
边界	边缘整齐	其边缘不规则或隆起呈凹凸不平状
基底形态	溃疡的基底部较平滑，触之柔软	基底部不平整，呈颗粒状，触之硬韧
用药效果	显著	疗效不明显

癌症虽然可怕，但发病率低，大家也不必过于恐慌，仔细甄别，发现异常及时就医，保持良好的心态，这样才有利于疾病的痊愈。

三、口腔斑纹类疾病

（一）口腔扁平苔藓会传染吗？

口腔扁平苔藓是癣吗？是不是和手癣、脚癣、体癣、股癣、花斑癣一样有传染性呢？你是不是也有这样的疑问呢？

口腔扁平苔藓（图9–5）是一种常见的慢性口腔黏膜皮肤疾病，一般不具有传染性。

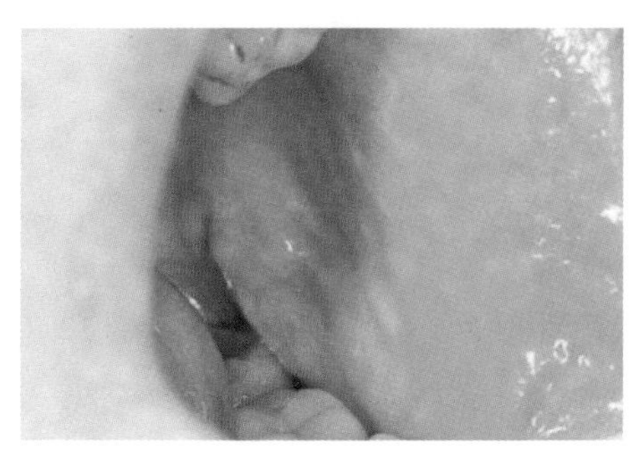
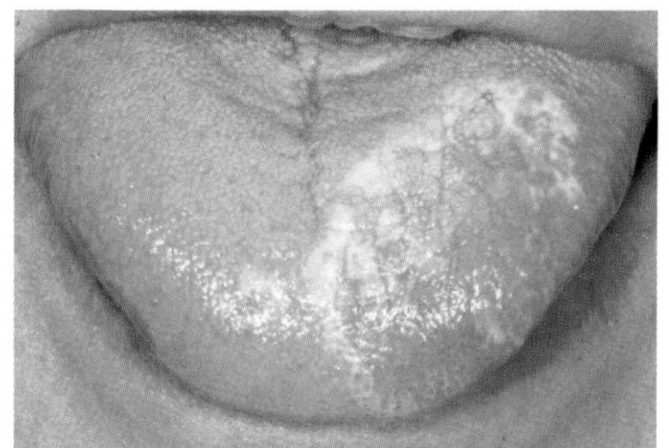

图9–5 口腔扁平苔藓

该病的病因和发病机制目前尚不明确，目前的研究表明，其发病可能与多种致病因素有关如精神因素（如疲劳、焦虑、紧张）、免疫因素、内分泌因素、感染因素、微循环障碍因素、微量元素缺乏以及某些全身疾病有关。[1]

从以上的病因可以看出，口腔扁平苔藓并不具有传染性，但密切接触带来的交叉感染仍然会对病程发展带来一定影响，使病情加重，增加患者的痛苦并增加癌变的风险，因此也要多注意，发现口腔扁平苔藓之后应尽快就医并定期复查。

（二）什么情况下的口腔白斑更易癌变?

口腔白斑病是发生于口腔黏膜上以白色斑点为主的损害，不能擦去。不包括吸烟、局部摩擦等局部因素去除后可以消退的单纯过角化症。口腔白斑的发病与局部因素的长期刺激以及某些全身因素有关。目前仍有相当数量的口腔白斑病病因不明。

口腔白斑属癌前病变，但不一定会癌变。据WHO发表的资料，口腔白斑癌变率为3%～5%，在白斑柔软、光滑、色浅、手触感不明显时，不易有癌变的可能，如果颜色变白、表面变粗糙，并出现皲裂、溃疡或基底部出现硬结等现象时，则提示有癌变可能。另外，口腔白斑患者伴有以下情况者癌变风险较高：病变伴有念珠菌感染者；HPV感染者；病变部位位于舌缘、舌腹、口底“U”形区及口角内测三角区、软腭复合体区域者，病程较长者；不吸烟的年轻女性；白斑病损面积大于200 mm的患者等。[1]

最后，如果真的发现疑似有口腔白斑病，一定要尽快到医院确诊治疗，避免疾病进展。

（三）为什么张口越来越小?

口腔疾病中能够影响张口度的疾病有很多，而在口腔黏膜病中最常见的是口腔黏膜下纤维性变（图9-6）。这是一种可累及口腔任意部位的慢性口腔疾病，属于口腔黏膜潜在恶性疾病。最常见的临床体征为口腔黏膜发白并伴有皮革样的质地改变。临床上常表现为口腔黏膜灼痛，尤其在进刺激性食物更加明显，也可表现为口干、味觉减退、唇舌麻木、黏膜水疱溃疡等症状。患者渐渐感到口腔黏膜僵硬，进行性张口受限，严重者甚至会出现吞咽困难。病变累及的范围越广，病情越严重，张口受限越明显。

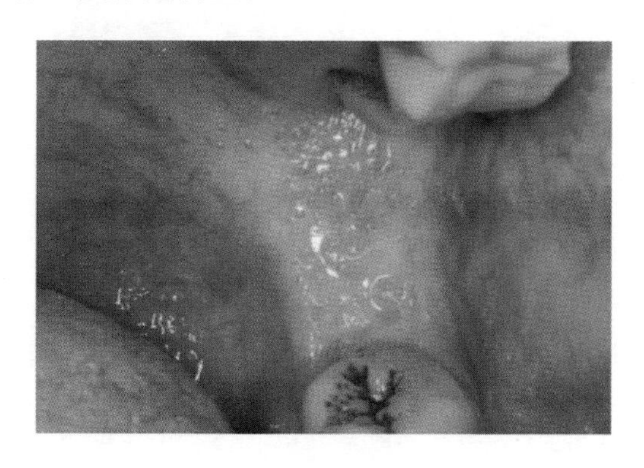

图9-6　口腔黏膜纤维化

目前普遍认为口腔黏膜下纤维化的发生是多因素共同作用的结果。其中与咀嚼槟榔关系最密切。除此以外，进食刺激性食物如辣椒，吸烟饮酒等因素，均可加重黏膜下纤维化，还有营养素的缺乏，如维生素 A、B、C 的缺乏也可增加口腔黏膜下纤维性变的易感性。剩下还有免疫因素、遗传因素可能与此病有关。

如果你本身有咀嚼槟榔史，出现口腔黏膜烧灼痛，尤其在进食刺激食物时更明显，张口度变小，建议及时就医，以利于疾病的早期发现早期治疗，阻止病程继续发展。

四、唇舌疾病

（一）什么是地图舌?

很多家长会发现小朋友的舌头上时不时会“变”出一幅地图，这是怎么回事呢?

这种情况是小朋友舌头出现了炎症。地图舌（图9-7）是一种浅表性非感染性的舌部炎症。因其表现类似地图上标示的蜿蜒国界而得名。其病损的形态和位置多变，又被称为游走性舌炎。地图舌是一种临床常见的舌象之一，好发于儿童和青少年。

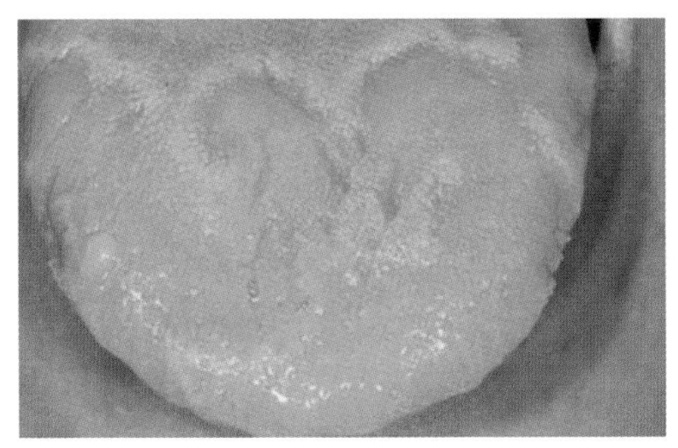

图9–7　地图舌

本病好发于舌背、舌尖、舌缘部，病损多在舌前 2/3。病损由周边区和中央区组成。中央区表现为丝状乳头萎缩呈剥脱样，黏膜表面光滑、充血发红且微凹。周边区表现为丝状乳头增厚，呈黄白色带状或弧线状分布。宽约数毫米，与周围正常黏膜形成清晰的分界。

病损多突然出现，初起为小点状，渐渐扩大如地图状，持续数周或数月后消退，同时又有新的病损出现。因病损的这种萎缩和修复同时发生的特点，使病变位置和形态不断改变，似在舌背“游走”，可昼夜间发生明显的位置移动。地图舌往往有自限性，发作一段时间后可有间歇缓解期 ，此时黏膜恢复如常，经过一段间歇期后会再次复发。有一部分孩子随着年龄的增长会慢慢好转。

目前具体病因尚不明确，危险因素复杂，包括免疫因素、遗传因素、过敏体质、精神压力、缺锌、吸烟、内分泌因素等。

该病预后良好，若无明显不适感，一般不需治疗。若对刺激性食物如辛辣、酸的食物比较敏感，有轻度烧灼感及刺痒感时建议前往相关医院寻求治疗。对于该病目前中医和西医虽然从各自的理论出发，有不同的认识，但是均指向脾胃功能和机体免疫功能的不足，治疗多是围绕增强脾胃功能和提高免疫力来展开的。[2]

（二）舌根部的红色疙瘩是肿瘤吗?

生活当中往往有不少人因亲戚朋友患了口腔癌，或看到、听到相关的资料，就联想自己得病，或偶尔发现舌根部有很多一粒一粒的小红疙瘩，就非常恐慌。于是就频繁伸舌自检，进而陷入了“自检—恐慌—再自检—更恐慌—疼痛加重”的恶性循环。

那么，长在舌根部的红色疙瘩到底是什么呢?

人体舌头上正常长有四大舌乳头，分别为丝状乳头、菌状乳头、轮廓乳头、叶状乳头。

（1）丝状乳头： 数目最多，但体积甚小，呈天鹅绒状，布于舌体上面，司一般感觉。当其发炎时，主要以萎缩性损害为主。临床上多表现为镜面舌。

（2）菌状乳头：数目较少，色红，分散于丝状乳头之间，较丝状乳头大，有味蕾，司味觉。当其发炎时，主要以充血、红肿、疼痛为主。临床上多表现为草莓舌。

（3）轮廓乳头：体积最大，位于界沟前方，乳头周围有深沟环绕，沟内有味蕾，司味觉。当其发炎肿大时，常被人误以为肿瘤而频繁伸舌自检。

（4）叶状乳头：位于舌侧缘后部，富含淋巴样组织，含味蕾，司味觉，电镜扫描下呈长条形。舌后1/3黏膜无乳头，但有许多结节状淋巴组织，称舌扁桃体。当这两者发炎红肿时，患者都会有明显的不适或刺痛感，亦会引起患者患癌情绪。

因此，轮廓乳头、叶状乳头及舌扁桃体发炎红肿时易被认为是肿瘤。应予以鉴别，积极治疗原发病，如贫血、维生素缺乏等症，同时采取调磨锐利牙尖、牙周洁治等治疗方式，去除不良、局部刺激因素，并告知患者，减少刺激性食物的摄取，如酸、辣、烫等，并改变频繁伸舌自检的习惯。

五、口腔烧灼样疼痛是什么原因?

口腔内因为长溃疡会有灼痛感，但是也有一部分人口腔黏膜无任何异常却感觉口腔烧灼样痛。灼痛多发生于舌尖、舌背或两侧舌缘，吃东西的时候疼痛减轻或完全消失，安静下来反而会加重，清早时感觉轻松，午后开始便疼痛难耐，除疼痛外，还可见味觉异常，如口内有苦味或金属味等，多数患者伴有头痛、失眠，持续性疼痛的烦恼严重干扰了患者正常的生活。这是怎么一回事呢?

此种情况医学上叫灼口综合征，也称舌痛症、舌感觉异常、口腔不适症等，是指以舌部为主要发病部位，偶累及其他口腔黏膜部位，以烧灼样疼痛为主要表现的一组综合征，占口腔黏膜疾病就诊率的第 3 位。常不伴有明显可见的临床损害特征，也无组织学特征的病损。常见于更年期及绝经后妇女。

灼口发病原因仍不明确，可能的发病诱因有局部因素、系统因素和精神因素，公认的观点是多种因素综合作用的结果。局部刺激因素包括牙结石、缺牙、不良充填或修复体、烟酒，或某些过敏原、念珠菌等。系统因素包括激素的改变、营养缺乏、系统性疾病如糖尿病等。精神因素，包括单纯癌症恐惧感，性格改变，抑郁以及严重的焦虑症或情绪不稳定 。

那么，患了灼口综合征怎么办呢?首先要明确，灼口是一种良性疾病，不会转化为恶性，因此一定要保持积极乐观的心态。目前，灼口综合征尚无特殊有效治疗，只有对因及对症治疗，如消除局部刺激因素，停用可疑药物；纠正患者伸舌自检不良习惯；积极治疗更年期综合征、糖尿病等系统性疾病；维生素缺乏或营养状况不佳可补充复合维生素 B 或维生素 B_1、B_6、B_{12}，叶酸及维生素 E 等；疼痛明显者可用 0.5% 达克罗宁液局部涂布等。另外，心理治疗的作用不可忽视，心理治疗分为认知疗法、心理疏导和药物治疗。通过心理疏导与释疑解虑，帮助患者纠正错误认识，消除恐癌心理。有时心里舒坦了，没有了焦虑和担忧，病情就会缓解，疾病就会自行终结。

参考文献

[1] 陈谦明，华红，曾昕. 口腔黏膜病学 [M]. 5版 . 北京：人民卫生出版社，2020.

[2] 吴平，燕海霞，吕仪，等. 地图舌中西医研究概述 [J].中华中医药杂志，2021，36（08）：4812–4815.

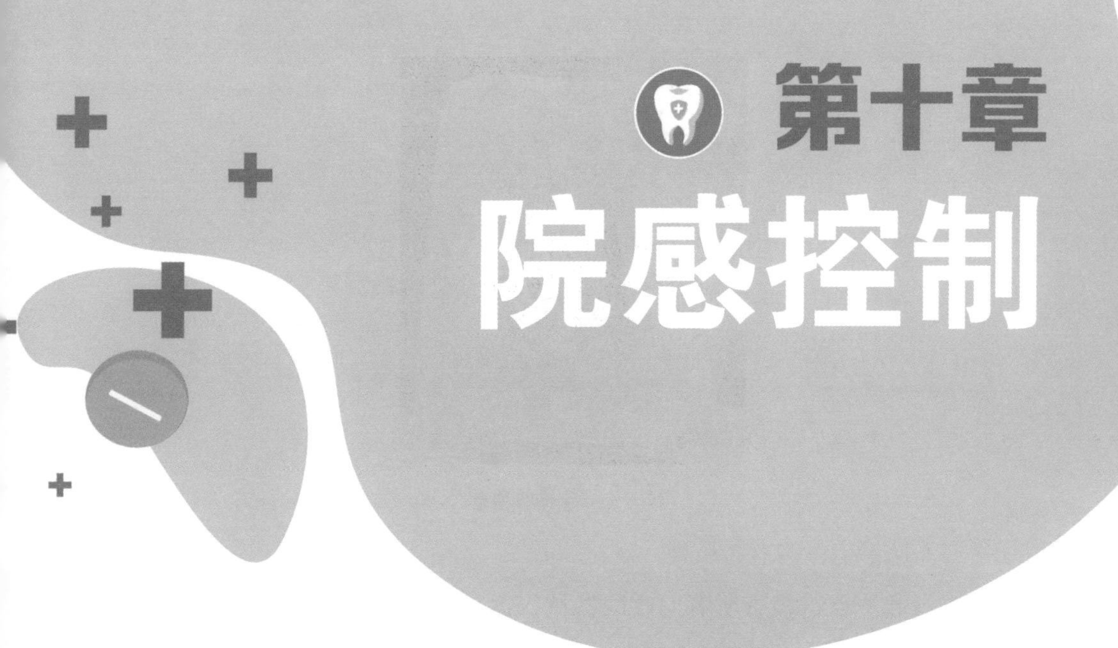

第十章 院感控制

口腔科在治疗过程中必须使用到很多器械，譬如高速手机、低速手机、种植机、拔牙器械等，这些器械由于费用高、制作要求高等原因，限制了一次性材料的使用，因此消毒就显得尤为重要。在口腔诊疗过程中应严格执行诊疗器械的回收及消毒，做到一人一用一消毒，所有器械均经过高温高压灭菌，以保障口腔诊疗安全，现将回收及消毒过程介绍如下。

一、诊疗器械、器具和物品处理的操作流程

（一）第一步：回收

各科室重复使用的诊疗器械、器具和物品等在使用后立即放于回收箱内，盖上箱盖密闭保存，回收至供应室（图10–1）。

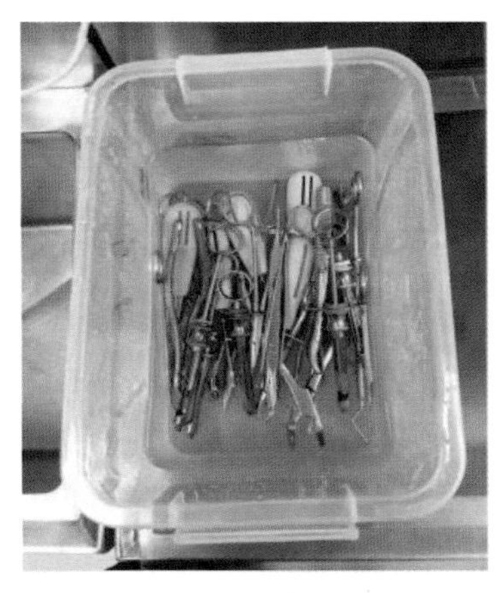

图10-1　器械的回收

（二）第二步：清点、核查

双人一起清点、核查所有回收的器械、器具和物品，检查每件器械、器具和物品的质量，一旦发现质量有问题或每套器械物品有缺少、不齐全的问题时应立即与相关科室联系，保证医疗安全。

（三）第三步：清洗

器械、器具和消毒物品应分类清洗；严格参照国家消毒灭菌标准，进行清洗消毒（图10-2～10-4）。

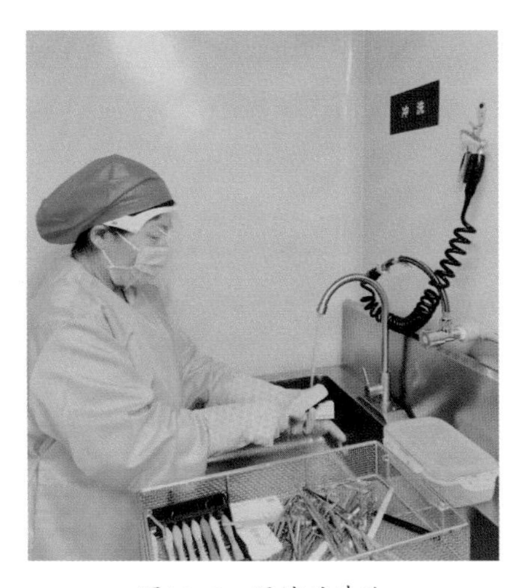

图10-2　器械的清洗

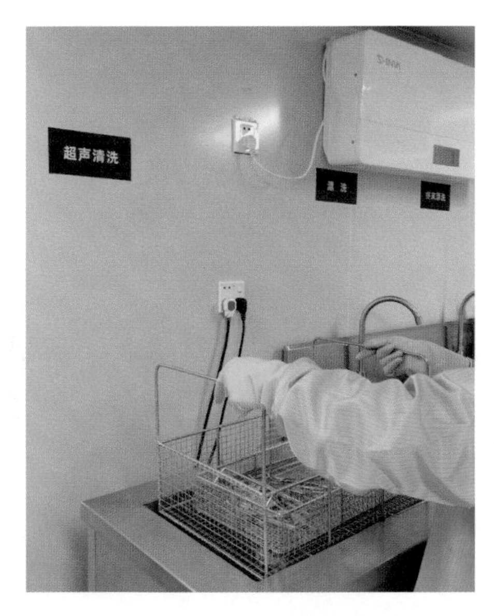

图10-3　超声波清洗机清洗

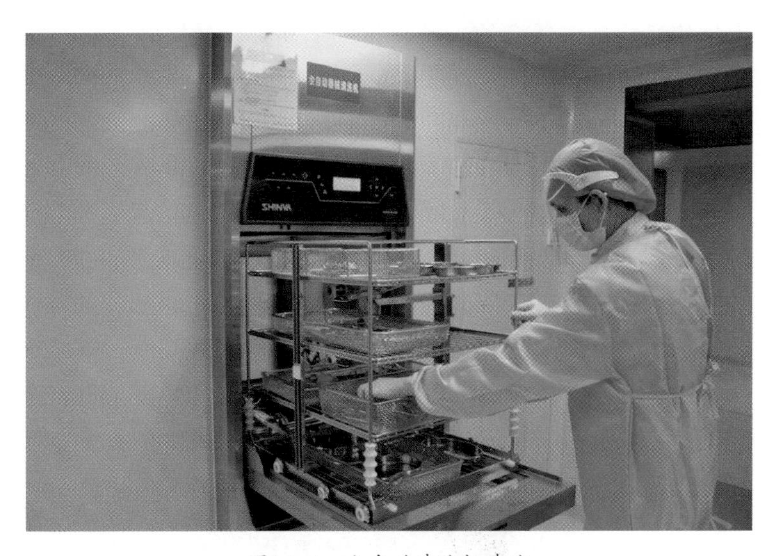

图10-4　全自动清洗机清洗

（四）第四步：消毒

清洗后的器械、器具和物品应进行机械热力消毒处理（图10–5）。

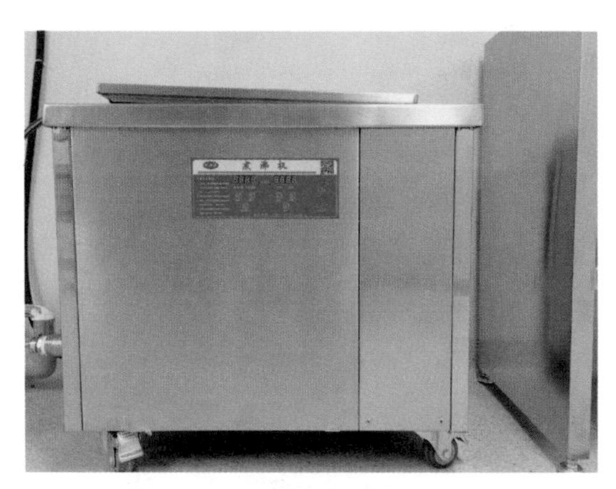

图10–5　器械的消毒

（五）第五步：干燥

根据物品的材质选择适宜的干燥设备、干燥温度对器械进行干燥处理（图10–6）。

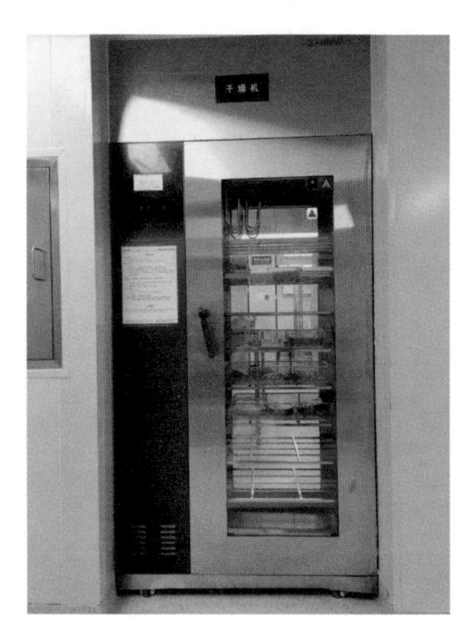

图10–6　器械的干燥

（六）第六步：器械检查与保养

再次检查器械完整度，用带光源放大镜检查器械表面、螺旋结构处、关节处有无污渍、水渍、锈斑等残留物质（图10–7）。

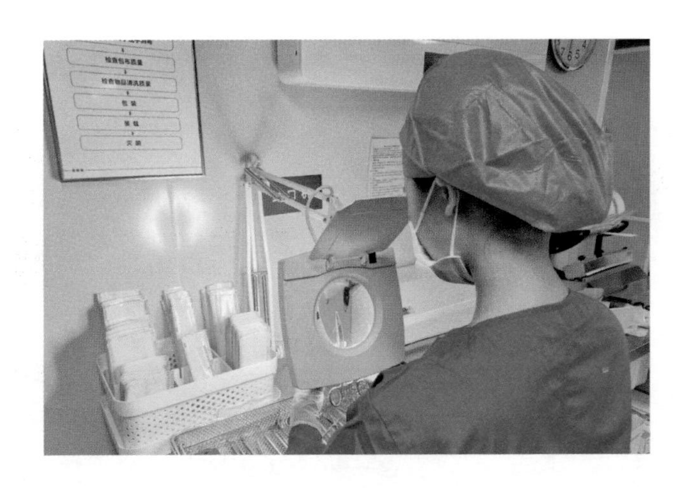

图10–7 器械的二次检查

（七）第七步：包装

用医用热封机对纸塑包装的器械进行封口，密封宽度≥6 mm，包内器械距包装袋封口处≥2.5 cm，纸塑包装时应密封完整（图10–8）。

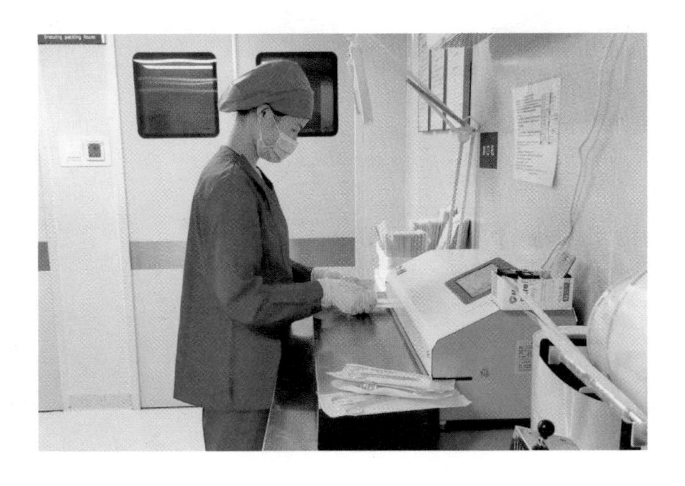

图10–8 器械的包装

（八）第八步：灭菌

采用预真空压力蒸汽灭菌器灭菌，正确装载物品，选择正确的程序灭菌，温度134℃，时间6 min，压力201.7～229.3 kpa（图10-9）。

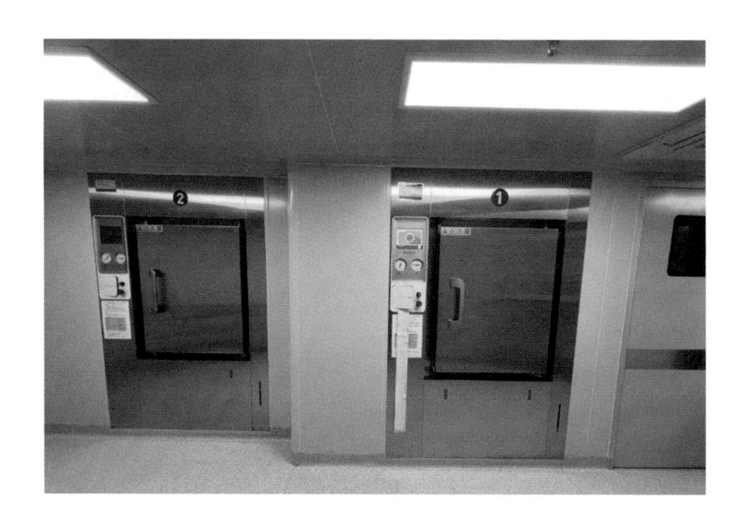

图10-9　器械的灭菌

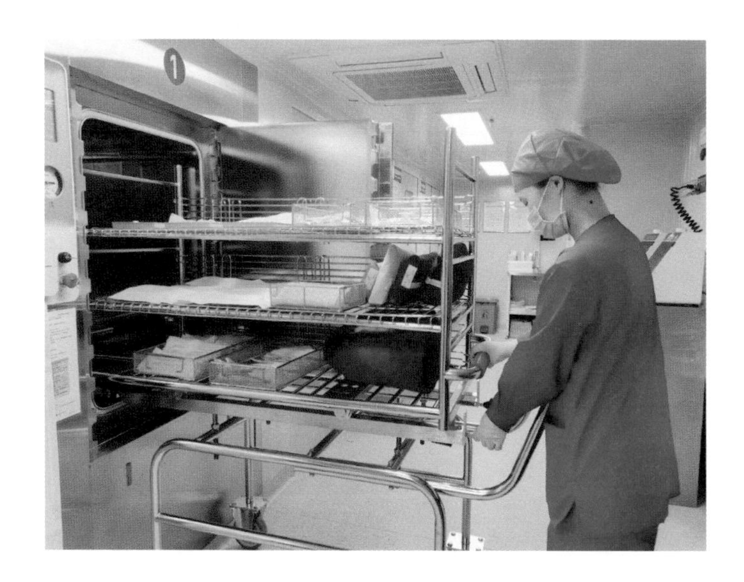

图10-10　灭菌完成

器械独立包装，一人一用一消毒灭菌（图10-11）。

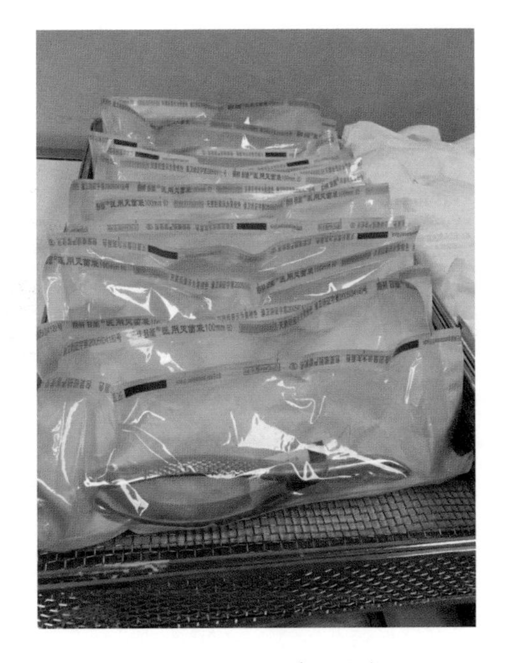

图10-11　已灭菌的器械

（九）第九步：储存

无菌物品存放在层架上（图10-12）。

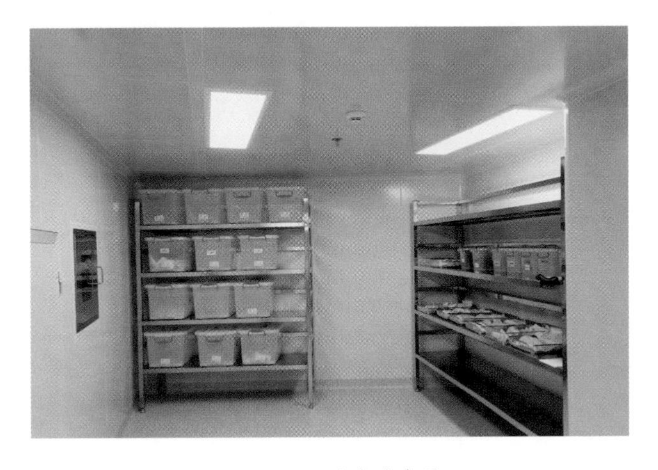

图10-12　器械的存储

（十）第十步：发放

遵循先进先出的原则发放，严格校对，做好记录，落实双签名，防止差错（图10-13）。

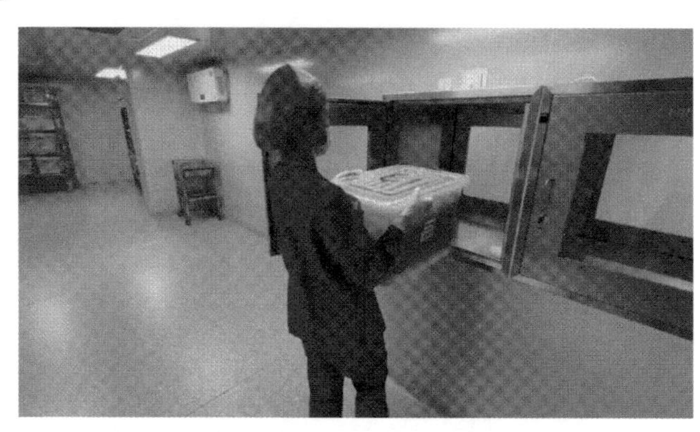

图10-13　器械的发放

规范的消毒灭菌操作能有效降低患者的交叉感染，让患者在口腔医院放心看牙。

二、牙科涡轮机（手机）的使用与处理流程

（一）牙科手机污染的原理

牙科手机（图10-14）在工作时，要接触患者的口腔组织、黏膜等，如果消毒操作不规范，极易造成乙型肝炎、丙型肝炎、艾滋病等传染病的传播。

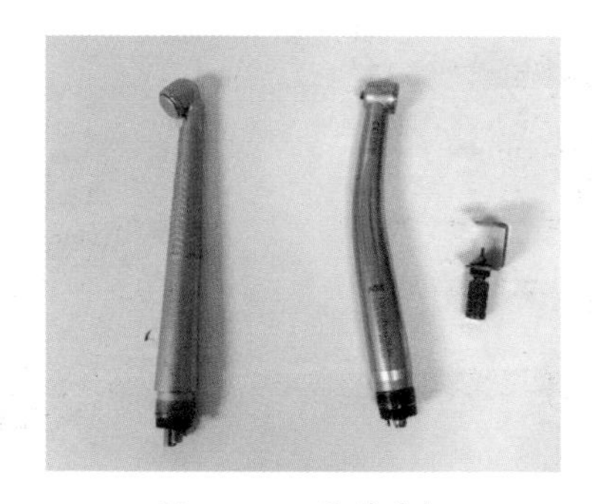

图10-14　牙科手机

因此，制订一整套完善的口腔器械灭菌流程，由专人负责，实行一人一机一用一灭菌，就显得极其重要。严格、彻底、规范的手机消毒，可有效防止各种交叉感染。

（二）牙科手机的清洗及消毒灭菌

严格按照国家消毒灭菌标准对器械进行清洗、消毒、灭菌，保障患者医疗安全（图10-15）。

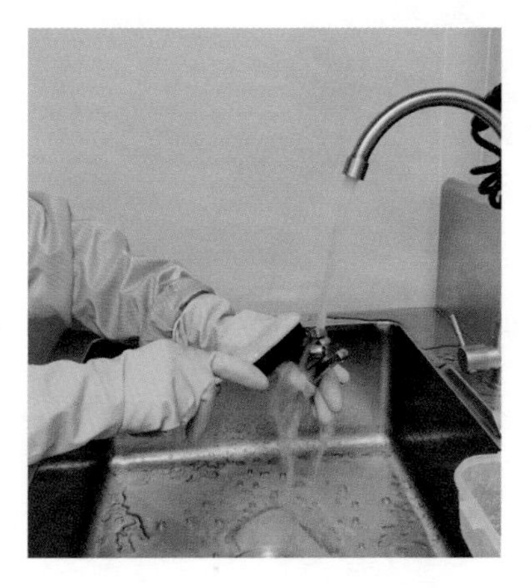

图10-15 牙科手机表面在流动水下人工预清洗

（三）全自动牙科手机清洗机

根据牙科手机种类选择专用的清洗篮架，将手机放于专用篮架上进行清洗、消毒、干燥（图10-16）。

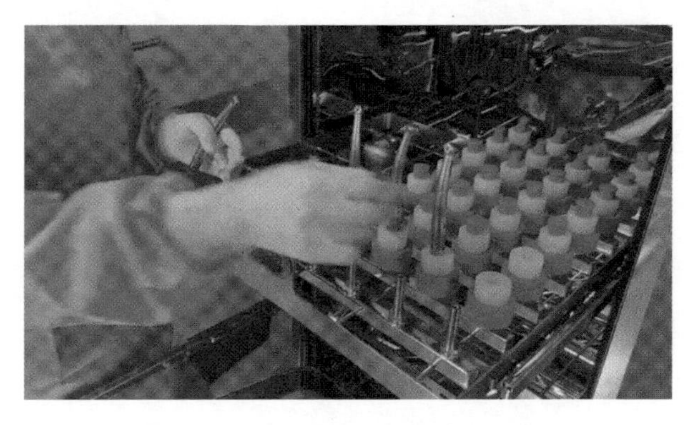

图10-16 全自动牙科手机清洗机清洗

将牙科手机连接相匹配的接头后插入自动注油机内进行注油（图10–17）。

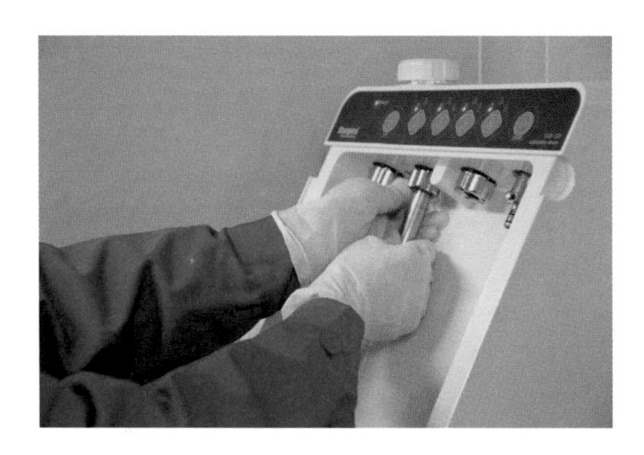

图10–17　牙科手机的维护与保养

牙科手机一人一用一灭菌。符合GB/T 19633要求，牙科手机单独塑封包装，包装后应密封完整（图10–18）。

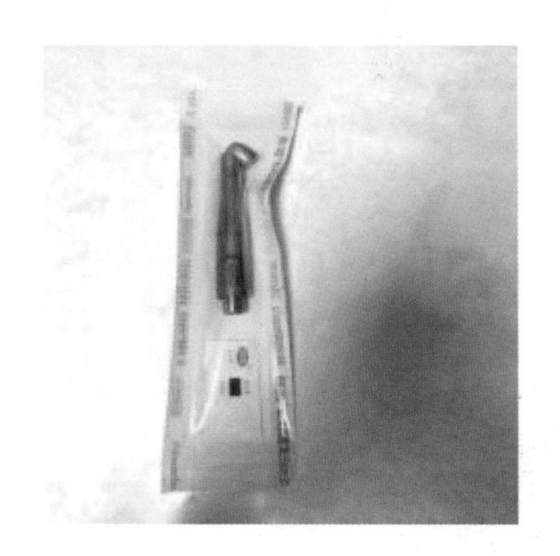

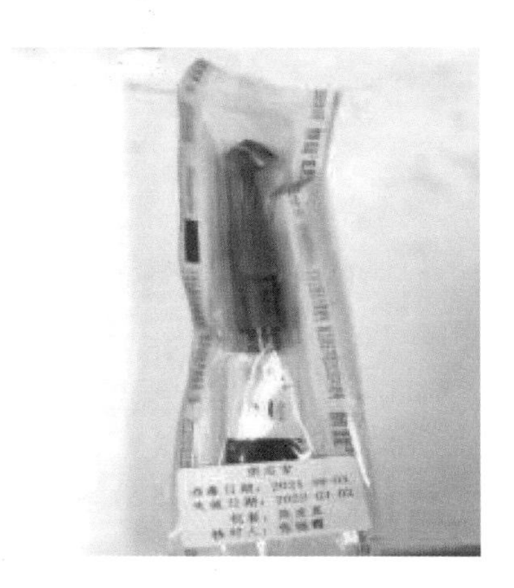

图10–18　牙科手机的包装

采用压力蒸汽灭菌器灭菌，正确装载物品，选择正确的程序进行灭菌，温度134℃，时间4 min，压力201.7 ~ 229.3 kpa（图10–19）。

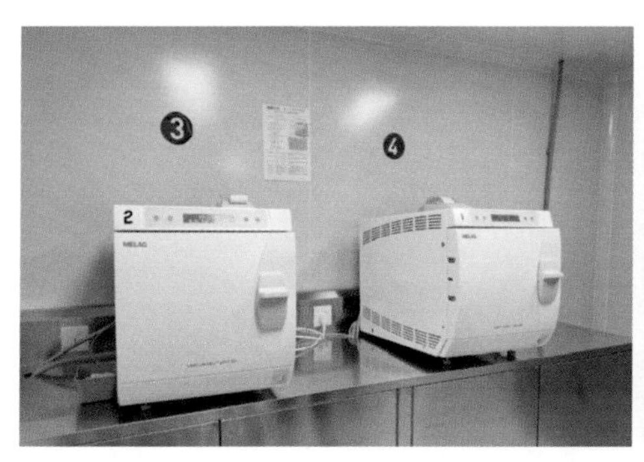

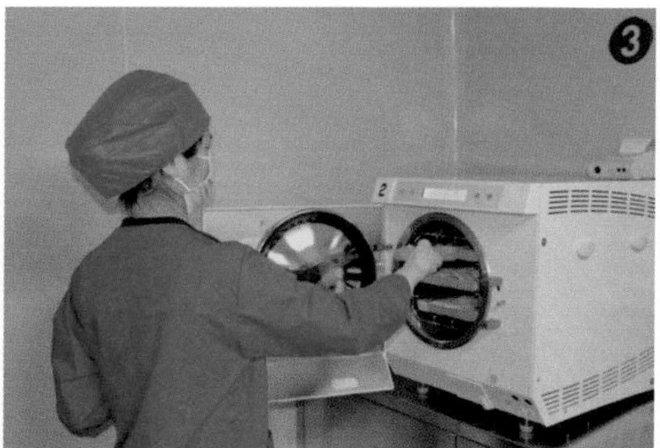

图10-19　牙科手机消毒灭菌

图书在版编目（CIP）数据

爱牙宝典 / 王吓勇主编. -- 长春 : 吉林大学出版社, 2023.10
ISBN 978-7-5768-2280-9

Ⅰ. ①爱… Ⅱ. ①王… Ⅲ. ①口腔 – 保健 – 基本知识 Ⅳ. ①R78

中国国家版本馆CIP数据核字(2023)第200431号

书　　名：爱牙宝典
　　　　　AI YA BAODIAN

作　　者：王吓勇
策划编辑：高珊珊
责任编辑：于　莹
责任校对：高珊珊
装帧设计：刘　瑜
出版发行：吉林大学出版社
社　　址：长春市人民大街4059号
邮政编码：130021
发行电话：0431-89580028/29/21
网　　址：http://www.jlup.com.cn
电子邮箱：jldxcbs@sina.com
印　　刷：吉林省优视印务有限公司
开　　本：787mm × 1092mm　　1/16
印　　张：13.75
字　　数：260千字
版　　次：2023年10月　第1版
印　　次：2023年10月　第1次
书　　号：ISBN 978-7-5768-2280-9
定　　价：100.00元